M. Scheffer

Original Bach-Blütentherapie

Mechthild Scheffer

Original Bach-Blütentherapie

Lehrbuch für die Arzt- und Naturheilpraxis

6. Auflage

unter Mitarbeit von Dr. med. Karola Stutzki

sowie von Dr. med. Alexander von Berghes, Hamburg
Dr. med. Anita Birnberger
Dr. med. dent. Jörg Born
Dr. med. dent. Thomas Hermanns, Horhausen
HP Wolfgang Keicher
Hans Peter Kjer, Arzt für Allgemeinmedizin
Dr. med. Johann Josef Kleber
Dr. med. Monika Kuny
Dr. med. Anne-Gabriele Rebholz, Berlin
Dr. med. Kai Sawatzki, Witzenhausen
Dr. med. Winfried Tröbinger

Mit einem Geleitwort von
Prof. Dr. med. Ingrid Gerhard, Heidelberg

Und einem Nachwort von

Prof. Dr. Hermann Josef Schmidt, Universität Dortmund
Redaktion: Irina Mamula, Hamburg

URBAN & FISCHER

Wichtiger Hinweis für den Benutzer
Die Erkenntnisse in der Medizin unterliegen laufendem Wandel durch Forschung und klinische Erfahrungen. Der Autor dieses Werkes hat große Sorgfalt darauf verwendet, daß die in diesem Werk gemachten therapeutischen Angaben (insbesondere hinsichtlich Indikation, Dosierung und unerwünschten Wirkungen) dem derzeitigen Wissensstand entsprechen. Das entbindet den Nutzer dieses Werkes aber nicht von der Verpflichtung, anhand der Beipackzettel zu verschreibender Präparate zu überprüfen, ob die dort gemachten Angaben von denen in diesem Buch abweichen und seine Verordnung in eigener Verantwortung zu treffen.

Genehmigte Lizenzausgabe für Verlagsgruppe Weltbild GmbH,
Steinerne Furt, 86167 Augsburg

Planung und Lektorat: Dr. med. Sabine Schmidt, München
Herstellung: Birgit Dahl, München
Grafiken: Gerda Raichle, Ulm
Umschlaggestaltung: prepress ulm GmbH, Ulm
Gesamtherstellung: Freiburger Graphische Betriebe GmbH & Co. KG,
Bebelstraße 11, 79108 Freiburg

Printed in Germany

ISBN 3-8289-1971-5

2005 2004 2003 2002
Die letzte Jahreszahl gibt die aktuelle Lizenzausgabe an.

Inhalt

Vorwort zur 6. Auflage XI

Danksagung XII

Zum Gebrauch des Buches XIV

Geleitwort XVII

Teil I 1

1. Edward Bach und die Entdeckung der Bach-Blütentherapie 3

1.1 Biographie 3

1.2 Edward Bachs philosophisches Postulat einer „menschenwürdigeren" Form der Medizin 7

1.2.1 Bachs Auffassung von Krankheit und Gesundheit 7

1.2.2 Krankheitsursachen 8

1.3 Das therapeutische Konzept 11

1.4 Edward Bachs Vision von der zukünftigen Aufgabe des Arztes 12

2. Überlegungen zur Wirkungsweise der Bach-Blütentherapie 15

2.1 Läßt sich die Wirkung der Bach-Blütentherapie wissenschaftlich begründen? 15

2.2 Die Bachschen Pflanzen 18

2.2.1 Einige Gedanken zum Verhältnis Mensch und Pflanze 18

2.2.2 Kriterien der Pflanzenwahl 19

2.2.3 Zur Herstellungs-Methodik 21

2.2.4 Die Bachschen Potenzierungsverfahren 22

2.3 Die „38 negativen Seelenzustände der menschlichen Natur" 25

2.4 Bach-Blütentherapie und Psycho-Neuro-Immunologie 26

2.5 Optische Darstellungsmöglichkeiten der Bach-Blüten-Energie und ihrer Wirkung im menschlichen Organismus 29

2.6 Blüten-Präparate – eine Orientierungshilfe 31

3. Die Bach-Blütentherapie in der täglichen Praxis 35

3.1 Prinzipielle Erwägungen 35

3.1.1 Bei welchen Patienten ist Bach-Blütentherapie indiziert? 37

3.1.2 Zeitaufwand im Rahmen einer Kassenpraxis 37

3.1.3 Wie gewinne ich den Patienten für die Therapie? 37

3.2 Diagnostik . . . 39
3.2.1 Die Gesprächsdiagnose . . . 39
3.2.2 Das diagnostische Erstgespräch . . . 41
3.2.3 Fortführung der Therapie . . . 44
3.2.4 Diagnostische Hilfsmittel . . . 45
3.2.5 Sonderfragen Diagnostik . . . 48
3.2.6 Weitere Diagnoseverfahren . . . 51

3.3 Bach-Blütentherapie praktisch . . . 56
3.3.1 Die beiden klassischen Darreichungsformen . . . 56
3.3.2 Welches Wasser als Trägersubstanz? . . . 57
3.3.3 Welche Rolle spielt der Alkohol? . . . 57
3.3.4 Die richtige Dosierung . . . 57
3.3.5 Andere Anwendungsformen . . . 58
3.3.6 Häufig gestellte Fragen . . . 60

3.4 Rescue (Notfall- oder Erste Hilfe-Tropfen) . . . 62
3.4.1 Rescue Creme . . . 63
3.4.2 Rescue – Indikationsspektrum . . . 63
3.4.3 Rescue als Hilfestellung in der täglichen Praxis . . . 64
3.4.4 Rescue vor und nach der Operation . . . 65
3.4.5 Anwendung und Dosierung von Rescue . . . 65
3.4.6 Die „persönliche Notfall-Mischung" . . . 67
3.4.7 Rescue im Rahmen einer Institution . . . 68

3.5 Anwendungsgebiete der Bach-Blütentherapie . . . 69
3.5.1 Psychische Krisen in schwierigen Lebenssituationen . . . 69
3.5.2 Akutes Krankheitsgeschehen . . . 69
3.5.3 Chronisches Krankheitsgeschehen . . . 70
3.5.4 Möglichkeiten und Grenzen der Selbstbehandlung . . . 73
3.5.5 Bach-Blütentherapie bei der Behandlung von Schwerstkranken und Sterbenden . . . 74

3.6 Therapieverlauf . . . 75
3.6.1 Verlaufsmodalitäten und charakteristische Reaktionen . . . 75
3.6.2 Reaktionen bei der Behandlung akuter Zustände . . . 76
3.6.3 Reaktionen bei der Behandlung chronischer Zustände . . . 76
3.6.4 Reaktionen nach Ersteinnahme einer Bach-Blüten-Mischung . . . 78
3.6.5 Empfehlungen zum Umgang mit Erstreaktionen . . . 80
3.6.6 Sonderfälle der Reaktion . . . 80
3.6.7 Einige Ursachen für Therapieblockaden . . . 82

3.6.8 Beobachtungen nach erfolgreich durchgeführter Bach-Blütentherapie . . . 83
3.6.9 Die Bach-Blütentherapie in Zusammenwirkung mit anderen Therapieformen . . . 84
3.7 Bach-Blütentherapie zur Selbstbehandlung des Behandlers . . . 90

4. Anwendungsgebiete der Bach-Blütentherapie . . . 95
4.1 Bach-Blütentherapie in der Kinderheilkunde . . . 95
4.2 Bach-Blütentherapie in der gynäkologischen Praxis . . . 101
4.3 Bach-Blüten zur Begleitung von Schwangerschaft und Geburt . . . 104
4.4 Bach-Blütentherapie und Psychotherapie . . . 107
4.5 Bach-Blütentherapie in der Psychiatrie . . . 114
4.6 Bach-Blütentherapie in Geriatrie und Altenpflege . . . 124
4.7 Bach-Blütentherapie in der dermatologischen Praxis . . . 127
4.8 Bach-Blütentherapie in der Zahnarztpraxis . . . 130
4.9 Bach-Blütentherapie in Fach- und Kurkliniken . . . 136

Teil II . . . 139

5. Übersicht über das Bach-Blüten-System . . . 141
5.1 **Agrimony** (Agrimonia eupatoria/Odermennig) . . . 143
5.2 **Aspen** (Populus tremula/Espe oder Zitterpappel) . . . 144
5.3 **Beech** (Fagus sylvatica/Rotbuche) . . . 145
5.4 **Centaury** (Centaurium umbellatum/Tausendgüldenkraut) . . . 146
5.5 **Cerato** (Ceratostigma willmottiana/Bleiwurz oder Hornkraut) . . . 147
5.6 **Cherry Plum** (Prunus cerasifera/Kirsch-Pflaume) . . . 148
5.7 **Chestnut Bud** (Aesculus hippocastanum/Knospe der Roßkastanie) . 149
5.8 **Chicory** (Cichorium intybus/Wegwarte) . . . 150
5.9 **Clematis** (Clematis vitalba/Weiße Waldrebe) . . . 151
5.10 **Crab Apple** (Malus pumila/Holzapfel) . . . 152
5.11 **Elm** (Ulmus procera/Ulme) . . . 153
5.12 **Gentian** (Gentiana amarella/Herbstenzian) . . . 154
5.13 **Gorse** (Ulex europaeus/Stechginster) . . . 155
5.14 **Heather** (Calluna vulgaris/Schottisches Heidekraut) . . . 156

5.15 **Holly** (Ilex aquifolium/Stechpalme) . . . 157
5.16 **Honeysuckle** (Lonicera caprifolium/Geißblatt, Jelängerjelieber) . . . 158
5.17 **Hornbeam** (Carpinus betulus/Weißbuche oder Hainbuche) . . . 159
5.18 **Impatiens** (Impatiens glandulifera/Drüsentragendes Springkraut) . . 160
5.19 **Larch** (Larix decidua/Lärche) . . . 161
5.20 **Mimulus** (Mimulus guttatus/Gefleckte Gauklerblume) . . . 162
5.21 **Mustard** (Sinapis arvensis/Wilder Senf) . . . 163
5.22 **Oak** (Quercus robur/Eiche) . . . 164
5.23 **Olive** (Olea europaea/Olive) . . . 165
5.24 **Pine** (Pinus sylvestris/Schottische Kiefer) . . . 166
5.25 **Red Chestnut** (Aesculus carnea/Rote Kastanie) . . . 167
5.26 **Rock Rose** (Helianthemum nummularium/Gelbes Sonnenröschen) . 168
5.27 **Rock Water** (Wasser aus heilkräftigen Quellen) . . . 169
5.28 **Scleranthus** (Scleranthus annuus/Einjähriger Knäuel) . . . 170
5.29 **Star Of Bethlehem** (Ornithogalum umbellatum/Doldiger Milchstern) 171
5.30 **Sweet Chestnut** (Castanea sativa/Eßkastanie oder Edelkastanie) . . 172
5.31 **Vervain** (Verbena officinalis/Eisenkraut) . . . 173
5.32 **Vine** (Vitis vinifera/Weinrebe) . . . 174
5.33 **Walnut** (Juglans regia/Walnuß) . . . 175
5.34 **Water Violet** (Hottonia palustris/Sumpfwasserfeder) . . . 176
5.35 **White Chestnut** (Aesculus hippocastanum/Weiße oder Roßkastanie) 177
5.36 **Wild Oat** (Bromus ramonus/Waldtrespe) . . . 178
5.37 **Wild Rose** (Rosa canina/Heckenrose) . . . 179
5.38 **Willow** (Salix vitellina/Gelbe Weide) . . . 180

6. Differential-diagnotische Tabelle . . . 181

7. Falldokumentation Bach-Blütentherapie . . . 187
(Fallregister ☞ S. 317)

Anhang . . . 307

A. Kriterien für Falldokumentation Original Bach-Blütentherapie . . . 307
B. Muster Patienteninformation Bach-Blütentherapie . . . 308
C. Rezeptmuster . . . 309
D. Muster Patienteninformation, Einnahmevorschriften . . . 310

E. Das Institut für Bach-Blütentherapie in den deutschsprachigen Ländern 312

F. Materialien zur Original Bach-Blütentherapie vom Institut für Bach-Blütentherapie 313

G. Weiterführende Literatur zur Original Bach-Blütentherapie 315

H. Fallregister 317

Nachwort 321

Index 325

Vorwort zur 6. Auflage

Die Tatsache, daß dieses Lehrbuch innerhalb von sieben Jahren seine 6. Auflage erlebt und bereits in vier Sprachen übersetzt wurde, spricht für die erfreuliche Weiterentwicklung der Original Bach-Blütentherapie im Rahmen der ganzheitlich orientierten Heilverfahren.

Ziel der Neubearbeitung war die noch übersichtlichere Aufbereitung des Lehrteils sowie die Aktualisierung und Erweiterung des Praxis-Teiles, wobei nicht nur die mannigfaltigen Erfolge, sondern auch die Grenzen der Bach-Blütentherapie deutlich werden.

Mit neuen Anregungen und Beiträgen von über 100 Ärzten, Heilpraktikern und Therapeuten aus Deutschland, Österreich und der Schweiz, aus Belgien, Brasilien und Argentinien bietet dieses Buch einen repräsentativen Querschnitt der derzeitigen Einsatzgebiete der Bachschen Therapie.

Die Durchsicht der für diese Auflage eingesandten Beiträge offenbarte im Vergleich zu den Beiträgen für die erste Auflage erfreulicherweise ein noch tieferes Verständnis für die wichtigste Zielsetzung der Therapie von Edward Bach: die Anfachung des seelischen Wachstumsprozesses. Die meisten Behandler betonen den großen persönlichen Nutzen, den die Bach-Blütentherapie für ihre eigene geistige Entwicklung hatte und immer noch hat.

Auch für zukünftige Auflagen dieses Werkes sind Beiträge über Anwendungserfahrungen in verschiedenen Fachgebieten herzlich willkommen.

Meinen Dank gilt allen, die durch ihr Engagement für diese Neuausgabe mitgeholfen haben, die segensreiche Therapie Edward Bachs weiter zu verbreiten und zu konsolidieren und sie dadurch einen immer größer werdenden Patientenkreis zugänglich zu machen.

Hamburg, im März 1999 *Mechthild Scheffer*

Danksagung

Für die Bereitstellung von Fallstudien und Erfahrungen aus der Praxis danken wir:

Maria Luise Altrichter; HP Marie-Theres und Klaus Bauer; Dr. med. Ute Bayer, Ärztin; HP Annelie Beuing; Dr. med. Anita Birnberger, Ärztin; HP Hildegard Bittmann; Dr. med. Ulrich Bork, Arzt; HP Magdalena Bork; Lourdes Bourgos, Ärztin; Elisabeth Braasch, Hebamme; HP Cordula Bruch; Ingrid von Bülow; Dr. med. Gisela Buttler, Ärztin; Dr. med. Caribé de Arúnjo Pinho, Arzt; HP Christel Deutsch; Maria Dick; Dr. rer. nat. Gertrud Dietrich, HP; Dr. med. Christiane Doering, Ärztin; HP Susanne Edelmann; Harald Faltz, Arzt; Dr. med. Gislinde Forer, Ärztin; HP Alfred Franke; Marita Franz, Schwester, Pflegedienstleitung Altenheim; Wolfgang Gerz, Arzt; HP Diethild Glaser; Dr. med. Emerson deGodoi Cordeiro Machado, Arzt; Dr. med. Eva Gördel, Ärztin; HP Heidy Hahn-Becker; Dr. med. Thomas Hansen, Arzt; Gerhard Hayn, Arzt; Dr. med. Ekkehard Heck, Zahnarzt; Dr. med. Hans Hein, Arzt; Dr. med. Ruth Herfurtner, Zahnärztin; Dr. med. Thomas Hermanns, Arzt; Dr. med. Jochen Hillebrand, Arzt; Dr. med. Christa Hofmann, Ärztin; Patrick Joss; Dr. med. Hartmut Jungjohann, Arzt; HP Thomas Kahmann; HP Rainer Klaeschen; Dr. med. Wolfgang Klee, Arzt; Dr. med. Renate Kock, Ärztin; HP Brigitte Rose Koller-Müller; Dr. med. Eva Kuczewski-Anderson, Ärztin; Michel Leclercq, Arzt; HP Christine Leibacher-Mösli; Dr. med. Helmut Leiblein, Arzt; Günther Lippler, Arzt; Elisabeth Malkstadt; Dr. med. Roland Martin, Arzt; Dr. med. Ruedi Meyer, Zahnarzt; Dr. med. Helgo Meyer-Hamme, Arzt; Michael Minsel, Dipl.-Psych.; Dr. med. Doris Normann, Ärztin; Dr. med. Barbara Ohlen, Ärztin; Dr. med. Hans-Otto Oedenhage, Arzt; HP Angela Orendt; HP Gerlinde Pabst; HP Hildegard Prömper; Dr. med. Anne-Gabriele Rebholz, Ärztin; Eckehard Rechlin, Dipl.-Psych; Dr. med. Luise Reddemann, Ärztin; HP Gudrun Rodewald; Elisabeth Rölli-Walter, Dipl.-Psych.; Dr. med. Wolfgang Rosendahl, Arzt; Inge Ruppel; Dr. med. Kai Sawatzki, Arzt; Dr. med. Joachim Schiller, Zahnarzt; Dr. med. Hans-Jürgen Schmid, Arzt; HP Alexander Schmoll; Rose Scholl; Dr. med. Christel Schweizer, Ärztin; Dr. phil. L. Rotraut Spiegel-Weitz, HP; Claudia Stein-Brasser, Apothekerin; Sylvia Steinemann, Geriatrieschwester; Dr. med. Urs Steiner, Arzt; Claudia Stemmle; Claudia Stern; Dr. med. Monika Steyns, Ärztin; Dr. med. Johannes Storto, Arzt; Dr. med. Beate Strittmatter, Ärztin; HP Ilse-Marie Struck; Dr. Burkard von Sydow; HP Elisabeth Täubert; HP Hanne Tauscher; Dr. med. Beatrix Thunn-Hohenstein, Ärztin; Dr. med. H.-H. Voelkel, Arzt; HP Caroline Walk; Dr. med. Barbara Wernisch, Ärztin; Dr. med. Peter Wilczkowiak, Arzt; HP Wiltrud Wilken; Dr. med. Patricia Winkler-Payer, Ärztin; Dr. med. Alexander Witasek, Arzt; Dr. med. Dirk-Ingo Wolfrum, Arzt.

Ing. Dieter Knapp und dem Privaten Forschungsinstitut für Radiästhesie und Bio-Physik, Fahrenbacher Str. 22, 6149 Fürth/Odenwald.

Für Lektorat und Korrekturen danken wir Dr. med. Arne Schäffler, Ulm und seinem Team. Wir danken dem Jungjohann-Verlag, Neckarsulm für die gute Zusammenarbeit.

Zum Gebrauch des Buches

„Die Menschen verdrießt's, daß das Wahre so einfach ist. Sie sollten bedenken, daß sie genug Mühe haben werden, es praktisch zu ihrem Nutzen anzuwenden." (J. W. v. Goethe)

Die Mehrheit aller Ärzte und Heilpraktiker, die heute die Bach-Blütentherapie erfolgreich in ihrer Praxis anwenden, erhielten den ersten Anstoß dazu nicht durch Fachkollegen, sondern durch ihre Patienten.

Dieses ist ungewöhnlich und spricht gerade in unserer Zeit des Überangebots an neuen Therapieformen für die Substanz und geistige Kraft des therapeutischen Konzeptes von Edward Bach; wohl weil es einen Weg aufzeigt, durch Auseinandersetzung mit tieferliegenden Krankheitsursachen, die Angst vor der Krankheit abzubauen.

Eine weitere interessante Erfahrung ist, daß viele Behandler die Bach-Blütentherapie zuerst nicht bei ihren Patienten, sondern in der eigenen Familie eingesetzt haben. Immer wieder wird berichtet, wie positiv sich diese Therapie auf ihre persönliche Entwicklung und die bessere Bewältigung ihres beruflichen Alltags ausgewirkt hat.

Da es sich bei der Bach-Blütentherapie um eine „Seelentherapie mit Blütenenergie" handelt – es also nicht um die Behandlung von Krankheitssymptomen im eigentlichen medizinischen Sinne geht – ist ihr Anwendungsspektrum ungewöhnlich breit und vielfältig. So erklärt sich, daß sich zum Teil bizarre Spielarten der Blütentherapie entwickelt haben, die mit den ursprünglichen Gedanken von Edward Bach nicht mehr viel zu tun haben und drohen, seine geniale Idee zu verwässern.

Edward Bach war Arzt und wollte mit seiner Arbeit einen Beitrag zu einer „menschenwürdigeren Form der Medizin" leisten.
Sein zweites, ebenso wichtiges, Anliegen war jedoch, eine Therapie zu entwickeln, die so einfach ist, daß sie Menschen in die Lage versetzt, sich selbst zu helfen. Aus dieser Absicht ergeben sich auch heute die beiden wichtigsten Anwendungsgebiete der Bach-Blütentherapie:

- Behandlung und Mitbehandlung von Krankheiten durch den Arzt oder Heilpraktiker
- Die Selbstmedikation in der Familie bei psychischen Alltagsproblemen.

Aufgrund ihrer spezifischen Eigenart läßt sich das Thema Bach-Blütentherapie aus naturwissenschaftlicher Sicht weder vollständig erfassen, noch derzeitig hinreichend erklären und ist sinnvollerweise dem Bereich der Psychosomatik zuzuordnen.

Dieses als Lehrbuch konzipierte Werk vermittelt dem Behandler in der täglichen Praxis alle wesentlichen Fakten der Bach-Blütentherapie in kurzer übersichtlicher Form. Es ist damit eine Ergänzung zu dem Standardwerk „Bach-Blütentherapie, Theorie und Praxis", welches eine noch ausführlichere Beschreibung der 38 Bach-Blüten-Arzneimittelbilder enthält.

Das Anliegen dieses Buches ist es in erster Linie, dem vielbeschäftigten Praktiker aufzuzeigen, wie einfach sich die Bach-Blütentherapie – für die es keine echte Alternative gibt – mit großem Gewinn auch in die überfüllte Kassenpraxis von heute integrieren läßt.

Hinzuweisen ist besonders auf die neu entwickelte differentialdiagnostische Tabelle sowie auf einen Vorschlag zur eigenen Anfertigung von Vordrucken zur Mitgabe an den Patienten in der Praxis.

Ein weiteres Anliegen dieses Werkes ist es, dem Behandler eine Methode zur Eigentherapie an die Hand zu geben, die ihm hilft, die seelischen Belastungen seiner Arbeit besser zu verkraften und daran zu wachsen.

Aus diesem Grund fanden auch philosophische Gedanken Bachs in größerem Umfang – neu übersetzt – in dieses Werk Eingang.

Schließlich sollte mit diesem Buch eine Dokumentationsbasis für Erfahrungen mit der Bach-Blütentherapie in verschiedenen medizinischen Fachgebieten geschaffen werden.

Die in dieser Auflage vorgestellten Erfahrungen sind vielfältig, auch aufgrund der unterschiedlich langen Erfahrung der einzelnen Behandler. Vielleicht sind jedoch gerade die Fälle und Erfahrungen der noch nicht so lange mit der Blütentherapie arbeitenden Therapeuten, für viele Leser die interessanteren.

Für die folgenden Auflagen dieses Werkes werden weitere Beiträge aus den verschiedenen medizinischen Fachgebieten gesucht.

Die Dokumentation von Erfahrungen in den verschiedenen medizinischen Fachbereichen ist wichtig für die weitere Entfaltung und Konsolidierung des Werkes von Dr. Edward Bach, dessen volle Bedeutung wohl erst in den kommenden Jahrzehnten gewürdigt werden wird.

Eine Veröffentlichung wie die vorliegende, über die Anwendung der Bach-Blütentherapie in der Veterinärmedizin, ist in Vorbereitung.

Diesem Buch liegen zum Zeitpunkt der Niederschrift des Manuskriptes 18 Jahre eigene Erfahrungen in der praktischen Anwendung der Bach-Blütentherapie zugrunde sowie Erkenntnisse und Anregungen aus dem Kreis von über 4.000 Seminarteilnehmern. Alle gemachten Angaben beziehen sich ausschließlich auf die Anwendung der Original Bach-Blüten-Konzentrate.

Alle Mitarbeiter und Autoren dieses Buches wünschen sich gemeinsam, daß es ein Beitrag zur fachgerechten Verbreitung der sanften Form der Medizin werden möge, die heute so viele – besonders junge Patienten – suchen.

Geleitwort

In den letzten Jahrzehnten hat die Medizin hervorragende Errungenschaften gebracht. Menschen, deren Krankheit früher ein Todesurteil war, überleben heute, denken wir nur an die Antibiotikatherapie, die Transplantationsmedizin, die Impfungen und die hygienischen Verbesserungen. Es fand eine Hinwendung zur aufwendigen und teuren Apparatemedizin statt, die zum Teil beängstigend wirkt. Diese medizinischen Fortschritte waren nur durch eine zunehmende Spezialisierung möglich. Durch Forschung in einem eng begrenzten Gebiet gelang es, immer kleinere Mengen von Stoffen nachzuweisen, die Veränderungen auf Zellebene oder sogar auf Molekularebene induzieren, wie z.B. Hormone, Rezeptoren, Neurotransmitter. Durch dieses Spezialistentum besteht nun die zunehmende Gefahr, das Ganze aus den Augen zu verlieren, über den Veränderungen innerhalb einer Zelle zu vergessen, daß diese Zelle Teil eines Zellverbandes, der Zellverband Teil eines Organes, das Organ Teil eines Körpers, der Körper Teil eines Geistes ist.

Die Erkrankungen der Patienten eines niedergelassenen Arztes unterscheiden sich massiv von den Krankheitsbildern, auf deren Diagnostik und Therapie während der universitären Ausbildung der Schwerpunkt gelegt wird: Der überwiegende Teil der Patienten leidet an chronischen Krankheiten, für die es keine Therapie gibt, bzw. an funktionellen Beschwerden, für die sich keine organische Ursache finden läßt. Während Patienten und Arzt gleichermaßen frustriert sind von den vergeblichen Bemühungen, endgültige Heilung zu erzielen, wird zunehmend versucht, psychologisch bzw. psychotherapeutisch ergänzend mitzubehandeln. Allerdings erlauben dem Arzt die fehlende Ausbildung bzw. mangelnde Zeit oft nicht, diesen Therapieansatz zu verfolgen, ausreichende psychotherapeutische Angebote sind oft nicht verfügbar, außerdem lehnen viele Patienten zunächst eine mögliche psychische Genese ihrer Erkrankung erschreckt ab.

Eine repräsentative Umfrage in Deutschland zeigte auf, daß von den Patienten in über 80% Naturheilverfahren als Bestandteil der gesundheitlichen Versorgung gewünscht werden. Diese Patienten würden sich sogar dann naturheilkundlich behandeln lassen, wenn sie infolge der Gesundheitsreform dazu gezwungen wären, sich selbst an den Kosten zu beteiligen. Aber nicht nur die Patienten, sondern auch die deutschen Allgemeinärzte vertrauen in zunehmendem Maße auch auf sog. unkonventionelle Verfahren. Nach einer Freiburger Umfrage bezeichneten sich lediglich

41% als reine Schulmediziner, 48% als Schulmediziner mit alternativer Tendenz und 8% als ausgesprochen alternative Mediziner. Am verbreitetesten sind Neuraltherapie, pflanzliche Heilmittel, Homöopathie und anthroposophische Methoden. Allerdings wird von den Ärzten immer wieder beklagt, wie mangelhaft die Ausbildung in diesen Bereichen bereits an der Universität ist und wie mühsam es ist, sich im Praxisalltag all die zusätzlichen aufwendigen Methoden anzueignen.
Zwischen der zeitintensiven Psychotherapie und den schwer zu erlernenden diversen Methoden der Naturheilverfahren liegt die Bach-Blütentherapie. In den vergangenen Jahren wurde zunehmend akzeptiert, daß die seelische und psycho-soziale Situation eines Menschen einen ganz wesentlichen Einfluß auf die Überwindung eines Krankheitzustandes haben können. Durch die neuesten Untersuchungen zur Psycho-Neuroimmunologie konnte klar gezeigt werden, daß zwischen psychischer Einstellung und körperlicher Widerstandskraft ein wesentlicher Zusammenhang besteht. Ist die Harmonie zwischen Geist, Seele und Körper verlorengegangen, so kann neben den verschiedenen Verfahren der Psychotherapie auch die Bach-Blütentherapie eingesetzt werden. Auf den ersten Blick erscheint es unglaublich, daß einige wenige Blüten in der Lage sein sollen, bei einer Vielzahl von Erkrankungen akuter und chronischer Art sowie funktionellen Beeinträchtigungen zu helfen. Offenbar greift jedoch das Bach-Blütensystem auf immer wiederkehrende Psychogramme zurück, charakterliche Eigenarten (Bach nennt sie „Charakterschwächen"), die zu Konflikten führen und dadurch den Boden für eine körperliche Erkrankung bereiten. Die Bach-Blütentherapie bietet dem Arzt die Möglichkeit, ein intensives partnerschaftliches Verhältnis zum Patienten zu entwickeln und ihm dabei behilflich zu sein, konstruktiv mit seiner Krankheit umzugehen, die tieferen Ursachen für seine Erkrankung zu erkennen und die positiven Möglichkeiten der geistigen Entwicklung, die eine Krankheit bietet auszuschöpfen. Wenn man sich einmal mit der Bach-Blütentherapie vertraut gemacht hat, kann man im Rahmen der „kleinen Psychotherapie" erfolgreich damit arbeiten. Somit kann eine Lücke in der psychosomatischen Grundversorgung geschlossen werden, den Patienten wird Hilfe zur Selbsthilfe geboten. Mit der Bach-Blütentherapie wird nicht nur ein Medikament verabreicht, sondern es wird echte Heilkunst betrieben.

Das vorliegende Buch beruht auf der über 60jährigen Erfahrung, die von zahlreichen Therapeuten mit der Bach-Blütentherapie gemacht wurde, wobei viele medizinischen Fachgebiete zu Wort kommen. Es ist ein didaktisch sorgfältig und spannend aufgebautes Werk, das rasche Erfolgserlebnisse garantiert. Auch wenn im Fall der Bach-Blütentherapie die wissenschaftlichen Beweise der Wirksamkeit fehlen, so zeigen doch die Erfahrungen, daß individuelle Wirkungen auftreten, ohne daß mit unerwünschten Nebenwirkungen zu rechnen ist und daß die Behandlung mit sämtlichen anderen Therapieverfahren gefahrlos kombiniert werden kann. Dem Buch der engagierten Therapeutin ist eine weite Verbreitung in den ärztlichen Praxen zu wünschen.

Prof. Dr. med. Ingrid Gerhard
Universitäts-Frauenklinik Heidelberg

Teil I

1. Edward Bach und die Entdeckung der Bach-Blütentherapie

1.1 Biographie[1]

24.9.1886	Geburt in Moseley bei Birmingham als ältestes von drei Kindern. Seine Familie ist walisischen Ursprungs und betreibt eine Messinggießerei. Hervortretende Eigenschaften: Starker Wissensdrang und tiefes Mitgefühl für andere Wesen; zarte körperliche Veranlagung.
1903 - 1906	Lehrling in der väterlichen Messinggießerei. Die Beobachtung der körperlichen Krankheiten und damit verbundenen seelischen Konflikte unter den Arbeitern - die sich keine ärztliche Betreuung leisten können - und der Wunsch, ihnen zu helfen, sich selbst zu helfen, werden Auslöser für sein gesamtes späteres Schaffen. Nach längerem Schwanken zwischen dem Berufsziel des Theologen oder des Arztes entscheidet er sich für das Medizinstudium.
1906 - 1913	Studium in Birmingham und London. Approbation und Tätigkeit als Leiter der Unfallstation am University College Hospital. Dann Assistent an der bakteriologischen und immunologischen Abteilung. Hier erkennt er Zusammenhänge zwischen spezifischen Bakterienstämmen im menschlichen Darm und chronischen Krankheitserscheinungen. Aufbereitung verschiedener Bakterienstämme als Impfstoffe (Vakzine), die er zunächst regelmäßig verabfolgt, später nur noch, wenn die Wirkung der ersten Gabe nachläßt.
1917	Gesundheitlicher Zusammenbruch. Operation eines bösartigen Milztumors mit der Prognose einer dreimonatigen Überlebenschance. Jedoch völlige Überwindung dieser Krise innerhalb von drei Monaten durch den unbedingten Wunsch, seine Forschungsvorhaben zu Ende zu führen.

1 Nach Weeks: Edward Bach, sein Leben, seine Erkenntnisse, Hugendubel 1988

1918 – 1922	Anstellung im London Homoeopathic Hospital. Er macht Bekanntschaft mit dem Organon von Samuel Hahnemann und vermutet, daß die von ihm definierte Darm-Toxämie mit dem Hahnemann'schen Psora-Begriff identisch ist. Fortan Aufbereitung seiner Vakzine als homöopathische Nosoden, die er je nach ihrer fermentierenden Wirkung auf Zucker in sieben Hauptgruppen einteilt: Proteus, Dysenterie, Morgan, Faecalis alcaligenes, Coli mutabile, Gaertner, Nr. 7: die später nach ihm benannten Bach-Nosoden. Erfolgreiche Behandlung Hunderter von Patienten. Bach erarbeitet die sogenannten Gemütssymptome der Patienten und kann schließlich jeder Bakteriengruppe (Nosode) eine bestimmte seelische Persönlichkeitshaltung zuordnen. Seine neue Zielsetzung ist, statt aufwendiger bakterieller Untersuchungen die Diagnose nur noch anhand der Gemütssymptome zu stellen.
1920 – 1928	Eröffnung eines Labors am Crescent Park und einer Praxis in der Harley-Street sowie eines Beratungsraumes für Mittellose am Nottingham Place. In Zusammenarbeit mit den Homöopathen F.C. Wheeler, Dishington, Patterson und Clarke diverse Veröffentlichungen, z.B. „Die Beziehung der Impftherapie zur Homöopathie"; „Darm-Toxämie und ihre Beziehung zum Krebsgeschehen", „Die Wiederentdeckung der Psora" sowie Beteiligung an homöopathischen Kongressen. Die Erkenntnis, daß die sieben Nosoden nur die unter dem Begriff Psora zusammengefaßten Erscheinungen, nicht aber andere chronische Krankheiten heilen können, führt zum Wunsch, mehr und vor allem „reinere" Heilmittel zu finden. Bach vermutet, daß viele chronisch Kranke unbewußt eine Abneigung gegenüber Arzneien empfinden, die aus von der Krankheit selbst erzeugten Substanzen gewonnen werden. Er sucht und findet verschiedene Pflanzen mit ähnlicher Schwingungsfrequenz wie die Nosoden (z.B. Ornithogalum und Morgan), scheitert aber zunächst an der Frage der Polarität. Die homöopathisch aufbereitete Pflanze hat eine positive Polarität, die aus dem Darm gewonnenen wirksamen Nosoden sind von negativer Polarität. Geistiges Postulat eines neuen „Potenzierungsverfahrens", das die Polarität ausschließt.
Ab 1928	Verstärkte Beobachtung der psychischen Komponente beim Krankheitsgeschehen führen zur intuitiven Erkenntnis bestimmter seelischer Persönlichkeitstypen und Reaktionsweisen der menschlichen Natur. Bach nimmt an, daß Menschen je nach Zugehörigkeit zu einer dieser seelischen Persönlichkeitstypen auch

auf Krankheitserscheinungen jeder Art in immer gleicher oder sehr ähnlicher Weise reagieren müßten. Erste Erprobung der Pflanzen *Impatiens, Mimulus* und *Clematis* in homöopathischer Form. Veröffentlichung „Some new remedies and their uses“.[1]

Ab 1930 Auf dem Höhepunkt seiner medizinischen Karriere, jetzt 44 Jahre alt, beschließt Edward Bach spontan, die Londoner Praxis und sein Labor zu verkaufen[2], um sich in der unberührten Landschaft von Wales ganz dem Studium der verschiedenen menschlichen Persönlichkeitstypen und der Suche nach den spezifischen heilenden Pflanzen zu widmen. Bach verbrennt in einem „Freudenfeuer“ sämtliche Vorgänge, Aufsätze und Utensilien seiner bisherigen Tätigkeit, denn er betrachtet diese nur als Vorstufe seiner neu zu findenden Heilmethode.
Zusammen mit seiner Assistentin Nora Weeks erfolgt die Entdekkung und Zubereitung der ersten neun der sogenannten zwölf Heiler: *Impatiens, Mimulus, Clematis, Agrimony, Chicory, Vervain, Centaury, Cerato, Scleranthus* in der Umgebung von Cromer, Norfolk.
Entdeckung des postulierten neuen Herstellungsverfahrens, der Sonnen-Methode, in welcher das Problem der Polarität gelöst ist (siehe Seite 21). Erste Formulierung seiner Erkenntnisse und Philosophie von Gesundheit, Krankheit und Heilung in der Schrift „Heal Thyself“, seinem späteren Hauptwerk. Er schreibt es bewußt in einer einfachen, auch dem Laien verständlichen Sprache (siehe Seite 7).
Ehemalige Kollegen wie Wheeler und Clarke erproben seine neuen Blüten-Mittel in ihren Praxen und ermutigen ihn, mit seiner Arbeit fortzufahren. Bach selbst behandelt in den Wintermonaten Patienten kostenlos mit seinen neuen „Blütenmitteln“.

Ab 1931 Entdeckung der letzten drei Mittel aus der Serie „Die Zwölf Heiler“: *Water Violet, Gentian* und *Rock Rose*.

1932 Veröffentlichung der Schrift „Free Thyself“, die er nach der ersten Auflage nicht wieder erscheinen läßt, sondern als Vorstufe

1 Aufgrund seiner Verdienste um die Homöopathie wurden die Bach-Blütenkonzentrate in den USA in die homöopathische Pharmakopoe aufgenommen.

2 Als die Einnahmen aus diesem Verkauf verbraucht waren, lebte Bach bis zu seinem Lebensende in sehr bescheidenen wirtschaftlichen Verhältnissen, nur durch die Zuwendungen von Freunden und Spenden dankbarer, geheilter Patienten unterstützt.

	zu weiteren Ausgaben von „Heal Thyself" betrachtet. Schriftwechsel mit der Ärztekammer, die schließlich droht, ihn aus dem Ärzte-Register zu streichen, falls er weiterhin medizinische Laien als Mitarbeiter beschäftigt und seine Erkenntnisse auch in Laien-Kreisen verbreitet. Bach hält mit Erfolg an seiner Auffassung fest.
1933	Zunehmende Entwicklung der Sensitivität. Entdeckung und Zubereitung weiterer vier Blüten, den sogenannten „vier Helfern": *Gorse, Oak, Heather, Rock Water.* Bach stellt zwei großen Londoner Apotheken kostenlos die Muttertinkturen zur Verfügung mit der Maßgabe, die Mittel so preiswert wie möglich an die Öffentlichkeit abzugeben.
1934 – 1935	Bach entdeckt die letzten drei seiner ersten Heilmittel-Serie: *Wild Oat, Olive, Vine.* Konzipierung seines Erste-Hilfe-Mittels: *Rescue.* In der Annahme, daß sein Heilungssystem damit abgeschlossen sei, läßt er sich in Sotwell, einem kleinen Ort im Themsetal nieder, wo auch die meisten der von ihm bisher gefundenen Pflanzen wachsen. Hier tritt Bachs persönliche Entwicklung in ein neues Stadium extremer Sensitivität. Er erfährt an sich selbst hintereinander weitere negative seelische Gemütszustände. In dem jeweiligen Zustand findet er die entsprechende Pflanze – quasi im umgekehrten homöopathischen Arzneimittelversuch. Nach Aufbereitung und Einnahme der Essenz sind die krankhaften seelischen Symptome innerhalb weniger Stunden verschwunden. So findet er in rascher Folge, mit Unterstützung seiner Mitarbeiterin Nora Weeks, weitere 19 Heilmittel, die bis auf *White Chestnut* nach der von ihm jetzt entdeckten Koch-Methode aufbereitet werden.
1936	Nach Abschluß dieser Serie ist Bach überzeugt, daß damit sein System abgeschlossen und sein Werk vollendet sei. Er beschließt, seine Therapie und Erkenntnisse durch Vortragsreisen einer noch breiteren Öffentlichkeit bekanntzumachen. Am Abend seines 50. Geburtstages hält er den ersten öffentlichen Vortrag in Wallingford.

27.11.36 Tod im Schlaf, Todesursache Herzversagen.
Seine von ihm als Nachfolger eingesetzten Mitarbeiter Nora Weeks und Victor Bullen führen sein Werk bis 1978 fort und bestimmen ihrerseits die noch heute im Bach Centre tätigen Verwalter und Custoden des Werkes.

1.2 Edward Bachs philosophisches Postulat einer „menschenwürdigeren“ Form der Medizin

Die folgenden frei übersetzten Original-Auszüge aus Bachs Hauptwerk „Heal Thyself“ („Heile Dich selbst“) sind die Voraussetzung für das tiefere Verständnis der Bach-Blütentherapie.

1.2.1 Bachs Auffassung von Krankheit und Gesundheit

Bachs Krankheits- und Heilungsbegriff geht weit über die Auffassung der zu seiner Zeit üblichen offiziellen Medizin hinaus:

„Krankheit wird sich mit den zur Zeit angewandten materialistischen Methoden niemals wirklich heilen oder ausmerzen lassen, weil ihr Ursprung nicht im Materiellen liegt.

Denn das, was wir als Krankheit bezeichnen, ist nur das körperliche Endresultat des anhaltenden Wirkens tieferliegender Kräfte.

Selbst wenn eine „materialistische Behandlung“ scheinbar erfolgreich ist, so bedeutet das nicht mehr als eine vorübergehende Linderung, so lange die wahre Ursache nicht beseitigt ist.

Die derzeitige Richtung der medizinischen Wissenschaft hat die Macht der Krankheit enorm vermehrt, weil sie ihr wahres Wesen fehlinterpretiert und auf die materiell greifbaren Erscheinungen im Körper reduziert. Da hierdurch die Aufmerksamkeit von den wirklichen Krankheitsursachen abgelenkt wird, werden auch keine adäquaten Bemühungen zu deren Beseitigung unternommen. Durch die Einengung auf eine rein körperliche Betrachtungsweise wurde die Hoffnung auf echte Genesung gemindert und stattdessen ein überstarkes Angstpotential vor der Krankheit aufgebaut.

Da Krankheit ihrem Wesen nach das Ergebnis eines Konfliktes zwischen unserem Höheren Selbst[1] *und unserer Persönlichkeit*[2] *ist, wird sie sich nur durch gedankliche und spirituelle Bemühungen wirklich beseitigen lassen.*

Ausschließlich auf den Körper gerichtete Bemühungen können nur eine oberflächliche Reparatur des Schadens erreichen – aber keine Heilung, denn die Krankheitsursache ist nach wie vor wirksam und kann jederzeit in neuer Form in Erscheinung treten.

Vielfach ist eine scheinbare Heilung sogar von Nachteil, da sie die wahre Krankheitsursache verschleiert. Und während sich der Patient über die offensichtlich wiedergewonnene Gesundheit freut, kann sich die unbeachtet gebliebene Krankheitsursache weiter verstärken.“[3]

„*Krankheit ist weder Grausamkeit noch Strafe, sondern einzig und allein ein Korrektiv; ein Werkzeug, dessen sich unsere Seele (das Höhere* Selbst) bedient, um uns auf unsere eigenen Fehler hinzuweisen, um uns von größeren Irrtümern zurückzuhalten, um uns daran zu hindern, mehr Schaden anzurichten und uns auf den Weg der Wahrheit und des Lichts zurückzubringen, von dem wir nie hätten abkommen sollen.“ [4]

Damit zielt Bachs Konzept von Krankheit, Gesundheit und Heilung über die Grenzen der Einzelpersönlichkeit hinaus – in ein übergeordnetes, kosmisches Bewußtsein.

Mit dieser Auffassung geht Bach gleichzeitig über die Grenzen aller westlichen Medizin-Systeme seit der Zeit von Paracelsus hinaus.

1.2.2 Krankheitsursachen

So lange zwischen unserem Höheren Selbst und unserer Persönlichkeit Einklang besteht, erleben wir Friede, Freude, Glück und Gesundheit.

---

1 Höheres Selbst oder Seele, auch im Sinne von C.G.Jung – unser göttlicher Wesenskern, göttlicher Funke, unsere Schaltstelle zumKosmos.

2 Persönlichkeit: Im Sinne C.G. Jungs weitgehend das „Ich“ – Objekt und Ziel des Individuationsprozesses (siehe auch Seite 24)

3 „Heile dich selbst“, 1931

4 „Ihr leidet an euch selbst“, 1931

Der Einklang oder die Harmonie zwischen diesen beiden Instanzen unterliegt jedoch zwei Konfliktmöglichkeiten, die zur Krankheitsursache werden können:

1. Konfliktmöglichkeit

Der Mensch mißachtet auf der Persönlichkeitsebene die „Gebote seines Höheren Selbst".

2. Konfliktmöglichkeit

Der Mensch verstößt auf der Persönlichkeitsebene gegen das „Gesetz der Einheit".

„Jedes gegen andere oder uns selbst gerichtete Verhalten beeinflußt das Ganze (Energiefeld). Denn nach dem Gesetz der Einheit spiegelt sich jede Unvollkommenheit, die in einem einzelnen Teil entsteht in der Gesamtheit wider."[1]

Beide Konflikte führen zu einer Disharmonie zwischen dem Höherem Selbst und der Persönlichkeit. Sie äußern sich als „Defekte" oder Charakterschwächen auf der Persönlichkeitsebene, die Bach als „eigentliche Grundkrankheiten der Menschheit[2]" wie folgt beschreibt:

> *„Die eigentlichen Grundkrankheiten des Menschen sind Charakterschwächen wie Stolz, Grausamkeit, Haß, Egoismus, Unwissenheit, Unsicherheit und Habgier."* [3]

„Bei genauerer Untersuchung wird sich erweisen, daß jede dieser Eigenschaften gegen das Gesetz der Einheit gerichtet ist.

***Stolz** ist in der Hauptsache darauf zurückzuführen, daß wir nicht erkennen können, wie klein unsere Persönlichkeit in Wirklichkeit ist und in welchem Ausmaß sie von der Seele abhängig ist; wir begreifen nicht, daß jeder möglicherweise erzielte Erfolg nicht eine Eigenleistung der Persönlichkeit ist, sondern ein Geschenk des Göttlichen in uns. Stolz ist auch Ausdruck von unserem mangelnden Sinn für Proportionen, welcher uns daran hindert, unsere*

1 „Heile dich selbst", 1931

2 Die Symptome dieser Grundkrankheiten sind die 38 von Bach definierten disharmonischen Seelenzustände.

3 „Heile dich selbst", 1931

eigene Winzigkeit im Gegensatz zum ganzen Schöpfungsplan zu erkennen. Stolz verursacht Handlungen, die dem göttlichen Willen entgegenwirken, weil er sich diesem Willen nicht in Bescheidenheit unterordnen kann.

***Grausamkeit** resultiert aus einer Verneinung der Einheit aller Wesen sowie aus der mangelnden Einsicht, daß jede gegen einen anderen Menschen gerichtete Tat im Gegensatz zur Einheit steht und sich gegen das Ganze richtet.*

***Haß** ist der Gegenpol von Liebe, also eine Umkehrung des großen Schöpfungsgesetzes. Haß leugnet den Schöpfer und steht im Gegensatz zum göttlichen Plan. Durch Haß werden wir zu Gedanken und Taten verführt, die gegen die Einheit gerichtet sind und das Gegenteil dessen bewirken, was aus Nächstenliebe geboten wäre.*

***Egoismus** verneint die Einheit und leugnet unsere Verpflichtung gegenüber unseren Mitmenschen. Er führt uns dazu, unsere persönlichen Interessen über das Allgemeinwohl und die Sorge um unsere Mitmenschen zu stellen.*

***Unwissenheit** ist zurückzuführen auf das Versäumnis zu lernen, wenn die Gelegenheit da ist, sowie auf die Weigerung, die Wahrheit zu erkennen. Sie verleitet uns zu vielen falschen Taten, welche nur in der Dunkelheit Bestand haben können, da sie im Lichte von Wahrheit und Erkenntnis nicht möglich wären.*

***Unsicherheit, Unentschlossenheit** und mangelnde **Zielstrebigkeit** entstehen durch die Weigerung der Persönlichkeit, die Führung durch das Höhere Selbst anzuerkennen. Das führt dazu, daß wir andere durch unsere Schwäche täuschen oder hintergehen.*

***Habgier** bedeutet Verlangen nach Macht und ist die Verneinung des Grundsatzes der Freiheit und Individualität eines jeden Wesens.*

Geben wir diesen negativen Eigenschaften entgegen der Stimme unseres Höheren Selbst nach, so wird jede dieser Eigenschaften einen Konflikt hervorrufen, der sich früher oder später unausweichlich in charakteristischer Weise auch im Körper manifestiert.

***Stolz** beispielsweise, das Ergebnis von Arroganz und Unbeweglichkeit im Denken, wird Krankheiten hervorrufen, die mit Starrheit und Steifheit einhergehen.*

Die Folge von Grausamkeit sind Schmerzen – durch das Erleiden von Schmerzen soll der Patient lernen, andere Menschen nicht leiden zu lassen, weder körperlich noch seelisch.

Die Früchte des Hasses sind Einsamkeit, heftige, unbeherrschte Temperamentsausbrüche, nervliche Überbelastungen und hysterische Zustände.

Ihre Ursache in zu großem Egoismus haben Krankheiten der „Selbstbespiegelung“ wie etwa Neurosen, Neurasthenie und ähnliche.

Zu unmittelbaren Problemen im Alltagsleben führen Unwissenheit und mangelnde Klugheit. Weigert man sich hartnäckig, die Wahrheit zu erkennen, wenn die Gelegenheit gegeben ist, sind Kurzsichtigkeit, Seh- und Hörstörungen aller Art die natürliche Konsequenz.

Ein schwankendes Gemüt erzeugt unvermeidlich die gleiche Situation im Körper, also Störungen, die mit der Beeinträchtigung von Koordination und Bewegung einhergehen.

Aus Habgier und Herrschsucht resultieren Krankheiten, die den Patienten zum „Sklaven“ seines eigenen Körpers machen. Er entwickelt Beschwerden, die das Ausleben seiner Wünsche einschränken oder unmöglich machen.“[1]

1.3 Das therapeutische Konzept

Das Heilungsprinzip von Edward Bach heißt
Nicht bekämpfen, sondern überwinden!

Die der Charakterschwäche gegenübergestellte positive Eigenschaft oder Tugend wird in so starkem Maße entfaltet, daß die Schwäche schließlich zur Stärke wird.

„Um eine vollkommene Heilung von Krankheiten zu erreichen, kann es daher nicht genügen, lediglich auf den Körper zielende Therapien einzusetzen – wobei natürlich immer die derzeitig besten Methoden zur Anwendung kommen sollten – vielmehr sollte darüberhinaus jeder selbst sein Möglichstes tun, um die jeweilige Unzulänglichkeit aus seinem Charakter zu entfernen.

Denn die vollkommene Heilung entsteht nur in unserem Inneren; indem wir zulassen, daß die Harmonie unseres Höheren Selbst unsere ganze Persönlichkeit durchstrahlt.“[2]

„Nun wird verständlich, daß es nicht länger möglich ist, Krankheiten mit Krankem zu behandeln oder zu versuchen, Beschwerden mit solchen Mitteln zu beseitigen, die selbst Beschwerden hervorrufen können. In zukünftigen Arzneibüchern sollten nur noch solche Heilmittel verzeichnet sein, welche die

---

1 „Heile dich selbst“, 1931

2 ebd.

Eigenschaft besitzen, Positives zu stimulieren und nicht mehr jene, deren einzige Eigenschaft in der Blockierung des Negativen besteht.“[1]

1.4 Edward Bachs Vision von der zukünftigen Aufgabe des Arztes

„Das derzeitige Schwergewicht der rein physischen Behandlungsmethoden des Körpers in der Heilkunst wird eine Erweiterung und Entwicklung erfahren in Richtung auf spirituelle und mentale Heilweisen. Methoden zur Wiederherstellung der Harmonie zwischen Seele und Persönlichkeit werden die Grundursachen der Krankheit entfernen und sich dann erst zusätzlicher materieller Mittel bedienen, die noch zur völligen Ausheilung der körperlichen Symptome notwendig sind.

Wenn der medizinische Berufsstand diese Tatsachen nicht erkennt und nicht mit der wachsenden Geistigkeit der Menschen schritthält, ist es durchaus möglich, daß die Heilkunst in die Hände „religiöser Orden“ oder jener geborenen Heiler übergeht, die es in jeder Generation gibt, die aber mehr oder weniger unauffällig wirken, da sie von der Einstellung der orthodoxen Medizin daran gehindert werden, ihrer natürlichen Berufung offiziell zu folgen.

Es sind daher für den zukünftigen Arzt zwei große Ziele erkennbar:
An erster Stelle sollte er dem Patienten zur Selbsterkenntnis verhelfen, ihn auf mögliche grundlegende Fehler hinweisen, auf Persönlichkeitsschwächen, an denen er arbeiten sollte, um sie in Stärken zu verwandeln.

Die zweite Aufgabe des Arztes wird es sein, solche Heilmittel zu verordnen, welche die Regeneration des physischen Körpers unterstützen, den Geist zur Ruhe kommen lassen und das menschliche Streben nach Vervollkommnung anfachen; Heilmittel also, welche die Gesamtpersönlichkeit harmonisieren.“[2]

„Der Arzt von morgen weiß, daß er aus sich selbst heraus keine Heilkräfte besitzt. Aber wenn er sein Leben dem Dienst an seinen Mitmenschen weiht und die menschliche Natur so gründlich studiert, daß er wenigstens teilweise ihren Sinn begreift, kann sich das rechte Wissen, Leidende zu führen, durch seine Person offenbaren.
Er wird verstehen, daß Gesundheit ebenso wie das Leben selbst von Gott kommt. Er und die Mittel, die er benutzt, sind nur Werkzeuge und Vermittler

1 „Ihr leidet an euch selbst“, 1931

2 „Heile dich selbst“, 1931

im göttlichen Plan, die dazu dienen sollen, den Kranken in die Ordnung des göttlichen Gesetzes zurückzubringen.

Die Ausbildung des zukünftigen Arztes wird ein tiefgreifendes Studium der menschlichen Natur umfassen müssen, ein Vergegenwärtigen des Reinen und Vollkommenen; ein echtes Verstehen der göttlichen Natur des Menschen.
Die Therapie von morgen wird dem Patienten im wesentlichen vier Qualitäten vermitteln: erstens Frieden, zweitens Hoffnung, drittens Freude und viertens Glauben."[1]

1 „Ihr leidet an euch selbst", 1931

2. Überlegungen zur Wirkungsweise der Bach-Blütenkonzentrate

2.1 Läßt sich die Wirkung der Bach-Blütentherapie wissenschaftlich begründen?

Jeder von feinstofflichen Heilweisen faszinierte Behandler sucht nach wissenschaftlichen Erklärungen für diese Phänomene und sieht sich mit einer verwirrenden Vielfalt von Interpretationsmodellen aus Biophysik, Gehirnforschung, Biopsychologie und vielen anderen Forschungsgebieten konfrontiert, die sich in immer schnellerer Folge wieder selbst überholen.

Dabei scheinen gerade die neuesten Forschungsergebnisse immer mehr die ältesten Erkenntnisse der sogenannten Volksheilkunde zu bestätigen. Wenn die Indianer sagen, daß sich der Mensch um psychisch gesund zu sein, „als wesentlichen Bestandteil einer Harmonie empfinden muß, die sich auf alles Lebendige erstreckt“, so entspricht dieser Gedanke beispielsweise etwa der aktuellen Definition „von der komplexen Vernetzung aller Lebensvorgänge im Kosmos“.

Immer mehr scheint sich zu bestätigen, daß wir schrittweise zu der Erkenntnis kommen, daß letztlich relativ einfache Prinzipien die Vorgänge im ganzen uns bekannten kosmischen Geschehen steuern. Vielleicht ist auch der Hinweis von Bach so zu verstehen, wenn er sagt:

„Laßt Euch nicht durch die Einfachheit dieser Methode von ihrem Gebrauch abhalten, denn je weiter Eure Forschungen voranschreiten, um so mehr wird sich Euch die Einfachheit der ganzen Schöpfung erschließen.“

Deshalb werden hier bewußt keine neuen Interpretationsmodelle aufgestellt, die vielleicht schon in wenigen Monaten wieder hinfällig sind. Vielmehr wird Edward Bachs persönliche Definition der Wirkungsweise seiner Blüten schrittweise aus heutiger Sicht und aktuellem Erkenntnisstand beleuchtet.

Bach schrieb 1931 über die Wirkung seiner Blüten-Konzentrate

„Bestimmte wildwachsende Blumen, Büsche und Bäume höherer Ordnung haben durch ihre hohe Schwingung die Kraft unsere menschliche Schwingung zu erhöhen und unsere Kanäle für die Botschaften unseres spirituellen Selbst zu öffnen und unsere Persönlichkeit mit den Tugenden, die wir nötig haben, zu überfluten und dadurch die Charaktermängel auszuwaschen, die unsere Leiden verursachen.

Wie schöne Musik oder andere großartige, inspirierende Dinge sind sie in der Lage, unsere ganze Persönlichkeit zu erheben und uns unserer Seele näherzubringen. Dadurch schenken sie uns Frieden und entbinden uns von unserem Leiden.

Sie heilen nicht dadurch, daß sie die Krankheit direkt angreifen, sondern dadurch, daß sie unseren Körper mit den schönen Schwingungen unseres Höheren Selbst durchfluten, in deren Gegenwart Krankheit hinwegschmilzt wie Schnee an der Sonne.“ [1]

1 „Ihr leidet an euch selbst“, 1931

In einem Vortrag vor einer homöopathischen Gesellschaft erklärte Bach, daß die von ihm ausgewählten Pflanzen *„die Gefäße ausschließen, die eine größere Einheit zwischen Seele und Körper erlauben"* oder *„unsere Kanälefür die Botschaften des spirituellen Selbst öffnen."*

Das könnte zum Beispiel besagen, daß die Bach-Blütentherapie eine **bioenergetische Harmonisierung fehlerhafter Informationskybernetik** über das Limbische System oder direkt im Hypothalamus bewirkt.

In der esoterischen Heilkunst, z.B. der Mazdaznan-Lehre, wird in ähnlichem Zusammenhang allerdings auch auf „die wichtige modulierende Rolle der Epiphyse – als Verbindungsinstanz zur geistigen Natur des Menschen" – hingewiesen.

Wie immer man sich die Wirkung der Bach-Blüten-Konzentrate zur Zeit vorstellen möchte – sicher ist, daß es sich hier um eine Beschleunigung der Schwingungsfrequenz von gewissen blockierten oder „festgefrorenen" Anteilen unseres bioenergetischen Feldes handelt und damit gleichzeitig eine Veränderung der entsprechenden energetischen Information einhergeht.

Bach sagt, *„die schönen Schwingungen unseres Höheren Selbst durchfluten unsere Persönlichkeit mit Tugenden, die wir nötig haben, um dadurch unsere Charaktermängel auszuwaschen"*.
Tatsächlich werden die sogenannten „Fingerabdrücke im Immunsystem", die man möglicherweise auch als Psychotoxine bezeichnen könnte, auf feineren Energie-Ebenen ausgeschwemmt oder transformiert. Nicht umsonst vergleicht Bach diese Wirkung mit Musik oder anderen inspirierenden Dingen.

Es liegt daher nahe, die Bach-Blütentherapie als eine Reinigungs- oder Ausleitungstherapie der Seelenebene zu bezeichnen. Die Vorstellung, daß Psychotoxine oder seelische Gifte ein Teil unseres bioenergetischen Feldes ähnlich verstopfen oder blockieren wie Stoffwechsel-Toxine den menschlichen Darm, erscheint als nicht zu weit hergeholt.

Eine interessante Beobachtung in diesem Zusammenhang ist, daß manche Menschen beim spontanen Berühren einer derzeit für sie passenden Konzentratflasche als Erstreaktion eine starke Kältereaktion auf der Hand oder am ganzen Körper erleben. Diese geht nach einiger Zeit in eine Wärmereaktion über. Daraus ließe sich ableiten, daß ein blockierter Energieanteil von extrem niedriger Schwingungsfrequenz im bioenergetischen Feld schlagartig in Bewegung gerät und abfließt.

Die charakteristischen Traumreaktionen, die auf sozusagen feinstofflicher Ebene in den ersten drei Einnahme-Tagen bei 55 % aller Patienten auftreten, legen diesen Schluß ebenfalls nahe.

2.2 Die Bachschen Pflanzen

Über Pflanzen wird in jüngerer Zeit viel geschrieben und geforscht, wobei man sich jedoch weitgehend mit dem materiellen Teil der Pflanze zur Heilung bzw. Linderung von körperlichen Zuständen beschäftigt.

In der Bach-Blütentherapie geht es jedoch nicht um den physischen Anteil der Pflanze, sondern um ihre Energie, um ihr geistiges Potential, die „Essenz" der Pflanze.

2.2.1 Einige Gedanken zum Verhältnis Mensch und Pflanze

Auf die Frage eines Kindes an Strindbergh, „warum die Blumen, die doch schön sind, nicht singen wie die Vögel", soll dieser geantwortet haben: „Sie singen wohl, aber wir können sie nicht hören."

Rudolf Steiner war der Ansicht, daß das Pflanzenreich offensichtlich in einem besonderen und direkten Verhältnis zur menschlichen Seelenebene steht. Die alten Pflanzenheilkundigen bezeichneten die Pflanze als „Wesen unter Wesen". Und wohl jeder kennt auch heute noch die „Blumensprache", in welcher frühere Generationen subtile Gefühle auszudrücken pflegten.

Indianerstämme, welche der westlichen Verzerrung des Denkens und Fühlens nicht anheimgefallen sind, betrachten z.B. die Bäume als „unsere Brüder". Sie sagen, „Bäume wirken als Kanäle für Energien, weil ihre Aufnahmefähigkeit nicht durch Gedankentätigkeit blockiert wird."

Interessant und aufschlußreich wäre aus diesem Blickwinkel die Überlegung, daß sich aus Art und Ausmaß der Umweltverschmutzung und Naturzerstörung ablesen läßt, wie der westlich-zivilisierte Mensch mit seiner Seelenebene umgeht.
Überlegenswert ist auch die folgende Hypothese: Wenn bestimmte kollektive Eigenschaften der höheren menschlichen Natur auf der Persönlichkeitsebene einer großen Gruppe von Menschen immer mehr zurückgehen, zieht sich auch die mit dieser Eigenschaft korrespondierende Pflanze zurück. Könnte das Ulmensterben mit dem von vielen Seiten beklagten Nachlassen des Verantwortungsgefühls in der jüngeren Generation unserer Industrieländer damit in Zusammenhang stehen?

Für C.G. Jung, der in seinen alchimistischen Studien die Pflanzen als „Lichtwesen" bezeichnet, ist die Blüte das Symbol des geistigen Selbst. Das höchste, energiereichste Potential der Pflanze ist in ihrer Blüte verkörpert und zwar besonders im Stadium der Vollreife.

Nach Steiner entsprechen die Blüh-Prozesse der Pflanzen den Stoffwechselvorgängen im Menschen. Interessant ist in diesem Zusammenhang, daß Bach seine Laufbahn als Forscher mit dem Studium entarteter menschlicher Stoffwechselvorgänge begann.

2.2.2 Kriterien der Pflanzenauswahl

Bach nannte die von ihm verwendeten Pflanzen „the happy fellows of the plant world" bzw. „plants of a higher order", also Pflanzen von höherem Rang oder höherer Ordnung, wobei das sicher nicht im Linnéschen Sinne aufzufassen ist. Nach welchen Kriterien er diese Pflanzen suchte, ist wenig bekannt; es geht nur ansatzweise aus der Biographie von Nora Weeks hervor.

„Bach wußte, daß die Pflanzen, die er zu entdecken hoffte, Pflanzen von hoher Energieschwingung sein mußten und ausschließlich wohltuende Wirkstoffe enthalten würden. Denn er war davon überzeugt, daß giftige Pflanzen und Substanzen grundsätzlich nicht dazu geschaffen seien, die Krankheiten des menschlichen Körpers zu heilen.

Primitive Pflanzengruppen, wie z.B. Algen, schloß Bach von vornherein aus, ebenso giftige Pflanzen[1] *wie auch die Pflanzen, die in erster Linie der menschlichen Ernährung dienen. Die wahren heilkräftigen Pflanzen, dessen war er gewiß, seien von anderem Rang und von geringerer Zahl. Ihm war bewußt, daß viele Pflanzen medizinisch wirksame Eigenschaften besitzen, welche die Leiden des menschlichen Körpers lindern oder erträglicher machen; aber die „wahren Heilpflanzen" würden noch weitaus stärkere und umfassendere Kräfte und höhere Schwingungen enthalten."*[2]

Möglicherweise schöpfte Bach intuitiv aus dem keltischen Kollektiv-Wissen seiner walisischen Vorfahren, die grundsätzlich wildwachsende Pflanzen zu Heilzwecken verwendeten. Und ähnlich wie die Rosenkreuzer, die als Heilpflanzen nur sogenannte „Simples", einfache Kräuter, z.B. *Vervain*, benutzten, war auch Bach überzeugt, daß die von ihm gesuchten Pflanzen unter den „einfachen Blumen und Kräutern auf Feld und Flur" zu finden sein müßten.

1 Diese Aussage bezieht sich lediglich auf die Ungiftigkeit der Blüten an englischen Standorten, nicht auf andere Bestandteile der Pflanzen (z.B. Beeren, Wurzeln).

2 Weeks, Edward Bach, München 1988

Wie es Bach gelang, unter den Abertausenden von Pflanzen der englischen Flora die von ihm gesuchten Spezies herauszufinden, wird sich wissenschaftlich nicht begründen lassen.

Sicher ist, daß ihm die seltene intuitive Gabe verliehen war, seine Wahrnehmung gezielt auf die subtilen Unterschiede verschiedener ähnlicher Pflanzenspezies einstimmen zu können, die sich besonders in seinen letzten Lebensjahren immer stärker entwickelte.

Schließlich brauchte er nur noch ein Blütenblatt auf seine Zunge zu legen, um das gesamte Energiepotential der Pflanze als eigene Seelen- oder Körperreaktion wahrnehmen zu können.
Mit dem endgültigen Auffinden von 38 Pflanzen verbrachte Bach trotzdem sechs Jahre seines Lebens.

Betrachtet man die von Bach ausgewählten Pflanzen aus phytotherapeutischer Sicht, so fällt auf, daß vielen von ihnen eine reinigende Wirkung zugeschrieben wird. Von keiner dieser Pflanzen ist bisher, soweit bekannt, ausschließlich die Blüte zu Heilzwecken verwendet worden, mit Ausnahme der Blüte der Roßkastanie.

Wenn man die Indikationen der Bach-Blüten mit den Gemütssymptomen der klassisch-homöopathisch spärlich beschriebenen ca. 18 Pflanzen vergleicht, finden sich – bis auf einige Symptome bei *Clematis* – praktisch keine Übereinstimmungen.

Zur Standortfrage

Bachs Hinweis, daß die Pflanzen von jedermann gesammelt und verabreicht werden können, wird heute von manchen so verstanden, als müsse man die Pflanzen optimalerweise im eigenen Garten oder vor der eigenen Haustür sammeln.
Dieses anzunehmen, ist naheliegend – wie der Botaniker oder Hersteller homöpatischer oder anthroposophischer Heilmittel weiß – aber eher naiv. Vermutlich ist es schwieriger, als selbst der Fachmann zunächst annimmt, Standorte zu finden, die eine für die Original Bach-Blütentherapie ausreichend hohe und harmonische Schwingungsqualität aufweisen. Interessanterweise fand Bach selbst die Mehrzahl seiner Blütenmittel an wenigen gleichen Orten, z.B. *Gentian* und *Rock Rose* auf einer einzigen Wiese in der Grafschaft Kent; die meisten Bäume wachsen direkt in und um Sotwell.

Der Ausspruch von Paracelsus: „Bei der Krankheit wächst die Arznei", der in diesem Zusammenhang gern zitiert wird, bezieht sich wahrscheinlich auf die von Bach als „lindernd“ bezeichneten Heilpflanzen, die zur Behandlung körperlicher Krankheitssymptome verwendet werden.

Eine sich daran anschließende theoretische Frage lautet: Ob es auf anderen Kontinenten nicht andere Pflanzen mit den gleichen energetischenEigenschaften geben müßte. Dieses ist sicher nicht auszuschließen, doch liegen bisher keine ausreichend zuverlässigen Beobachtungen vor.

Aufschlußreich ist in diesem Zusammenhang die Erfahrung, daß Original Bach-Blüten auch auf anderen Kontinenten und bei Angehörigen anderer Rassen die gleiche Wirkung hervorrufen wie in England. Einschlägige Fälle liegen der Autorin vor.

Umweltverschmutzungsprobleme

Immer wieder wird gefragt, ob Umweltverschmutzung, saurer Regen oder ähnliches die Wirksamkeit der jetzt gesammelten Blüten beeinträchtigt. Aus der Praxis heraus kann diese Frage mit nein beantwortet werden. Die Erklärung liegt wohl darin, daß bei der Bach-Blütentherapie nicht der Körper oder die Materie, sondern ausschließlich die energetische Information der Pflanze verwendet wird. Das „Wesentliche“ der Pflanze wird durch vorübergehende äußere Umstände nicht beeinflußt.

2.2.3 Zur Herstellungs-Methodik

Die von Bach intuitiv entwickelten Herstellungsmethoden, seine „Sonnen-Methode“ und die „Koch-Methode“ stellen für den naturwissenschaftlich denkenden Behandler derzeit wohl noch das größte Akzeptanzproblem dar. So lange man sich noch nicht auf ein akzeptierbares Interpretationsmodell stützen kann, was möglicherweise schon in einigen Jahren der Fall sein wird, möge hier zunächst noch einmal Nora Weeks zu Wort kommen. Sie schreibt zur Entdeckung der Sonnen-Methode:

„Als Bach an einem Maimorgen durch ein Feld ging, das noch schwer vom Tau war, schoß ihm plötzlich der Gedanke durch den Kopf, daß jeder Tautropfen einige Eigenschaften der Pflanze, auf der er ruht, enthalten müsse, denn die Hitze der Sonne wirke gleichsam durch die Flüssigkeit hindurch und entziehe so der betreffenden Pflanze ihre Wirkkräfte so lange, bis der auf ihr liegende Tautropfen vollkommen mit der Kraft der Pflanze aufgeladen sei.

Es wurde ihm klar, daß er – sollte es ihm gelingen, die Heilkräfte der Pflanze auf diese Weise zu extrahieren – die vollkommene und ungetrübte Heilenergie der betreffenden Pflanze erhalten würde. Das so gewonnene Präparat würde in einer Weise heilen, wie es noch keine andere bis dahin entwickelte Arznei vermocht hatte..."[1]

Bach experimentierte zunächst mit den von verschiedenen Pflanzen gesammelten Tautropfen. Später entwickelte er aufgrund dieser Experimente die beiden, weiter unten vereinfacht dargestellten, von ihm so bezeichneten, „Potenzierungsverfahren".

2.2.4 Die Bachschen Potenzierungsverfahren

Aus energetischer Betrachtungsweise könnte man sagen: Die von Bach ausgewählten Pflanzen höherer Ordnung sind Vertreter von Energiefeldern bzw. Ordnungsfeldern mit spezifischen positiven Eigenschaften und besonders hoher Schwingungsfrequenz.

In Anlehnung an die Computersprache ausgedrückt: Ihre Programme korrespondieren mit bestimmten kollektiven Seelen-Programmen der sogenannten „höheren Natur des Menschen", die Bach als Tugenden[2] bezeichnet.

Diese positiven Seelenprogramme werden als „Informationsenergie" von der Pflanzenblüte im Stadium der Vollreife emaniert – (nach Prof. Storl ihr energiereichstes Stadium, der Zeitpunkt der stärksten Beseelung im Leben der Pflanze) – und können mit der geeigneten Methode im wahrsten Sinne des Wortes geerntet werden.

Durch die Sonnen-Methode erfährt diese Informationsenergie im Zusammenwirken der vier Elemente[3] in einem „Prozeß natürlicher Alchemie" eine Beschleunigung, eine Transformation, die ihr katalysatorische Eigenschaften verleiht.

„Die Erde ist der Boden, der die Pflanze trägt und sie erhält; die Luft ist es, die sie nährt, die Erde oder das Feuer befähigt sie, ihre Kraft zu übertragen und das Wasser schließlich nimmt ihre wohltätigen Heilkräfte auf und speichert sie."[4]

---

1 Weeks, Edward Bach, München 1988

2 Eine direkte Zuordnung der 38 Blüten zu Tugenden scheint zur Zeit nicht möglich zu sein.

3 Für Kenner mag hier der Verweis auf die von Jacob Lorber beschriebene Methode zur Herstellung der „Sonnen-Mittel" interessant sein.

4 Weeks, Edward Bach, München 1988

Diese in Wasser gespeicherte Energiequalität kann nun mögliche Blockierungen in den korrespondierenden Anteilen des menschlichen bioenergetischen Feldes katalysatorisch beschleunigen oder transformieren.

Sonnen-Methode (Sonnen-Potenzierung)

Die Blüten werden im Stadium der Vollreife von Pflanzen an den von Bach ausgewählten natürlichen Standorten, morgens vor neun Uhr an einem sonnigen Tag bei wolkenlosem Himmel vorsichtig gepflückt.

Direkt am Ort werden die gepflückten Blüten sofort in eine Glasschüssel (Inhalt 0,5 l) gelegt, die mit natürlichem Quellwasser – möglichst aus der Umgebung – gefüllt ist. Die Schale wird direkt am Standort der Pflanze 3 – 4 Stunden in der Sonne stehengelassen. Wenn die Blüten erste Anzeichen des Verwelkens zeigen, werden sie vorsichtig mit einem Zweig der betreffenden Pflanze aus der Flüssigkeit entfernt. Die Flüssigkeit wird sofort mit der gleichen Menge 39,5 %igen Alkohols konserviert und später in einer zweiten Verdünnungsstufe im Verhältnis 1:240 verdünnt. Das ergibt den Inhalt der *stock bottles* (Konzentratflaschen), aus der später in einer weiteren Verdünnungsstufe die sogenannten Einnahmeflaschen hergestellt werden.

Nach der Sonnen-Methode werden die folgenden Blütenkonzentrate aufbereitet:
Oak, Gorse, White Chestnut, Water Violet, Rock Water, Mimulus, Agrimony, Rock Rose, Centaury, Scleranthus, Wild Oat, Impatiens, Chicory, Vervain, Clematis, Heather, Cerato, Gentian, Olive und *Vine.*

Koch-Methode (Koch-Potenzierung)

An einem sonnigen Tag bei wolkenlosem Himmel wird vor neun Uhr morgens ein etwa 3,5 Liter fassender Emailletopf zu 3/4 (ca. 120 g) mit Blüten, Stielen und Blättchen des ausgewählten Strauches oder Baumes gefüllt.

Diese werden in unmittelbarer Nähe[1] des Standorts sofort mit einem Liter Quellwasser übergossen und ca. eine halbe Stunde auf einer Flamme sieden gelassen. Nach Abkühlung wird die Flüssigkeit mehrfach gefiltert und ebenso wie bei der Sonnen-Methode weiterbearbeitet.

Die Koch-Methode wird für die Bäume und Sträucher verwendet, die so früh im Jahr blühen, daß die Sonne noch nicht ihre volle Kraft erreicht hat.

---

1 Fast alle verwendeten Bäume und Sträucher wachsen in unmittelbarer Nähe des englischen Bach Centres.

In der Reihenfolge ihrer jährlichen Herstellung sind das *Cherry Plum, Elm, Aspen, Beech, Chestnut Bud, Hornbeam, Larch, Walnut, Star of Bethlehem, Holly, Crab Apple, Willow, Red Chestnut, Pine, Mustard, Honeysuckle, Sweet Chestnut* und *Wild Rose.*

Selbstherstellung der Bach-Blütenkonzentrate

Obgleich Edward Bach der Meinung war, jeder könnte sich die Blütenpräparate seines Heilsystems, das er ganz zielgerecht als Selbsttherapie verstand, sogar selbst herstellen, sind dagegen doch Vorbehalte angebracht. Wenn man selbst mit der Natur draußen sowie mit der Praxis im Labor so vertraut ist wie Bach es war, übersieht man nach menschlicher Erfahrung oft die Schwierigkeiten, die sich dem Laien oder Anfänger allzu leicht stellen. Hier sind vor allem folgende Punkte wichtig, die gerne mißachtet werden, was dann erfahrungsgemäß zu langfristigen Mißerfolgen führt.

- Nur durch gut fundierte botanische Grundkenntnisse vor allem in der Morphologie und Systematik der Pflanzen ist man in der Lage, eine Pflanzenart sicher zu bestimmen und sie von nahe verwandten, oftmals sehr ähnlichen Arten, eindeutig abgrenzen zu können
- Obgleich die beiden Potenzierungsmethoden, Sonnen- und Kochmethode, im Prinzip als einfach gelten, ergeben sich doch für einen Ungeschulten in der Durchführung allzu leicht unerwartete Fehlerquellen, die einfach übersehen werden. Jeder mit dem chemischen Laborbetrieb Vertraute weiß aus eigener Erfahrung, daß auch dergleichen einfache Arbeiten eine Akkuratesse erfordern, die Personen ohne entsprechende Ausbildung nicht geläufig ist
- Nur der Pflanzensucher, dessen Einfühlungsvermögen in die Pflanzenwelt sehr geschult ist, wird unter vielen ähnlichen Pflanzenexemplaren das mit dem höchsten Energiepotential herausfinden können
- Bei der Auswahl der geeigneten Standorte spielen sicher das Klima und das energetische Kraftpotential des Bodens eine entscheidende Rolle. Pflanzen, die an den Grenzen ihres Verbreitungsgebietes oder auf Grenzstandorten wachsen, sind in jedem Falle ungeeignet.

2.3 Die „38 negativen Seelenzustände der menschlichen Natur“

Nach dem „Gesetz der Einheit“ könnte man formulieren: sowohl das spirituelle oder ***„Höhere Selbst“*** (von Bach manchmal auch als Seele bezeichnet) wie auch die ***Persönlichkeit*** (von C.G. Jung ähnlich als „Ich“ bezeichnet), sind Teil eines größeren kollektiven Energiefeldes mit unterschiedlich hoher Schwingungsfrequenz.

Auf der Frequenzhöhe des Höheren Selbst sind die Eigenschaften oder ***Seelenprogramme der „höheren menschlichen Natur“*** angesiedelt, Archetypen, die Bach auch Tugenden nennt.

Anmerkung: Auf ähnlicher Frequenzebene wie die Tugenden befinden sich möglicherweise auch die von Bach zitierten „schönen Musikstücke“. Musiktherapie mit Mozart- und Bach-Kompositionen hat ebenfalls eine Schwingungsfrequenzerhöhung und Harmonisierung der Persönlichkeit zum Ziel. Wenn Bach von „anderen großartigen inspirierenden Dingen“ spricht, so könnte sich das auf die großen Schöpfungen der Dichtkunst, Bildhauerkunst und Malerei beziehen.

Befinden sich die Frequenzebenen des Höheren Selbst und der Persönlichkeit in ***Resonanz,*** so werden positive Informationsimpulse des Höheren Selbst von der Persönlichkeit aufgenommen und Tugenden entfaltet, was seinen Ausdruck findet im Erleben beglückender Gefühle und im Treffen positiver Gefühlsentscheidungen wie z.B. Hilfsbereitschaft, Geduld u.ä.

Bei bestehenden Mängeln oder Schwächen der Persönlichkeit ist diese Resonanz verzerrt oder nicht vorhanden.
Viele der positiven Informationsimpulse des Höheren Selbst kommen auf der Persönlichkeitsebene sozusagen „falsch an“:
Tugenden werden nicht mehr als solche erkannt und gelebt. Positive Gefühlsentscheidungen degenerieren und wandeln sich in ihr negatives Gegenteil. Aus Hilfsbereitschaft wird Selbstbezogenheit, aus Geduld wird Ungeduld usw.

Die Persönlichkeit zeigt nun einen oder mehrere der 38 disharmonischen Seelenzustände oder negativen Gefühlsmuster der menschlichen Natur.

Diese 38, von Bach erstmalig systematisierten, negativen Seelenzustände könnte man sich als eine Art archetypisches Repertoire von negativen Gefühlsprogrammen vorstellen, das auf niedrigeren Frequenzstufen der menschlichen Natur gespeichert ist. Diese Gefühlsmuster werden vom Menschen auf der Persönlichkeitsebene automatisch ausgelebt, wenn er sich energetisch gesehen auf dem entsprechenden Frequenzniveau befindet.

Gleichzeitig stellen diese 38 negativen Gefühlszustände ***präzise Symptome*** dar, die eindeutig auf einen gestörten Energiekreislauf zwischen den verschiedenen menschlichen Wesensebenen hinweisen; mit den Worten Bachs ausgedrückt: Blockaden zwischen Höherem Selbst und Persönlichkeit erkennen lassen.

Nach C.G. Jung sind Archetypen Seelenprogramme, die auf einer bestimmten Frequenzebene der menschlichen Natur zur Auslösung kommen und zwar unabhängig von Raum, Zeit, Rasse und Kulturkreis. Sie entsprechen den Möglichkeiten typischer Grunderlebnisse, die das menschliche Wesen von jeher erfahren hat und finden sich deshalb auch z.B. in den Mythen und Märchen aller Völker wieder. Die Anzahl solcher kollektiven oder archetypischen Verhaltensweisen ist nach C.G. Jung relativ begrenzt.

Bach war nach mehreren Irrtümern am Ende seines Lebens davon überzeugt, die archetypische Ebene der negativen menschlichen Seelenzustände vollständig definiert zu haben. Diese Aussage mag Widerspruch hervorrufen – Tatsache ist: Auf gleicher Ebene sind bisher keine wirklich neuen oder völlig anders gearteten seelischen negativen Gemütszustände bekannt geworden. Angst bleibt Angst, ob vor der Pest im Mittelalter, vor der Tuberkulose um die Jahrhundertwende oder heute vor AIDS.

2.4 Bach-Blütentherapie und Psycho-Neuro-Immunologie

Gegenüber seiner Mitarbeiterin Nora Weeks äußerte Bach, daß die tieferen Ursachen für Krankheit in einer Fehlorganisation gewisser Funktionsabläufe im Gehirn zu suchen seien, die durch Negativ-Stimmungen wie Besorgtheit, Furcht, Schock oder Angespanntheit ausgelöst wird.

Damit formulierte Bach das, was heute unter dem Namen Psycho-Neuro-Immunologie als Teilgebiet der Psychophysiologie mit wachsendem Interesse erforscht wird.

Eine wichtige Aussage der Psycho-Neuro-Immunologie besagt, daß die Immunabwehr nicht nur antigenabhängig, sondern auch antigenunabhängig durch übergeordnete Zentren gesteuert wird.

Durch zahlreiche Untersuchungen wurde inzwischen bewiesen, daß negative Gefühle und Stress einen direkten Einfluß auf das Immunsystem haben. Ebenso wurde von amerikanischen Wissenschaftlern eine direkte Verbindung zwischen Nervenzellen und Immunsystem nachgewiesen.

Die Psychiater Franz Resch und Harald Aschauer aus Wien konnten aufzeigen, daß die Konzentration der „Killer-Zellen“ im Immunsystem, deren Anzahl als ein zentrales Maß für die zelluläre Abwehr des Körpers gilt, durch Gefühle der Trübsal und Melancholie deutlich reduziert wird

Prof. Dr. G. Uhlenbrunck, Universität Köln, wies nach, daß bei glücklich Verheirateten der „Immunstatus“ viel besser ausfiel als bei Geschiedenen. Bei Menschen, die sich unter familiären Schwierigkeiten unglücklich fühlten, war die Phagozytoserate von Makrophagen und Leukophilen im Vergleich zum Normalwert bis zu 90 % verringert.

S. Cohen belegte in einer Untersuchung, daß sich durch körperlichen Streß die Infektanfälligkeit der Atemwege gegenüber Rhino-, RS- oder Corona-Viren erhöhte.

Ein weiteres Ergebnis der medizinischen Forschung: Länger anhaltende, im Körper gestaute Angst bzw. im Gehirn gespeicherte negative Erfahrung beeinflußte als situationsbezogene negative Erwartungshaltung das optische Sehen negativ, so daß eine Einengung, Verzerrung und Fehlinterpretation des Wahrgenommenen beobachtet wurde.

Die Immunologen und Psychologen Ronald und Janice Glaser erkannten in einer Untersuchung von Medizinstudenten in Prüfungssituationen: „Prüfungsstreß hinterläßt so etwas wie einen Fingerabdruck im Immunsystem, der nicht nur kurz, sondern etwa einen Monat lang anhält. Je einsamer sich die Medizinstudenten fühlten, desto stärker wurde ihr Immunsystem durch die Anstrengung der Prüfung geschwächt.“[1]

Untersuchungen von Ader et al. belegen, daß der Verlust einer engen Bezugsperson zu einer meßbaren Schwächung des Immunsystems führen kann.

Bemerkenswert im Zusammenhang mit den Erkenntnissen von Edward Bach ist schließlich auch die These von Orm Bergold, daß ein unter Einwirkung von Streß dauernd erhöhter Cortisolspiegel die Ursache – nicht die Folge – gewisser chronischer Krankheiten ist.
Die von ihm vorgelegte Liste von Symptomen, welche an erhöhtem Cortisolspiegel leidende Personen aufweisen können, stimmt – wie die folgende Aufstellung zeigt – fast wörtlich mit den Formulierungen der 38 Bachschen negativen Seelenzustände überein.

1 Holler, Das neue Gehirn, 1989

Gemütssymptome bei erhöhtem Cortisolspiegel

Beängstigung, Betriebsamkeit, Unruhe	(*Agrimony*)
Unspezifische Angst, Vorahnungen	(*Aspen*)
Kritiksucht	(*Beech*)
Selbstmordgedanken, fixe Ideen	(*Cherry Plum*)
Lernschwierigkeiten, Stottern	(*Chestnut Bud*)
Übertriebene Vorwürfe, Selbstmitleid	(*Chicory*)
Geistesabwesenheit, Konzentrationsmangel	(*Clematis*)
Abneigung gegen sich selbst	(*Crab Apple*)
Mutlosigkeit	(*Elm*)
Vertrauensmangel, häufige Zweifel	(*Gentian*)
Gefühl von Hoffnungslosigkeit	(*Gorse*)
Egozentrisches Wesen, Geschwätzigkeit	(*Heather*)
Häufiger Haß, Rachsüchtigkeit, Zorn	(*Holly*)
Reizbarkeit, häufige Ungeduld	(*Impatiens*)
Mangel an Selbstvertrauen	(*Larch*)
Schüchternheit, Weinerlichkeit	(*Mimulus*)
Häufige Traurigkeit, Melancholie	(*Mustard*)
Verkrampftes Wesen	(*Oak*)
Entkräftung, Erschöpfung	(*Olive*)
Selbstbeschuldigung, Selbstvorwürfe	(*Pine*)
Panikstimmung	(*Rock Rose*)
Launenhaftigkeit, Gleichgewichtsstörungen	(*Scleranthus*)
Betäubung, Überempfindlichkeit	(*Star of Bethlehem*)
Seelenqual	(*Sweet Chestnut*)
Nervöse Gespanntheit	(*Vervain*)
Unduldsamkeit, gewalttätiges Benehmen	(*Vine*)

Verschlossenheit	(*Water Violet*)
Wiederholung der gleichen Gedanken	(*White Chestnut*)
Unsicherheit, Überdrüssigkeit	(*Wild Oat*)
Gleichgültigkeit, Apathie	(*Wild Rose*)
Verbitterung, mürrisches Wesen	(*Willow*)

Auch einige der Krankheiten, bei denen nach Bergold als Mitursache ein erhöhter Cortisolspiegel erkannt oder vermutet wurde, lassen sich erfahrungsgemäß besonders gut mit der Bach-Blütentherapie erreichen, zum Beispiel Psoriasis, Stottern, Ulcus duodeni, rezidivierender Herpes sowie peridontale Zahnfleischerkrankungen.

Schon diese wenigen Hinweise lassen erahnen, welche enorme Bedeutung den Erkenntnissen von Edward Bach und seiner Blütentherapie in den nächsten Jahren und Jahrzehnten zukommen könnte.

2.5 Optische Darstellungsmöglichkeiten der Bach-Blüten-Energie und ihrer Wirkung im menschlichen Organismus

Die bioenergetische Strahlung, die von lebenden Organismen ausgeht, kann mit der Hochfrequenz-Fotografie sichtbar gemacht werden und bildet die Grundlage verschiedener Test- und Diagnoseverfahren, die heute in der Erfahrungsmedizin angewendet werden. Die sogenannte Kirlian-Methode, 1939 vom russischen Forscher S.D. Kirlian entwickelt, ist die wohl bekannteste Variante.

Das sogenannte Color-Plate-Verfahren des Forschers, Ingenieurs und Physikers Dieter Knapp, das heute zum Zweck der Grundlagenforschung in verschiedenen Universitäten eingesetzt wird, gilt als entscheidende Verbesserung bisheriger Hochfrequenz-Foto-Verfahren.

Das grundsätzlich Neue ist hier der Einsatz speziell präparierter Farbfilme (sog. Color-Plates), die im Zusammenwirken mit einer weiterentwickelten Elektronik stabilere und objektiv reproduzierbare Aussagen ermöglichen.

Mit diesem Verfahren gelang es Knapp 1983 erstmalig auch die bioenergetische Strahlung homöopathischer Medikamente sichtbar zu machen, wobei jeweils ein Tropfen des betreffenden Präparates direkt fotografiert wird.[1]

Es zeigen sich die verschiedenen Informationsmuster oder energetischen Strukturen des Präparates in mandala-artigen Bildern verschiedener Farben, wobei es heute möglich ist, aus den Farb- und Bildstrukturen (Ordnung/ Unordnung im Strahlungsverlauf) Rückschlüsse auf die Wirksamkeit des untersuchten Präparates zu ziehen.

Die Aufnahmen A – J auf Farbtafel I zeigen die energetischen Strukturen sechs verschiedener Bach-Blüten-Konzentrate – sowie Strukturen des bei der Herstellung der Bach-Blüten verwendeten Alkohols und des Quellwassers.

Außerdem sind zwei Aufnahmen von Falsifikaten der Original Bach-Blüten zu sehen, welche nach Angaben des Knappschen Forschungsinstitutes vorwiegend Wasser und Alkohol enthalten.

Mit Hilfe des Color-Plate-Verfahrens läßt sich auch die Wirkung der Bach-Blütenkonzentrate im menschlichen Blut darstellen.

Durch Zufügung eines Tropfen des für diesen Patienten aktuell indizierten Blüten-Konzentrates verändert sich die Strahlungsqualität deutlich. Andererseits bewirken Blüten-Konzentrate, die zur Zeit nicht angezeigt sind und der Persönlichkeitsstruktur des Patienten nicht entsprechen, keine Veränderung im Strahlenbild.

Mit einem weiteren Verfahren, der Dunkelfeld-Diagnostik, kann die Wirkung der Bach-Blüten-Essenzen auf den Organismus auf einer anderen Ebene anschaulich gemacht werden.
Die dunkelfeldmikroskopische Untersuchung von Patientenblut wurde von Prof. Günter Enderlein (1872-1968) benutzt, um die Formenwandlung von Mikroben im menschlichen Organismus zu erforschen.
Die Methode wird heute im Rahmen der Isopathischen Therapie nach Prof. Enderlein sowohl diagnostisch als auch zur Therapiekontrolle verwendet.

Farbtafel II zeigt dunkelfeldmikroskopische Aufnahmen von Patientenblut[2] vor und nach der Einnahme von Bach-Blütenkonzentraten.
Im Rahmen dieser Darstellung beschränken wir uns auf die Beurteilung des Zustandes der Erythrozyten.

---

1 Erstmalig veröffentlicht in Scheffer: Erfahrungen mit der Bach-Blütentherapie, München 1984

2 Die Fotos wurden freundlicherweise von Herrn Wolfgang Keicher, HP, Weinsberg, zur Verfügung gestellt.

Bild 1 zeigt einen annähernden Normalzustand; die Erythrozyten sind als helleuchtende Ringe erkennbar, vom Untergrund scharf abgegrenzt und liegen nebeneinander.

Bild 2 zeigt das Nativblut einer 57jährigen Patientin, die seit zwei Jahren an stärkstem Asthma bronchiale leidet und zum Zeitpunkt der Aufnahme mit hohen Dosen von Theophyllin und Cortison behandelt wird.
Man erkennt eine starke Verklumpung (Geldrollenbildung) der Erythrozyten.

Bild 3 zeigt das Blut der Patientin 20 Minuten nach Einnahme einer Mischung aus *Cherry Plum, Gentian, Hornbeam, Pine, Water Violet.*
Hier ist bereits eine wesentlich schärfere Abgenzung der Erythrozyten zu sehen, wenngleich noch „Geldrollen“ erkennbar sind.

Bild 4: 45 Minuten nach Bach-Blüten-Einnahme haben sich die Geldrollen weitgehend aufgelöst.

Bild 5 zeigt das Blut der Patientin, deren seelischer Zustand anhaltend stabil geblieben war, 9 Monate nach den ersten Aufnahmen.

2.6 Blüten-Präparate – eine Orientierungshilfe

Wie in einem gewissen Stadium jeder erfolgreichen Neuentdeckung ist zur Zeit das „Boom-Stadium“ in der Entwicklung der Bach-Blütentherapie erreicht. Ähnlich wie man nach dem Tode Hahnemanns begann, alle nur möglichen Ausgangsstoffe zu potenzieren, werden heute Blüten aller Art nach dem Bachschen Prinzip aufbereitet, vom Gemüse bis zu Orchideen. Einige Tausend verschiedene Essenzen dürfte das weltweite Angebot derzeit umfassen.

Interessanterweise hat Bach diese Entwicklung vorausgesehen und auf für manchen vielleicht ungewohnte Weise dazu Stellung genommen:

„Es ist ein Beweis für den Wert unserer Arbeit, daß materielle Kräfte auf den Plan treten, welche versuchen, sie zu verzerren oder zu entstellen. Denn Entstellung ist die mächtigere Waffe als Zerstörung. Der Mensch wollte freie Entscheidungsmöglichkeit, Gott hat sie ihm gegeben. Deshalb muß der Mensch immer wieder die Wahl haben. Sobald ein Lehrer sein Werk der Welt übergibt, muß eine entstellte Version desselben entstehen. Dieses geschieht dem Geringsten wie dem Größten. Diese Entstellung entsteht folgerichtig, um dem Menschen die Möglichkeit zu geben, die Spreu vom Weizen zu trennen.“

Diese Betrachtungsweise aus der Sicht geistiger Gesetzmäßigkeiten sollte nicht im Sinne eines Alleinanspruches interpretiert werden. Andererseits ist die Wahl aufgrund der teilweise schwer faßbaren Beurteilungskriterien alles andere als leicht. Die nachfolgenden Hinweise möchten dabei eine erste Orientierungshilfe geben.

Die angebotenen Blütenpräparate unterteilen sich grundsätzlich in zwei Gruppen:

Generika („Epigonen")

Diese Präparate verwenden weitmöglichst die gleichen Pflanzenspezies wie Bach – zum Teil wildwachsend, zum Teil angebaut – jedoch teilweise von Standorten mit deutlich anderem klimatischen Charakter als Mittelengland.[1]

Die Original Bach-Blütenkonzentrate werden zum großen Teil noch an den Standorten in freier Natur gesammelt, die Bach selbst identifiziert hat. Die Urtinkturen werden seit fast 10 Jahren von den gleichen Personen hergestellt. Dieses bietet zur Zeit eine Gewähr für die seit Jahrzehnten erprobte Qualität der Original Bach-Blütenkonzentrate.

Neue Blütenserien mit anderen Pflanzen[2]

Weit komplexer gestaltet sich das Bild in der zweiten Gruppe. Die angebotenen Blütenessenzen können sich in folgenden Kriterien unterscheiden: in der therapeutischen Zielsetzung, in der Symptomatik, in den Kriterien der Pflanzenauswahl, im Herstellungsverfahren.

- *Unterschiede der therapeutischen Zielsetzung*
  Die Zielsetzung bei manchen Blütenserien ist nicht wie bei Bach der seelische Wachstumsprozeß, die Rückverbindung zum Höheren Selbst, sondern das Erreichen bestimmter spiritueller Zustände.

  Angel-Orchid (Epidendron secundum)
  Sie öffnet uns für die Kommunikation mit den Engeln. Diese Essenz macht uns leicht und wir steigen auf in höhere Bewußtseinsebenen und steigern unsere körpereigenen Schwingungen („Orchideenessenzen").

---

1 Wenn man sich verdeutlicht, wie unterschiedlich z.B. der Charakter einer gleichen Weinsorte auf unterschiedlichen Böden und unter verschiedenen klimatischen Bedingungen ist, kann man von solchen Präparaten zumindest nicht mit Sicherheit identische Wirkungen erwarten.

2 Die Beispiele in diesem Abschnitt sind dem Verkaufsmaterial einzelner Hersteller entnommen.

Häufig geht es nicht um grundsätzliche seelische Menschheitsthemen wie z.B. Resignation und Hoffnung sondern eher um Zeitgeistthemen, z.B. sexuelle Frustration bei Frauen:

> *Lehua* (Metrosideros collina)
> Die Blütenessenz stärkt die femininen Züge, bringt Selbstbewußtsein durch Steigerung der Sinnlichkeit und Freude an der Weiblichkeit. Es ist eine befreiende Essenz für Frauen, indem sie die Aktivität des Sexual-Chakras verstärkt und so das psychische Gleichgewicht herstellt („Aloha-Essenzen")

- *Unterschiede in der Symptomatik*
  Bach definierte 38 archetypische negative Seelenzustände, die präzise aufzeigen, daß und wo die Persönlichkeit aus der Einheit, aus der Führung des Höheren Selbstes gefallen ist. Werden diese Zustände zur Kenntnis genommen in dem Wunsch, wieder mit sich ins Reine zu kommen, leistet die entsprechende Bach-Blüte Hilfe zur Selbsthilfe. Manche neueren Systeme gehen dagegen von positiven Wunschzuständen aus, wodurch die Gefahr entstehen kann, daß es nicht zu einem Aufbau sondern eher zu einem Zudecken der innerseelischen Vorgänge kommt. Z.B.:

> *Fun-Orchid* (Vandas tricolor)
> Diese Essenz steigert unseren Humor und unsere Lebensfreude. Sie hilft uns, in höhere Sphären aufzusteigen, von wo aus wir unsere Probleme aus einer anderen Sicht betrachten können („Orchideenessenzen).

Die Symptome einiger Blütenlinien erfassen – unter dem Hinweis auf die Entdeckung neuer Seelenzustände – die Persönlichkeit eher auf einer oberflächlicheren, nicht mehr archetypischen Ebene. Bei tieferem Vergleich handelt es sich dabei jedoch um Gefühlsschattierungen und -kombinationen, die sich immer auf die von Bach definierten Grundmuster zurückführen lassen.[1] Z.B.:

> *Fringed Mantis Orchid* Essenz ist für all diejenigen hilfreich, die über andere Menschen Informationen sammeln, stets die Ohren gespitzt halten, ob es nicht etwas zu erhaschen gibt, was dem eigenen Vorteil nutzen könnte. Im fortgeschrittenen Stadium scheinen die Betroffenen gar die Gedanken anderer Menschen lesen zu können. Dies gibt ihnen ein Gefühl der Überlegenheit. Dabei realisieren sie allerdings nicht, daß der Schöpfer des Universums ihre Gedanken ebenfalls lesen kann („Australische Orchideenessenzen").

---

1 Für eine Einnahmemischung mit sechs Bach-Blüten gibt es 2 760 681 individuelle Kombinationsmöglichkeiten.

Die beschriebene Symptomatik weist auf die Bach-Blüten *Chicory, Beech* und *Aspen* hin.

Andere Systeme orientieren sich, abgeleitet aus der Kräuterheilkunde, an körperlichen Symptomen. Z.B.:

> *Amaranthus*
> Dieses Elixier stimuliert die Thymusdrüse sowie die Glandula pituitaria; stärkt das Immunsystem bei bakteriellen und viralen Entzündungen. Hilfreich bei Desorientierung und Streß, hervorgerufen durch hormonelle Unausgeglichenheit. Amaranthus kann helfen bei Autismus und Schizophrenie, Alpträumen oder Halluzinationen. Außerdem stimuliert Amaranthus die Enzymbildung und hilft bei der Assimilation von Proteinen („Pegasus“).

- *Kriterien der Pflanzenauswahl*
  Bach verwendet ausdrücklich in der Blüte ungiftige Pflanzen (die gleichen Spezies können in anderen Ländern giftig sein) und keine Pflanzen, die vorwiegend zu Nahrungszwecken dienen. Viele neue Linien benutzen herkömmliche oder auch giftige Arzneipflanzen, zum Teil sogar Gewürz- oder Nahrungspflanzen (z.B. Gemüseessenzen).

- *Zum Herstellungsverfahren*
  Die Herstellungsverfahren weichen teilweise von den Bachschen Methoden ab. So werden manche Präparate zusätzlich homöopathisch potenziert.

3. Die Bach-Blütentherapie in der täglichen Praxis

3.1 Prinzipielle Erwägungen

Wann lohnt ein erster Versuch mit der Bach-Blütentherapie?

- Wenn die Beschwerden des Patienten offensichtlich mit einer schicksalhaften Veränderung der Lebenssituation in Zusammenhang stehen, z.B. Kündigung, Partnerschaftskrise, Sitzenbleiben in der Schule, Tod des Ehepartners, Pflege eines Schwerkranken in der Familie usw.

- Wenn die psychische Symptomatik im Vordergrund steht, aber der Patient keiner psychotherapeutischen oder psychiatrischen Behandlung bedarf, z.B. bei resignativen seelischen Verstimmungen von Jugendlichen, Midlife-crisis mit überhöhten Leistungsansprüchen, Vereinsamungssymptomen bei alten Menschen, medienbedingten Ängsten und Phobien, wie z.B. Krebs-Angst oder Aids-Angst

- Bei multifaktoriellen Beschwerden wie Schlafstörungen, Herzrhythmusstörungen, ggf. begleitend zur notwendigen medikamentösen Therapie

- Wenn man als Behandler bedauert, für den Patienten nicht noch mehr tun zu können, z.B. mehr seelische Betreuung geben

- Wenn nach Ausschöpfen aller konventionellen therapeutischen Möglichkeiten unbefriedigende Behandlungsergebnisse vorliegen, z.B. Postcholecystektomiesyndrom oder Unterleibsbeschwerden nach Hysterektomie, therapieresistente Magenbeschwerden oder wenn hartnäckige störende kleinere Symptome, z.B. chronischer Schnupfen, therapieresistent bleiben

- Wenn man das Gefühl hat, dem Patienten zu „schwere Geschütze“ verordnen zu müssen, z.B. ß-Blocker (auf die er nicht anspricht), Psychopharmaka (die er nicht nehmen möchte)

- Wenn es in einer Therapie immer wieder zu Rezidiven, z.B. Erschöpfungszuständen, Infektionen oder zu Symptomverschiebungen kommt

- Wenn Patienten sich weigern, chemische Mittel zu nehmen, sondern alternativ behandelt werden möchten

- Wenn der Patient von sich aus mehr für seine eigene Gesundheit tun möchte, z.B. nach Aufbaumitteln und Gesundheitstips fragt. Solche Patienten sind für Hinweise auf die seelische Gesundheitsvorsorge oft sehr dankbar

- Wenn der Behandler sich selbst psychisch oder physisch in einer Krise befindet, z.B. bei Überforderungssyndrom, Streßproblemen oder menschlichen Konflikten im Praxis-Team usw.

Entscheidende Erfahrungen, die Bach-Blütentherapie fest in das therapeutische Praxisangebot zu integrieren

- Die Grundstimmung der Patienten veränderte sich ins Positive – davon profitierte sogar das Betriebsklima in der Praxis

- Patienten fühlen sich nach eigener Aussage seelisch wohler als unter allopathischer Medikation

- Der Patient wird zur Mitarbeit aktiviert; dabei „verliert" er nicht nur ein Symptom, sondern „erhält" neue Entwicklungsmöglichkeiten

- Der chronisch kranke Patient erlernt den konstruktiven Umgang mit seiner Erkrankung. Er bekommt so die Chance, seine vielleicht jahrelang gepflegte „Opferrolle" ablegen zu können

- Man hat als Behandler die Möglichkeit, in angemessenen Grenzen eine „Psychotherapie" zu betreiben, wobei man sich auf dem gesicherten Boden langjähriger Erfahrung bewegt

- Die Bach-Blütentherapie läßt sich neben allen anderen Therapieformen einsetzen

- Herkömmliche Medikamente lassen sich unter Bach-Blütentherapie oft um 40 bis 60 % reduzieren.

Vergleichbar mit einer naturheilkundlichen Ausleitungstherapie auf der Körperebene könnte man die Bach-Blütentherapie als eine Harmonisierungs- und Reinigungstherapie der seelischen Ebene bezeichnen. Damit ist sie auch Gesundheitsvorsorge, Präventivmedizin im wahrsten Sinne des Wortes.

3.1.1 Bei welchen Patienten ist Bach-Blütentherapie indiziert?

Im Prinzip reagieren Menschen jeden Alters auf eine richtig ausgewählte Bach-Blüten-Kombination positiv. Die einzigen Voraussetzungen sind eine neutrale Einstellung bzw. grundsätzliches Vertrauen in den Behandler.

Besonders angezeigt ist die Blütentherapie für den sensiblen, seelisch differenzierten Patiententyp, der bisher mit zu „harten Geschützen“ therapiert wurde. Für ihn ist die Blütentherapie nach eigenen Aussagen oft eine „echte Erlösung“. Aber auch eher grob strukturierte Menschen sprechen häufig sehr gut auf die Bach-Blüten an.

Weibliche Patienten greifen die Therapie erfahrungsgemäß eher auf als männliche Patienten.

Sehr gut reagieren jüngere Menschen. Besonders prompt erfolgen Reaktionen bei Kindern. Als äußerst segensreich bewies sich die Bach-Blütentherapie auch bei der Behandlung Schwerstkranker und Sterbender (siehe Seite 73).

Das ausschlaggebende Moment scheint die Resonanzfähigkeit des Patienten auf der seelischen Ebene zu sein. Diese ist nicht alters- oder geschlechtsspezifisch, sondern entwicklungsbedingt.

3.1.2 Zeitaufwand im Rahmen einer Kassenpraxis[1]

Hat man mit der Wirkung der Bach-Blüten bei sich selbst einige Erfahrungen gesammelt, ist es nach einer Einarbeitungszeit von wenigen Monaten möglich, diese seelischen Negativ-Zustände auch beim Patienten (im Abrechnungsrahmen der „kleinen Psychotherapie“, also innerhalb von etwa 20 Minuten) herauszufinden; wenngleich im Sinne des Patienten ein längeres Gespräch sicher wünschenswert ist.

Die folgenden Empfehlungen zur Vorgehensweise entstanden in einer ausgelasteten Kassenpraxis in Berlin und haben sich dort bewährt.

3.1.3 Wie gewinne ich den Patienten für die Therapie?

Obwohl die Kosten für die Bach-Blütentherapie bisher nur von privaten Krankenkassen übernommen werden, ist es erfahrungsgemäß unproble-

1 Vgl. auch den Bericht „Bach-Blütentherapie in der Kassenärztlichen Praxis“ (Fall 74)

matisch, den Patienten für diese Therapie zu gewinnen. De facto geht der Anstoß sogar oft vom Patienten selbst aus.

In der Regel genügt es, ihn auf die möglicherweise psychischen Hintergründe seiner Krankheit anzusprechen und ihn auf diese völlig andere Art der Therapie aufmerksam zu machen. Viele Behandler haben zu diesem Zweck ein eigenes kleines Merkblatt zur Mitgabe an den Patienten entwickelt (Muster siehe Anhang B, D).

Erfahrungsgemäß reagiert der Patient entweder sofort positiv und interessiert oder betont uninteressiert. Ist letzteres der Fall, sollte man nicht weiter versuchen, ihn zu überzeugen: Oft ist nur der Zeitpunkt nicht günstig und er kommt zu einem späteren Zeitpunkt von sich aus auf das Therapieangebot zurück.

Entschließt sich der Patient zur Bach-Blütentherapie, sollten ihm durch ein Vorgespräch folgende Punkte klargeworden sein

- ***Die Zielsetzung der Therapie*** ist „Hilfe zur Selbsthilfe im seelischen *Bereich"*.
  Der Patient kommt zu einem tieferen Verständnis der seelischen Hintergründe seiner Erkrankung. Dabei erkennt er, daß die emotionalen Faktoren, welche zu einer Krankheit beitragen können, auch immer positive Entwicklungsmöglichkeiten in sich tragen. Das bedeutet, daß er nicht nur ein „lästiges Symptom" los wird, sondern die Chance hat, etwas zu gewinnen, indem er das positive Blütenpotential zur Entfaltung seines Bewußtseins und seiner Persönlichkeit nutzt. Z.B.:

  Symptom: Allgemeine Schwäche
  Eingenommene Blüte: *Centaury*
  Patient lernt: Willensstärke und Selbstbehauptung

- Der Patient soll erkennen, daß durch diese Therapie ***keine Abhängigkeit vom Therapeuten*** entstehen soll und kann.
  Vielmehr wird er im Verlauf der Therapie sich selbst und seine typischen Seelenkonzepte so gut kennenlernen, daß er sich in späteren akuten Krisensituationen selbst mit den Blütenkonzentraten weiterhelfen kann, ohne wieder den Arzt konsultieren zu müssen

- ***Keine falschen Erwartungen wecken.***
  Gerade in chronischen Fällen ist darauf hinzuweisen, daß diese Therapie Mitarbeit, ja „Arbeit" bedeutet, da seelische Zustände, die sich über Jahre hinweg aufgebaut und eingeschliffen haben, auch eine gewisse Zeit brauchen, um sich wieder abzubauen. Eine retardierte Persönlichkeitsentwicklung kann nicht „per Knopfdruck" nachgeholt werden.

3.2 Diagnostik

3.2.1 Die Gesprächsdiagnose

In der Bach-Blütentherapie wird die Diagnose im ***Gespräch*** gestellt durch ***Einfühlung*** in die seelische Situation des Patienten und ***intuitives Erkennen*** seiner derzeitigen negativen Seelenzustände.
Das Prinzip der Einfachheit gilt auch in der Diagnostik. Ein solches Gespräch erfordert im Prinzip keine psychologische Ausbildung, da es dabei primär um Beobachtung und nicht um Interpretation geht.

Oberstes Diagnose-Prinzip
Körperliche Zustände sind unerheblich. Wichtig ist nur:
Wie reagiert der Patient jetzt seelisch auf seine Beschwerden?
Welche negativen Gemütszustände läßt er derzeitig erkennen?

Dieses einfache Prinzip – lediglich zu beobachten: „was jetzt ist" – mag für manche Behandler sehr ungewohnt sein, da man vielfach gewohnt ist, aufgrund eigener Interpretation mit der Zielsetzung „was will ich erreichen" zu therapieren.

Beispiel:
richtig beobachtet:
Der Patient ist zu gutmütig: ich wähle *Centaury*.
falsch interpretiert:
Der Patient sollte mehr Durchsetzungskraft entwickeln:
ich wähle *Vine*.
Oder
richtig beobachtet:
Die Patientin weiß wirklich nicht, was sie will:
Ich wähle *Wild Oat*.
falsch interpretiert:
Die Patientin sollte endlich einen Entschluß fassen:
Ich wähle *Walnut*.

Die Beachtung dieser Erfahrung ist der Schlüssel zum Erfolg in der Bach-Blütentherapie.

Da die wenigsten Behandler in ihrer Ausbildung in Gesprächsführung geschult wurden, handeln sie mehr oder weniger naturbegabt aufgrund eigener Erfahrung, welche logischerweise stark durch die eigene Persönlichkeitsstruktur bestimmt ist. Im Sinne des Prinzips der Einfachheit und des

Gesprächs „von Mensch zu Mensch“ ist dieses in der Blütentherapie grundsätzlich zu akzeptieren.

Andererseits weiß jeder Behandler, wie leicht sich unbemerkt gewisse negative Verhaltensmuster, wie z.B. Ungeduld in die persönliche Gesprächsführung einschleichen können, die sich auf den Gesprächserfolg nachteilig auswirken. Aus dieser Sicht sind die folgenden, allgemein bekannten Grundsätze zur gelegentlichen Eigenkontrolle zusammengestellt worden.

Allgemeine Grundsätze für das Patientengespräch

- Der Patient ist Mitmensch. Er steht im Mittelpunkt des Gespräches und sollte so angenommen werden, wie er ist und dort, wo er zur Zeit steht
- Eigene Wertmaßstäbe sollten in den Hintergrund treten. Trotz Empathie – der Behandler muß Beobachter bleiben. Da es in der Blütentherapie um Gefühle geht, ist es oft nicht leicht, sich innerlich so zu disziplinieren, daß man nicht selbst affektiv auf die Schilderung eines Patienten reagiert
- Diskussionen, Suggestivfragen, Interpretationen, Bewertungen und Ratschläge müssen vollkommen zurückgehalten werden, weil dadurch das Gespräch auf einer rationalen Ebene verbleibt und die wahre Gefühlssituation nicht wahrgenommen werden kann. Es sei denn, der Patient bittet im Abschluß eines Gesprächs ausdrücklich darum. In diesem Fall kann man letztendlich nur die persönlichen – begrenzten – Erfahrungswerte weitergeben, was wiederum auf die Notwendigkeit der Selbsterfahrung in der Blütentherapie hinweist.

3.2.2 Das diagnostische Erstgespräch

Empfehlungen für den Gesprächsablauf

Schritt A: ***Problem frei schildern lassen*** und Eindrücke notieren.

Die Erfahrung, daß der Patient in den ersten 5-6 Sätzen die Probleme anspricht, die ihn zur Zeit am stärksten belasten und am meisten psychische Energie blockieren, hat sich auch in der Bach-Blütentherapie immer wieder bestätigt. Der erfahrene Behandler erkennt bereits hier 70-80% der aktuell benötigten Blüten.

Schritt B: Einige Symptome gezielt hinterfragen, differentialdiagnostisch abgrenzen (☞ Tabelle Kap. 6), z.B. indem nach den ***auslösenden Ereignissen für die gegenwärtige Situation*** gefragt wird.

Ein Ekzemschub kann von verschiedenen seelischen Umständen ausgelöst werden, z.B.

- Der Patient wurde Opfer einer Intrige in der Firma → *Willow*
- Angst vor einem neuen Chef → *Mimulus*
- Der Patient ist eifersüchtig auf seinen Cousin → *Holly.*

Hier zeigen sich häufig auch bereits die Blüten, die in einer der nächsten Einnahmephasen von Bedeutung sein werden.

Es geht jedoch im Prinzip darum, ***zunächst die vordergründigen*** negativen Seelenzustände der Situation zu erfassen – evtl. tiefer sitzende Ursachen nur insoweit, als sie vom Patienten selbst formuliert werden. Bei diesem Vorgehen kommt es erfahrungsgemäß zu den in Kapitel 3.6 beschriebenen Positiv-Reaktionen. Ein zu frühes Aufgreifen von tieferliegenden Ursachen führt häufig zu den beschriebenen Negativ-Reaktionen. Das tritt besonders dann auf, wenn die erste Diagnose nicht im Gespräch gestellt worden ist.

Beispiel: Patientin ist durch jahrelange Pflege ihrer alten Mutter müde, ausgelaugt (*Olive*) und resigniert (*Gorse*). Sie fühlt sich als Opfer der Situation; hat das Gefühl, im Leben etwas versäumt zu haben (*Willow*). Der Behandler erkennt, daß sich die Patientin offenbar nie richtig von ihrer Mutter „abgenabelt“ hat (*Red Chestnut*). Er gibt in der ersten Mischung: *Olive, Gorse, Willow. Red Chestnut* jedoch erst, sobald die Patientin im Gespräch dieses Problem ebenfalls erkennen und akzeptieren kann.

Oder: Patientin hat einen Herzinfarkt erlitten: Sie ist noch in heller Panik (*Rock Rose*), innerlich tief verunsichert (*Cerato*), fühlt sich vom Schicksal geschlagen

(*Willow*) und bezieht sich ständig auf die Situation vor dem Infarkt (*Honeysuckle*). Der Grundtyp der Patientin ist möglicherweise rechthaberisch und hart zu anderen (*Vine*), hart zu sich selbst (*Rock Water*), ungeduldig (*Impatiens*), überidentifiziert mit bestimmten Aufgaben (*Elm*).
Die letztgenannten vier Blüten werden erst dann nacheinander der Mischung zugesetzt, wenn die Patientin diese Züge direkt erkennen läßt. Dies ist jedoch meistens nicht sofort nach dem Infarkt der Fall.

Erst wenn man differentialdiagnostisch ***zwischen mehreren Mitteln*** schwankt, die „Warum-Frage" stellen.

Beispiel: Die Patientin ist verängstigt; es kommen etwa 4-5 Mittel in Frage.
Warum ist sie verängstigt?

- Sie hat am nächsten Tag einen Zahnarzttermin: *Mimulus*
- Ihr Sohn ist bei Glatteis mit dem Auto unterwegs: *Red Chestnut*
- Sie hat wieder Horror-Nachrichten in der Zeitung gelesen: *Aspen*
- Sie ist soeben knapp einem Verkehrunfall entkommen: *Rock Rose.*

Schritt C: ***Nachfragen,*** ob alle wesentlichen Probleme besprochen wurden; oft kommt noch im allerletzten Moment ein Hinweis auf eine fehlende Blüte.

Schritt D: Abschließend – je nach Patiententyp – die ***Blütenauswahl besprechen***. Im Prinzip sollte der Patient im Sinne des „Heile Dich selbst"-Prinzips mit der Auswahl einverstanden sein.

Patienten, die bisher relativ wenig Bewußtsein entwickelt haben, fällt es zuweilen schwer, die negativen Aspekte eines Blütenkonzeptes – ihre eigenen Schattenanteile – zu akzeptieren.
Besonders in diesen Fällen muß dem Patienten der positive – transformierte – Aspekt des Konzeptes plastisch vor Auge geführt werden.

In der Bach-Blütentherapie geht es in erster Linie um das, was der Patient als Persönlichkeit gewinnen kann. Der Grundton eines jeden Gesprächs sollte der positiv-konstruktive Aspekt sein, der den Patienten zur weiteren Entfaltung seiner Individualität ermutigt und ihm Hoffnung und Zuversicht vermittelt.

Schritt E: ***Hausaufgabe für den Patienten:*** Kurz-Tagebuch führen.

Der Patient sollte – besonders in den ersten drei Einnahme-Perioden – ein Kurz-Tagebuch führen, d.h. täglich abends oder morgens in 1 – 2 Sätzen notieren, was ihm an seinem Verhalten im Vergleich zu früher aufgefallen

ist. Wenn in dieser Zeit – wie häufig beobachtet – vermehrt Träume auftreten, so sollten diese ebenfalls kurz notiert werden.
Diese Empfehlung beruht auf der Erfahrung, daß viele Reaktionen im Nachhinein vom Patienten bis zum nächsten Gespräch vergessen werden. Das Kurz-Tagebuch erleichtert das jeweils folgende Diagnosegespräch. Vor allem jedoch lernt der Patient, sich selbst objektiver zu beobachten und trainiert die eigene Wahrnehmungsfähigkeit.
Wesentliche Bewußtseinsveränderungen werden in den ersten 16 Tagen nach Einnahme einer neuen Mischung wahrgenommen. Von der 3. Mischung an ist der Bewußtseinsprozeß im wesentlichen in Gang gekommen und nimmt seinen Lauf. Es treten dann seltener und weniger neue Impulse ins Bewußtsein. Das Tagebuch braucht dann nicht mehr weitergeführt zu werden.

Empfehlung an den Patienten: Hintergrund-Literatur lesen.

Wie weiter oben bereits erwähnt, sollte der Patient sich spätestens von der zweiten Einnahmephase an selbst mit der Philosophie Edward Bachs und den 38 archetypischen negativen Seelenzustände auseinandersetzen. Diese Empfehlung gilt in der Regel jedoch nicht für sehr neurotische Patienten, die darauf mit vermehrter Angst reagieren können.

Im Buchhandel ist inzwischen eine Fülle für den Nicht-Fachmann schwer zu beurteilender Werke erhältlich. Das im Anhang G angegebene Taschenbuch *Selbsthilfe durch Bach-Blütentherapie* wurde speziell für die Erstinformation von Patienten konzipiert und hat sich in der Praxis bewährt.

Die Beschäftigung des Patienten mit den verschiedenen Blütenkonzepten kann auch für die weitere Diagnostik hilfreich sein, wenn man sich über die Indikation einer bestimmten Blüte nicht sicher ist. Bittet man den Patienten, sich mit diesem Konzept zu beschäftigen, läßt sich in einem zweiten Gespräch leicht klären, ob die Verordnung zur Zeit angebracht ist.

Die Darstellung der Blüten-Konzepte in der Literatur veranlaßt einige Patienten, die Blüten unterschiedlich zu bewerten, z.B. *Vine* oder *Chicory* als negativ, *Elm* oder *Oak* als positiv.
Diese falsche Einstellung sollte im Gespräch korrigiert werden, da der Patient sonst zu einer verzerrten Wahrnehmung der eigentlich neutralen Prinzipien der Bach-Blütentherapie kommt und die Wirkung der Blütenenergien möglicherweise durch unbewußte Abwehr blockiert.

3.2.3 Fortführung der Therapie

Weitere Diagnosegespräche

Nach Bedarf des Patienten, spätestens jedoch nach Verbrauch der ersten Einnahmeflasche – 30 ml reichen ca. 3 Wochen – sollte das zweite Gespräch[1] vereinbart werden. Hat die erste Mischung „gegriffen", ist bereits beim zweiten Besuch eine größere Aufgeschlossenheit und deutlich weichere, harmonischere Ausstrahlung des Patienten erkennbar.

Da jetzt die erste Verbindung zum Höheren Selbst zustande gekommen, bzw. eine bessere Wahrnehmung der eigenen seelischen Bedürfnisse eingetreten ist, kommt der Patient häufig von selbst auf bisher vielleicht abgelehnte Charaktereigenschaften zu sprechen. Er gewinnt Abstand zu bisher überstrapazierten Lebensbereichen; bisher zu wenig beachtete Bereiche werden stärker wahrgenommen (Reaktionen siehe Kap. 3.6).

Aufgrund der nun wahrnehmbaren veränderten seelischen Situation des Patienten wird jetzt und in jedem weiteren Gespräch eine neue Diagnose gestellt bzw. eine neue Kombination verordnet.

Vorgehen

Besprechen der Wirkung der bisherigen Mischung unter kurzer Einbeziehung der Tagebuch-Aufzeichnungen.

- Welche Zustände sind nicht mehr vorhanden?
- Welche Blüten sind weiterhin angezeigt?
- Werden Blüten, die im ersten Gespräch für einen späteren Zeitpunkt notiert worden sind, in der jetzigen Mischung benötigt?
- Welche negativen Seelenzustände sind neu aufgetreten?

Entsprechend dieser Beobachtungen ist die bisherige Mischung zu modifizieren. Oft wird man feststellen, daß in der ersten Diagnose beobachtete negative Zustände, deren Behandlung man jedoch zurückgestellt hatte, beim zweiten Gespräch bereits verschwunden sind. Generell zu beachten ist, daß die Zusammensetzung einer Mischung nicht zu bald verändert werden sollte.

---

1 Die oben empfohlene Zeitspanne zwischen den Beratungsgesprächen gilt besonders bei der Mitbehandlung chronischer Fälle. In akuten Zuständen ergeben sich wesentlich kürzere Beratungsabstände, häufig von nur wenigen Tagen.

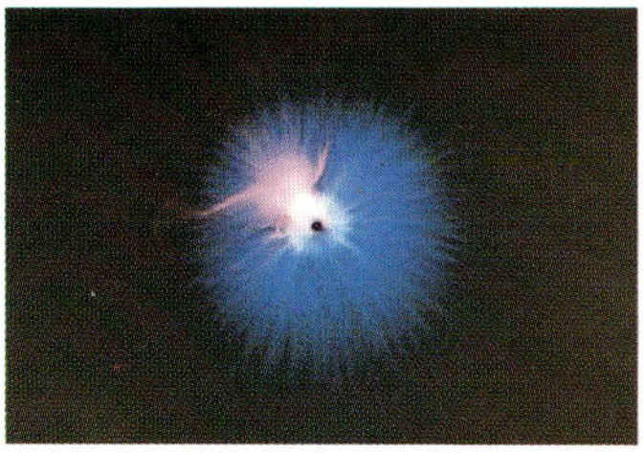

A: Bach – Alkohol ohne Zusatz

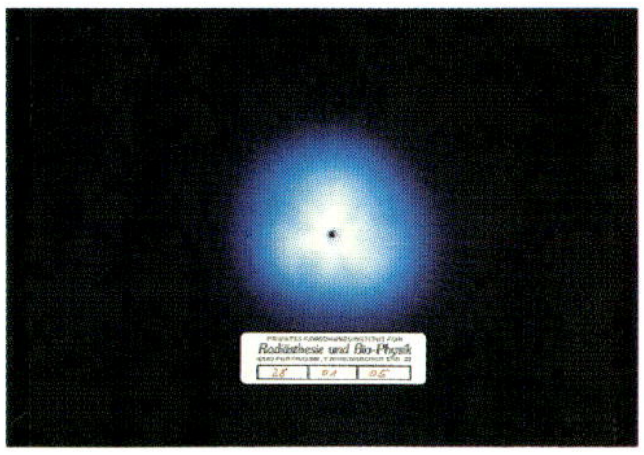

B: Bach – Quellwasser ohne Zusatz

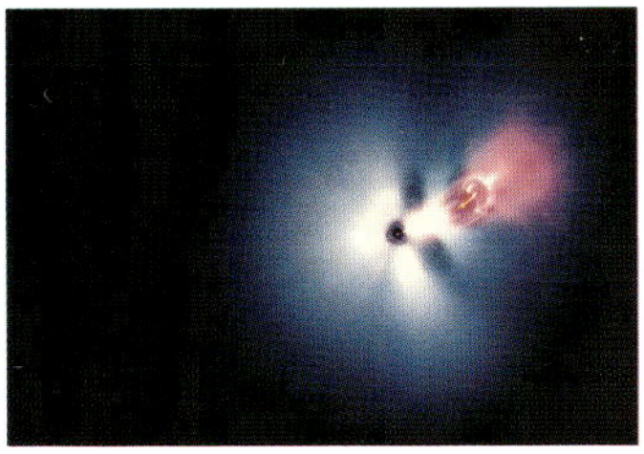

C: Holly

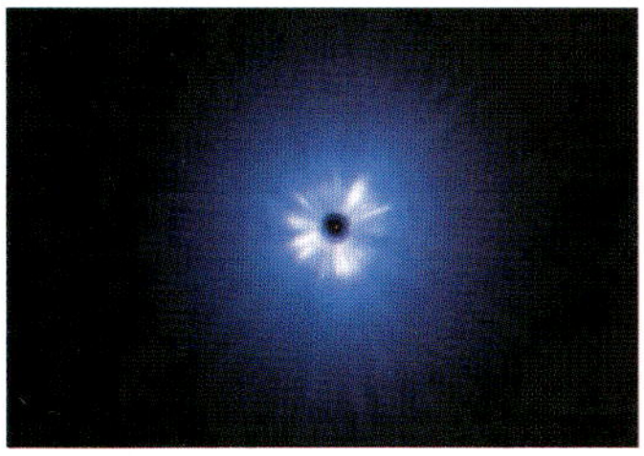

D: Centaury

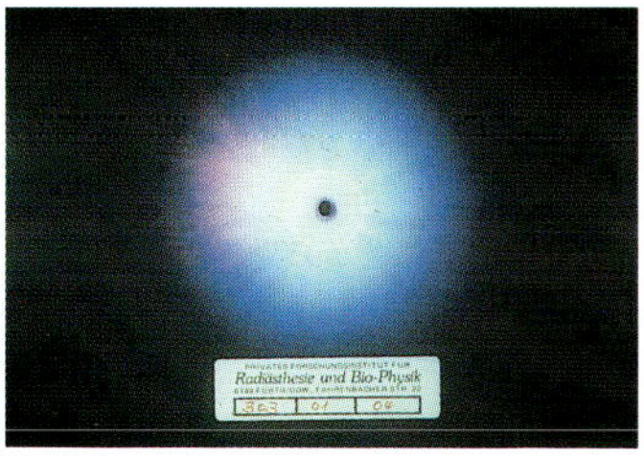

E: Scleranthus

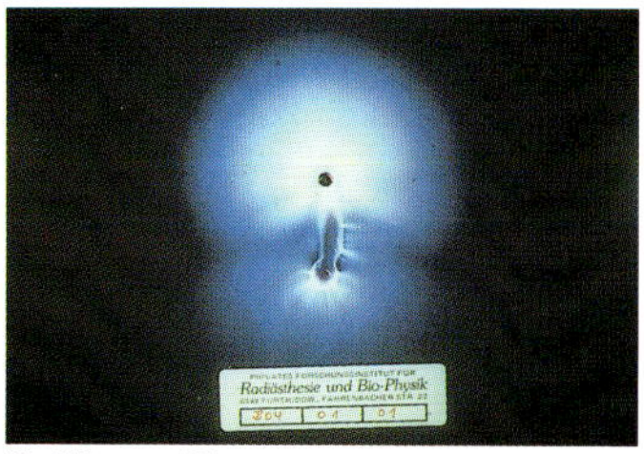

F: Cherry Plum

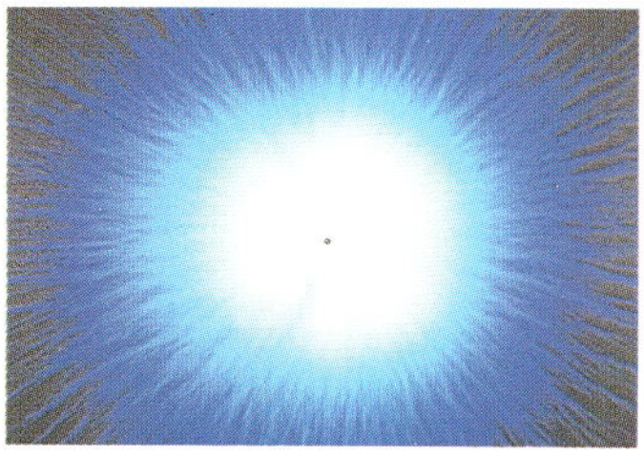

G: Falsifikat Cherry Plum

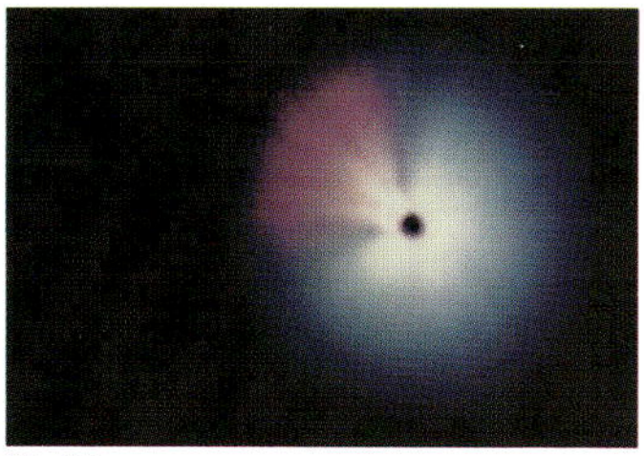

H: Pine

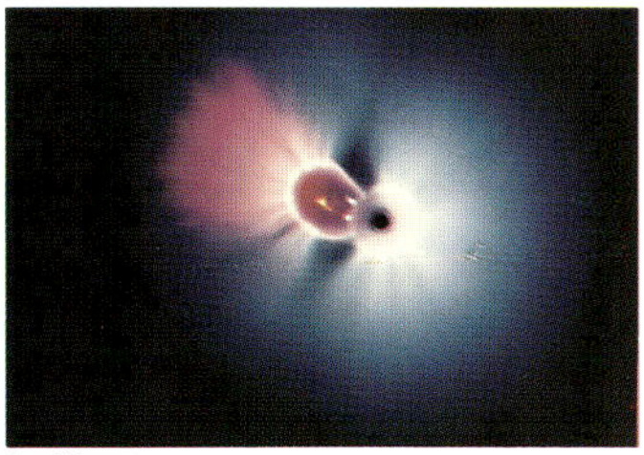

I: Chestnut Bud

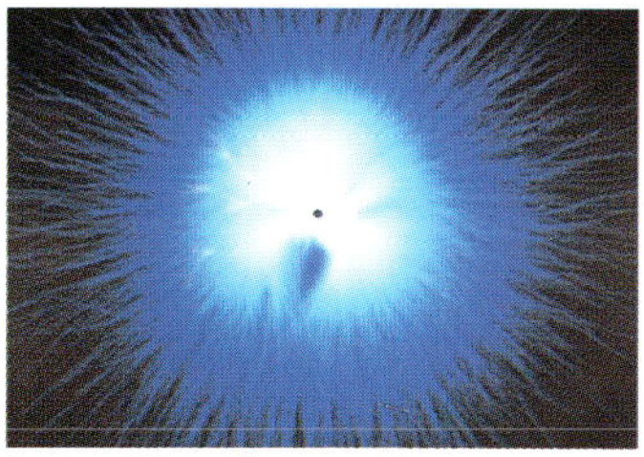

J: Falsifikat Chestnut Bud

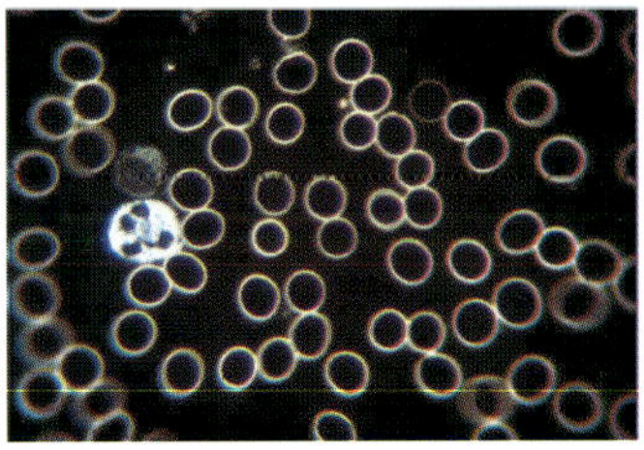

Bild 1: annähernd Normalzustand

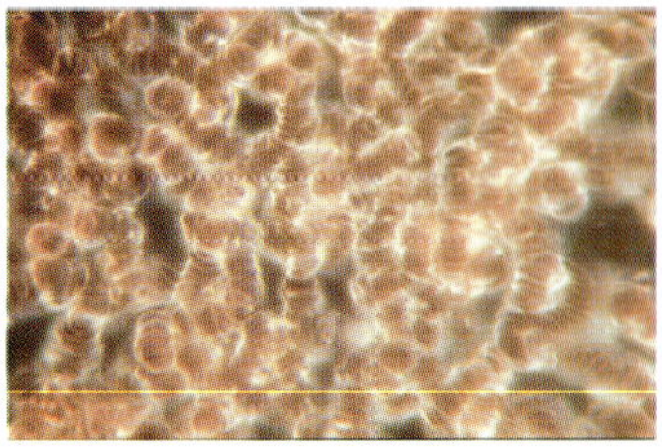

Bild 2: Patientenblut vor Einahme der Bach-Blüten-Kombination

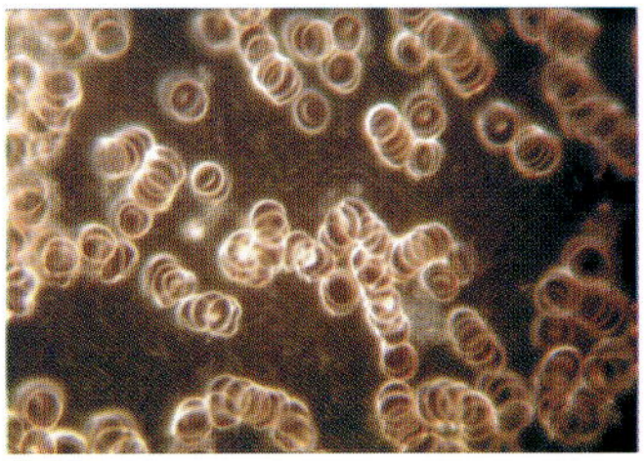

Bild 3: Patientenblut 20 Minuten nach Bach-Blüten-Einnahme

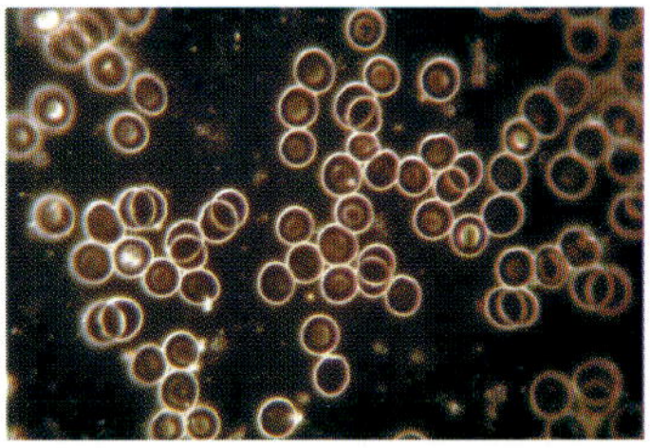

Bild 4: Patientenblut 45 Minuten nach Bach-Blüten-Einnahme

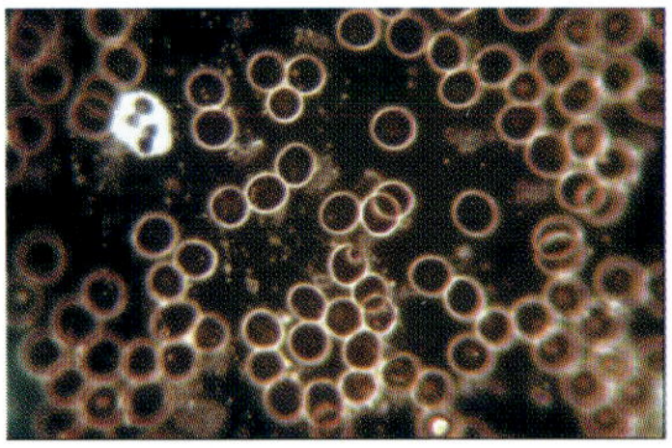

Bild 5: Patientenblut 9 Monate später

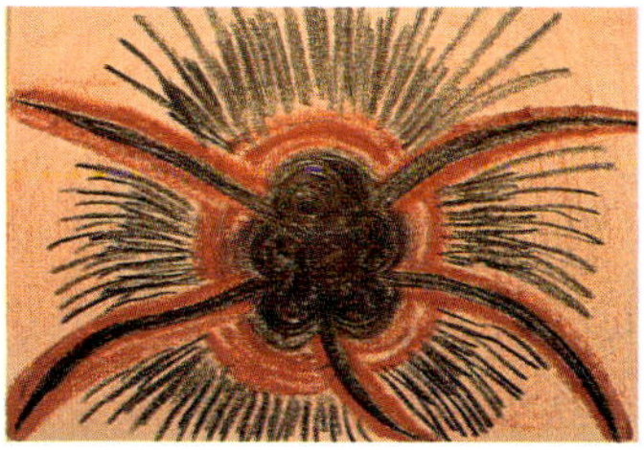
Bild 1

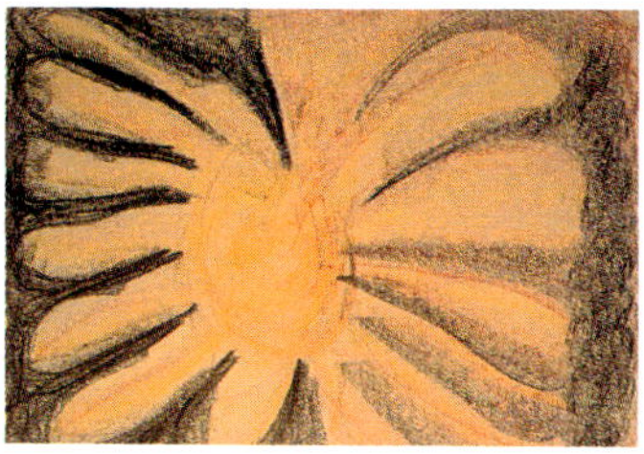
Bild 2

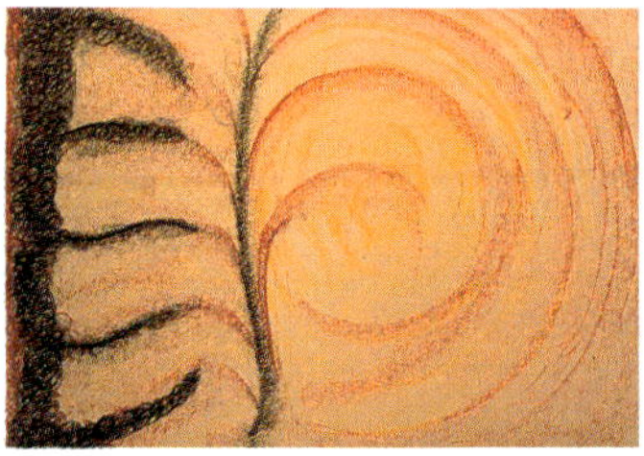
Bild 3

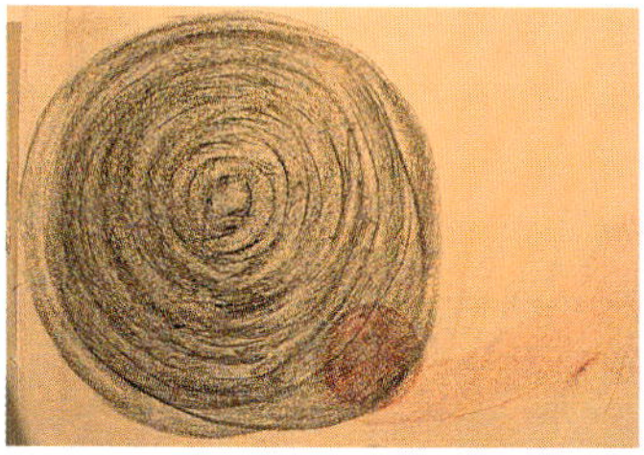
Bild 4

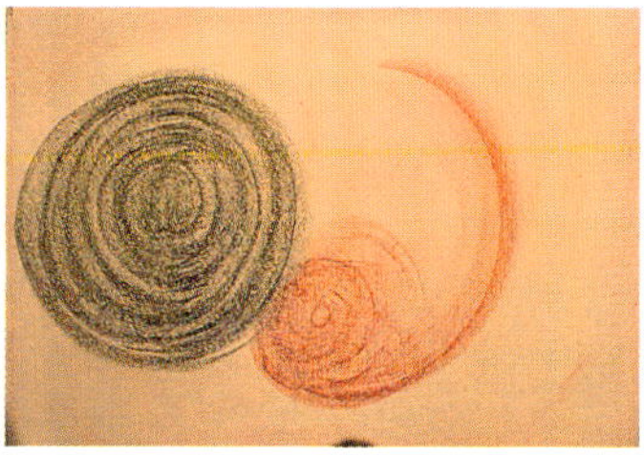
Bild 5

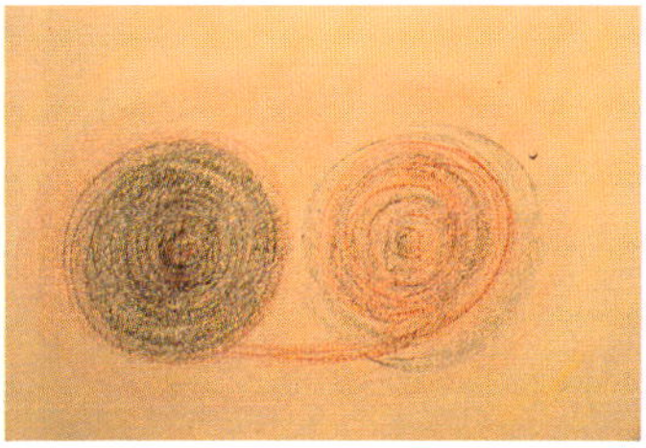
Bild 6

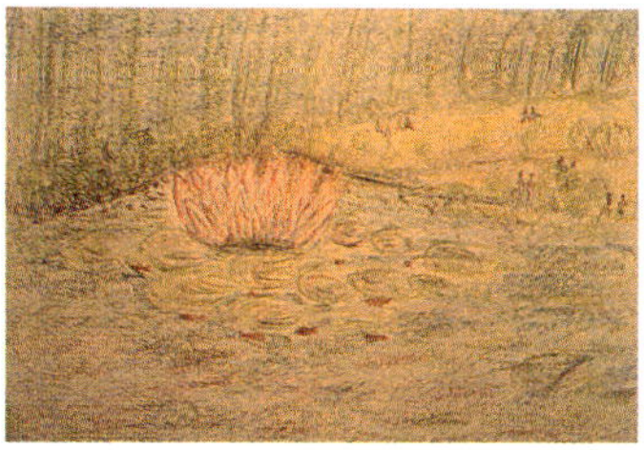
Bild 7

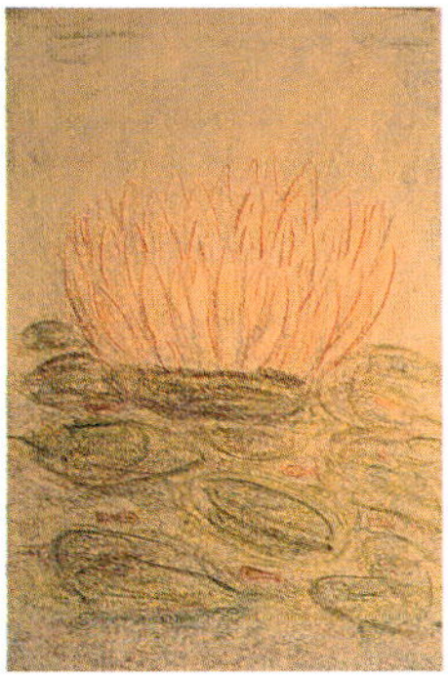
Bild 8

Illustrationen zu Fall 71 (S.294ff)

Grundsätzlich gilt: Ist der Patient mit der bisherigen Mischung zufrieden, sollte man diese Mischung mit kleineren Modifikationen weiter verabreichen.

Zeigt sich beim Patienten eine gewisse „Nachlässigkeit" in der Einnahme, so ist dieses in der Regel ein Anzeichen dafür, daß die bisherige Mischung – in dieser Kombination – nicht mehr benötigt wird.

Eine häufige Beobachtung: Nach Einnahme der ersten Mischung und Abbau entscheidender Blockaden zeigt sich jetzt eine ganz andere, oft scheinbar entgegengesetzte, seelische Seite des Patienten. Werden beispielsweise scheinbar harte Züge (*Rock Water, Vine*) harmonisiert, so könnte nun eine seelische Bedürftigkeit und Schwäche (z.B. *Star of Bethlehem, Heather*) hervortreten.

Neben der Langzeit-Behandlung ist parallel die Behandlung akuter Zustände möglich

Gerade bei einer längerfristigen Blütentherapie können, oft durch äußere Umstände verursacht, neue akute Zustände auftreten. Es wäre nun falsch, die bestehende Langzeit-Mischung den neuen Zuständen entsprechend zu verändern. Sinnvoller ist es, die akuten Zustände kurzfristig parallel zu behandeln. Die in dieser Situation angezeigten Blüten werden vom Patienten zusätzlich nach der Wasserglasmethode eingenommen.

3.2.4 Diagnostische Hilfsmittel

Differentialdiagnostische Tabelle

Die in Kapitel 6 abgedruckte Tabelle (☞ S. 181) soll als Hilfestellung bzw. Check-Liste im Patientengespräch dienen.
Die Aufteilung folgt formal den 7 von Bach festgelegten Mittel-Gruppen. Sie erhebt keinen Anspruch auf Vollständigkeit im Sinne eines Repertoriums, sondern soll nur sicherstellen, daß im Gespräch kein Zustand übersehen wird.

- Diagnostische Grundfrage:
  Wie reagiert der Patient seelisch auf seine jetzige Situation?
  Welche Stimmungen spüre ich als Behandler – nicht: wie interpretiere ich die Äußerungen des Patienten

- ***Die einzelnen Zustände treten in verschiedenen Schattierungen auf;*** je nach Entwicklungsstufe und Bewußtseinsgrad des Patienten

Z.B. zeigt sich *Beech* in der ganz unbewußten Form als starke Intoleranz des Patienten; bei stärkerem Bewußtseinsgrad äußert der Patient vielleicht den Wunsch, weniger kritisch zu sein.

Die Formulierungen in den Tabellen dieses Buches gehen immer vom extremen negativen Seelenzustand aus, so wie er sich beim relativ unbewußten Menschen zeigt.

- Die Zustände treten selten isoliert auf, sondern in einer für diesen Patienten zu diesem Zeitpunkt ***individuellen Konstellation***. Daraus folgt: ***Die Zustände können sich gegenseitig färben.***

  Tritt z.B. ein *Larch*-Zustand kombiniert mit *Vine* auf, so kann der *Larch*-Zustand zunächst weniger auffallen als der aggressive oder rechthaberische *Vine*-Zug, mit dem der *Larch*-Zustand unbewußt überspielt wird.

- DD = Angaben zur Differential-Diagnose
  Hier handelt es sich um subjektive Erfahrungswerte der Autoren mit Zuständen, die häufig verwechselt werden; insbesondere, wenn die Blütenkonzepte anfangs noch mehr mit dem Verstand interpretiert als durch gefühlshaftes Mitschwingen aufgenommen werden.

Grundsätzlich hat jedoch jeder Behandler seine individuellen Schwierigkeiten mit der Differenzierung, da auch in seiner Persönlichkeit – wie bei jedem Menschen – die Bach-Blüten-Konzepte spezifisch verknüpft sind.

Blüten-Zustände, die in der eigenen Vorstellung keine echte Plastizität gewinnen, sind erfahrungsgemäß Persönlichkeitsbereiche, die selbst noch entwickelt werden müssen. Werden bestimmte Blüten immer wieder verwechselt, so definieren diese beiden Zustände ein charakteristisches eigenes Problem.

Beispiel
Häufig beobachtet: Verwechslung von *Cerato* und *Centaury*. Das Problem entsteht meistens in der Kindheit.
Centaury-Persönlichkeit sind von Haus aus oft sensibel. *Cerato*-Persönlichkeiten haben von Haus aus eine starke Intuition.

Kinder, die beide Züge in sich vereinen, haben oft ungewöhnlich treffende Wahrnehmungen, die sie zunächst spontan äußern. Werden diese Wahrnehmungen von vielleicht stärkeren oder autoritären Elternpersönlichkeiten nicht bestätigt oder gewürdigt, wird dieses Kind in der Folge seine eigene Meinung mehr zurückhalten (*Centaury*). Das führt zu einem Nicht-anerkennen der eigenen Intuition (*Cerato*). Im weiteren Verlauf übernimmt das Kind mehr und mehr die Impulse der willensstärkeren Eltern (*Centaury*), was das Mißtrauen dem eigenen Einfall, der eigenen Intuition gegenüber immer stärker werden läßt (*Cerato*). Endstadium: Eine Persönlichkeit, die als gutmütig und möglicherweise sogar als ein wenig einfältig gilt.

Fragebogen

Obwohl sich durch einen Fragebogen niemals die 100%ig treffende Mischung ermitteln läßt, gibt er doch sichere Hinweise auf solche Probleme, die dem Patienten zumindest im Ansatz bewußt sind. Die Fragebögen sind daher als Einstiegshilfe in die Bach-Blütentherapie zu betrachten.

- Vorteil für den Patienten: Er nimmt aktiven Anteil im Sinne des „Heile Dich selbst"-Prinzips von Edward Bach

- Vorteil für den Behandler: Möglichkeit einer gezielteren Gesprächsführung.

Zur Zeit sind zwei Fragebogen-Versionen des Instituts für Bach-Blütentherapie verfügbar:
Kleine Version Kompaktfragebogen (56 Fragen), den der Patient selbst auswerten kann.
Umfangreichere Version (152 Fragen) mit einem separaten Auswertungsbogen, der in der Praxis verbleibt.

Im folgenden wird von der umfangreicheren Version ausgegangen, da sich der Patient hier nicht selbst interpretieren muß und dadurch evtl. schon vor dem Gespräch „blockiert". Die Fragen betreffen die Themenkreise „Ich und meine jetzige Situation", „Ich und meine Schwierigkeiten", „Ich und meine Umwelt", „Ich und meine Vergangenheit". Sie ähneln den in Kapitel 5 aufgeführten Patientenäußerungen.

Der Patient kann den Bogen zu Hause in Ruhe durchlesen und die jeweiligen, seinem derzeitigen seelischen Zustand entsprechenden, Beschreibungen ankreuzen. Neben den Fragen bzw. Zustandsbeschreibungen stehen bestimmte Kennbuchstaben, die der Behandler, oder auch seine Assistentin vor dem Erstgespräch mit dem in der Praxis verbleibenden Auswertungsbogen auswerten kann.
Im Erstgespräch werden diese Konzepte dann aufgegriffen und differentialdiagnostisch abgegrenzt.

Einige Behandler lassen diese Fragebogen auch direkt vor dem Gespräch in der Praxis ausfüllen. Nicht jeder Patient ist dazu in der Lage. Mancher ist seelisch so aus dem Gleichgewicht, daß es ihm nicht möglich ist, sich auf den Fragebogen bzw. die eigenen Probleme zu konzentrieren.
In dieser Situation hat sich folgende Verordnung bewährt: 2 Tage lang *Rescue* nach der Wasserglasmethode.

Danach hat sich die seelische Situation in der Regel so entspannt, daß der Fragebogen problemlos ausgefüllt werden kann.

3.2.5 Sonderfragen Diagnostik

„Richtige" und „falsche" Mischungen

Prinzipiell gibt es in der Bach-Blütentherapie keine „richtigen" oder „falschen" Mischungen, sondern nur mehr oder weniger treffsichere Verordnungen.
In der Bach-Blütentherapie geht es grundsätzlich nicht um die Suche nach einem oder mehreren Similia, sondern um die einfühlsame zutreffende Einschätzung der derzeitigen seelischen „Konstellationen" des Patienten. Seelische Konflikte lassen eine Annäherung aus verschiedenen Blickwinkeln zu. Die Erfahrung zeigt, daß verschiedene Behandler bei ein und demselben Patienten und in derselben Situation zwar mit ähnlichen, jedoch nicht unbedingt den gleichen Verordnungen durchaus erfolgreich sein können. Die Persönlichkeit des Behandlers, d.h. seine geistig-seelische Entwicklung und seine spezifische Motivation bestimmen stark die Wirkung einer Blüten-Kombination beim Patienten.

Sogenannte Einstiegsmischungen

Die Empfehlung, in eine erste Mischung prinzipiell bestimmte Blüten wie z.B. *Rescue, Star of Bethlehem, Holly, Wild Oat* aufzunehmen, ist grundsätzlich falsch und zeugt von Fehlverständnis der Prinzipien der Bach-Blütentherapie. Wie weiter oben ausgeführt, ist die seelische Ausgangslage jedes Patienten individuell zu beurteilen. Längst nicht jeder hat z.B. in seinen Leben Schocks durchlitten, die ihn heute noch seelisch blockieren und braucht deshalb *Star of Bethlehem*. Es gibt keine sogenannten „Einstiegsblüten".

Ergänzend folgende Erfahrung: Gewinnt man als Behandler den Eindruck, der Patient sei seelisch vollkommen aus dem Gleichgewicht geraten, befinde sich sozusagen in einer seelischen Ausnahmesituation, so hat es sich bewährt, 3-5 Tage lang ***nur Rescue*** zu verordnen oder ***Rescue als Einzelbestandteil*** in die erste Mischung aufzunehmen. In einem solchen Fall ist das seelische Energiefeld des Patienten so blockiert, daß eine tiefere Auseinandersetzung mit den Ursachen zu diesem Zeitpunkt noch nicht möglich ist. Durch die Einnahme von *Rescue* wird zunächst eine unspezifische Harmonisierung erreicht. Diese Gegebenheit trifft jedoch höchstens in 10% aller behandelten Fälle zu.

Maximale Blütenanzahl in einer Mischung

Ging man in der älteren Literatur von 3-6 Blüten aus, so hat sich heute gezeigt, daß ***besonders in der ersten Mischung oft bis zu 12 Blüten*** gebraucht werden. Das Seelenleben mancher Patienten ist heute sehr häufig so stark aus dem Gleichgewicht geraten, daß es gerade im Erstgespräch immer schwieriger wird, die entscheidenden seelischen Fehlhaltungen gegen die weniger wesentlichen aber oberflächlich leichter erkennbaren abzugrenzen.
In der Praxis hat sich bewährt, die ersten 1-2 Mischungen, wenn nötig, umfangreicher zu gestalten, um nicht u.U. ein wesentliches Konzept zu übersehen, ohne das die ganze Mischung nicht überzeugend greifen würde, was gerade am Anfang wichtig ist.

Spätestens ab der 3. Mischung hat sich in der Regel das seelische Geschehen des Patienten soweit konsolidiert, daß es einfach ist, die wenigen wirklich wesentlichen Konzepte zu erkennen und entsprechend ***weniger Blüten*** zu verordnen.
Theoretisch wird oft angenommen, daß alle 38 Blüten in einer Mischung gegeben ein „Allheilmittel" wären. Davon ist jedoch prinzipiell abzuraten. Schon Bach selbst hat diese Möglichkeit empirisch geprüft und wieder verworfen. Auch in jüngster Vergangenheit hat sich bei derlei Versuchen gezeigt, daß zwar eine kurzfristige Intensivierung des Energieflusses auftrat, in dem der Patient für kurze Zeit lebhafter und aufgedrehter wirkte, jedoch keine Harmonisierung erreicht wurde und kein seelischer Entwicklungsprozess in Gang kam.

Zur Frage der Basismittel

Die Bezeichnung Basis- oder „Typmittel" führt beim Patienten vielfach zu ***Mißverständnissen***. Mancher sieht darin eine Bewertung oder Klassifizierung, wodurch die Akzeptanz des betreffenden Mittels erschwert wird.

Bach selbst hatte seine ersten Blütenserie, die „zwölf Heiler" zunächst zwölf „ursprünglichen Persönlichkeitstypen" zugeordnet.

Jahrzehntelange Praxis mit den Bach-Blüten-Konzepten haben uns folgendes gezeigt: Jeder Mensch hat zwischen sechs und fünfzehn für ihn typische negative Reaktionsmuster, die ihm in gewissen Abständen immer wieder zu schaffen machen. Unter diesen Reaktionsmustern können alle 38 Blüten-Konzepte vertreten sein.

Die für den Patienten typischen Bach-Blüten werden dem Behandler im Laufe einer Therapie deutlich. Sie werden jedoch immer nur dann eingesetzt, wenn der entsprechende negative Seelenzustand akut auftritt.

Ordnungsversuche der 38 Bach-Blüten-Konzepte

Auch an dieser Stelle sollte zunächst auf das Grundprinzip der Bach-Blütentherapie – „Simplicity" – verwiesen werden.
Subjektive Gruppierungen aller Art mögen zu Beginn der Beschäftigung mit den 38 Seelenkonzepten eine gewisse Hilfe sein, ***schränken*** aber nach kurzer Zeit die Möglichkeit eigener unbefangener ***Erfahrungen ein.***

Selbst die sieben Mittel-Gruppierungen von Bach, welche den Aussagen des englischen Bach Centres zufolge wahrscheinlich historisch bedingt sind, erscheinen vielen nicht in jedem Fall nachvollziehbar. Bach baute diese Gruppierung vermutlich auf den sieben Darm-Nosoden auf, die er später nach und nach durch Pflanzen ersetzte.

In den früheren Entwicklungsstadien seiner Blütentherapie experimentierte Bach auch mit der Zuordnung seiner Pflanzen zu bestimmten Tugenden; zu verschiedenen Farben und den zwölf Tierkreiszeichen, hat sich jedoch – wie die letzten von ihm autorisierten Schriften erkennen lassen – am Ende seines Lebens völlig davon distanziert.

Erfahrungen mit anderen Zuordnungen, z.B.

- Welche Blütenkonzepte sind gegensätzlich?
- Welche müssen unbedingt aufeinander folgen (Schienen)?
- Einteilung nach dem Yin/Yang-Prinzip
- Zuordnung zu bestimmten Chakren
- Korrespondenz mit bestimmten Farben (hier liegen zur Zeit acht (!) verschiedene „Systeme" vor)
- Zuordnungen zu bestimmten Körperzonen
- Zuordnungen nach dem System des Tarot oder nach dem Enneagramm.

sind subjektiv und haben sich nach sorgfältiger Prüfung des der Autorin vorliegenden umfangreichen Erfahrungsgutes nicht bestätigt.

Standard-Mischungen

Ähnlich wie die sogenannten Komplexmittel in der klassischen Homöopathie verstoßen Standardmischungen von Bach-Blüten zur Behandlung bestimmter psychischer oder gar körperlicher Symptomkomplexe gegen das Prinzip der Individualität in der Bach-Blütentherapie. Die einzige Ausnahme bildet *Rescue*, welches von Bach als Erste-Hilfe-Maßnahme und nicht als tieferwirkendes Therapeutikum konzipiert wurde.
Zweifelsohne gibt es keine zwei gleiche Menschen; sowie auch keine zwei

in allen Einzelheiten identische Situationen, geschweige denn psychische Entstehungshintergründe körperlicher Krankheiten.

Zehnjährige Beobachtungen mit der sogenannten „Examenskombination“ zeigen beispielsweise: In vielen Fällen war die kurzfristige Verabreichung der Mischung wirksam, in vielen anderen hingegen zeigte sich kein zufriedenstellendes Ergebnis. In letzteren Fällen entsprachen die angegebenen Blüten ganz offenbar nicht der seelischen Situation des Patienten.

Diagnose aufgrund der positiven Seelenpotentiale

Bach definierte sehr genau die negativen Seelenzustände oder Reaktionsmuster, d.h. die Persönlichkeitsbereiche, an denen wir arbeiten müssen, um wieder Anschluß an unsere entsprechenden positiven Seelenpotentiale zu gewinnen.

Der Weg dorthin führt stets über die Reharmonisierung der aktuellen negativen Seelenzustände. Eine theoretische „vorbeugende“ oder „stützende“ Verordnung nach den von Bach viel weniger genau definierten positiven Seelenpotentialen widerspricht dem Wirkungsmechanismus, wie auch dem therapeutischen Ansatz der Bach-Blütentherapie.

3.2.6 Weitere Diagnoseverfahren

Edward Bach und seine Nachfolger haben immer wieder deutlich zum Ausdruck gebracht, daß die beste Diagnose im Gespräch mit dem Patienten gestellt wird, durch Einfühlung und intuitives Erkennen seiner derzeitigen negativen Gefühlszustände.

Aufgrund der Biographie von Nora Weeks kann man davon ausgehen, daß Bach sich mit allen zu seiner Zeit bekannten Methoden beschäftigt und sie auch erprobt hat.

In den letzten Jahren sind eine Fülle diagnostischer Erfahrungen mit den verschiedensten Testverfahren ins Gespräch gekommen. Für dieses Buch haben wir das Gespräch mit Experten auf den jeweiligen Gebieten gesucht[1].

Resümee dieser Erfahrungen: Die Meßansätze und -ergebnisse differierten enorm, was den Schluß nahelegte, daß der subjektive Faktor, selbst in

---

1 Ausführliche Einzeldarstellungen zum Thema Diagnostik (z.B. RAC, Kinesiologie) erscheinen in einer Monographiereihe im Naturamed Verlag.

hochtechnischen – scheinbar objektiven – Verfahren, eine weit größere Rolle spielt als allgemein angenommen wird.

So sicher solche Erfahrungen für diejenigen, die sich mit derartigen Gebieten beschäftigen, wichtige und lehrreiche Zwischenschritte sein können – so sicher aber ist auch: Für denjenigen, der die Bach-Blütentherapie gründlich und schnell erlernen möchte, ist die Anwendung solcher Methoden eher ein Umweg oder eine unnötige Verzögerung.
Die direkte Beschäftigung mit den 38 archetypischen Seelenzuständen durch Beobachtung im Leben selbst führt ohne Zweifel rascher und sicherer zum Ziel.

Namhafte ***Radiästheten*** bestätigen, daß die Treffsicherheit der Auswahl mit ihrem eigenen Kenntnisstand über die Bach-Blütentherapie und mit ihrer eigenen Persönlichkeitsentwicklung stieg.

Bei ***kineosiologischen Verfahren,*** die – wie Experten der Kineosiologie bedauern – vielfach zu unreflektiert und mit mangelnder Vorbereitung angewendet werden, kam es in der Mehrzahl zu Ergebnissen, die nur sehr kurzfristige oberflächliche Gemütszustände wiederspiegelten.

Sogenannte ***intuitive Verfahren,*** wie das Testen der Flaschen im Energiefeld des Patienten, scheinen vollkommen individuelle Begabungen zu sein, die sich jeder Verallgemeinerung und Kommentierung entziehen.

Ähnliches gilt für die Methode aufgrund ***eigener körperlicher Sensitivität,*** z.B. Sensationen im eigenen Energiefeld, Prickelgefühle im Finger u.a. – die passenden Blüten für den Patienten herauszusuchen.

Eine positive Ausnahme-Erfahrung stellt hier die sogenannte ***„Spontanwahl“*** bei Kindern dar (☞ Seite 98)

Als hilfreich erwies sich in vielen Fällen auch der ***RAC*** oder ***V.A.C.*** nach Dr. Paul Noger.
Im Rahmen der Verlaufskontrolle hat sich das ***Plasmaprintverfahren*** nach Knapp als objektiv und wertvoll erwiesen.

Eine Reihe von Ärzten und Heilpraktikern sammeln derzeit interessante Erfahrungen mit verfeinerten Bluttests, wie z.B. dem ***elektromagnetischen Bluttest*** nach Aschoff oder dem ***Bioresonanzverfahren.***

Wohl noch weiter verbreitet sind die verschiedenen ***Meßverfahren der Elektroakupunktur.*** Den derzeitigen Erfahrungs- und Erkenntnisstand hierzu spiegeln folgende Ausführungen wieder, die uns freundlicherweise von einem biologisch orientierten Zahnarzt zur Verfügung gestellt wurden:[1]

---

1 Dr. Thomas Hermanns

Anwendung bioenergetischer Meßverfahren in der Bach-Blütentherapie

Bioenergetische Meßverfahren wie Vega, Voll, Bfd etc. werden neben der Diagnose auch zur Medikamenten-Testung herangezogen.
Die von mir angewendete Vega-Testmethode ermöglicht hierbei eine Überprüfung der gefundenen Medikamente auf Effektivität und Verträglichkeit.

Vergleichende Untersuchungen haben ergeben, daß immer häufiger ein psychosomatisches Geschehen bei der Ermittlung der Krankheitsursache im Vordergrund steht. Eine kausale Therapie im Sinn einer gesamtheitlichen Heilung kann in diesen Fällen nur erfolgen, wenn die Ursache der psychischen Störungen erkannt und mitbehandelt wird. In diesem Zusammenhang war es naheliegend, die Bach-Blüten in den Medikamenten-Test einzubeziehen.

Zur Testung kann man sowohl die original Konzentratflaschen, als auch die auf Einnahmestärke verdünnten Blütenansätze verwenden. Der Testvorgang kann in den einzelnen Literaturen für die speziellen Meßverfahren nachvollzogen werden.

Bach hat sehr präzise die Wirkung und den therapeutischen Ansatz der von ihm gefundenen Blüten beschrieben.
Zwangsläufig entfachte sich eine Diskussion darüber, inwieweit ein bioenergetisches Meßverfahren die subtile Wirkung der Bach-Blüten erfaßt und auf welcher Ebene sich eine so gefundene Blüte auswirkt.

Nach Schimmel werden mit dem Vega-Test 4 Dimensionsebenen im Sinne der geisteswissenschaftlichen Energiefeldinterpretationen erfaßt; physisch, ätherisch, astral und mental. Schimmel vermutet als Wirkungsmechanismus eine Art „elektronische Kineosiologie", bei welcher der Tester auf verschiedene Schwingungs-Impulse von Seiten des Patienten reagiert. Testsubstanzen in Form von Testampullen verändern die Schwingungsimpulse des Patienten.

Voraussetzung für ein gutes Testergebnis: Der Tester muß sich in einem optimalen gesundheitlichen und geistig-seelischen Zustand befinden. Das bedeutet z.B., daß sich der Tester selbst einer Bach-Blütentherapie unterzogen haben sollte, bevor er die Bach-Blüten zuverlässig austesten kann.

Nach den vorliegenden Erfahrungen muß damit gerechnet werden, daß verschiedene Untersucher auf verschiedenen Dimensionsebenen testen, die sogar während des Testes wechseln können.

Edward Bach sagt, daß die Blütenkonzentrate in allen Teilen des menschlichen Energiefeldes (physisch, emotional, mental) wirksam werden. Unter Berücksichtigung dieser großen Wirkungsbreite der Bach-Blüten sowie der unterschiedlich möglichen Testebenen bei bioenergetischen Testverfahren, halte ich es daher grundsätzlich für notwendig, die Bestimmung einer Bach-Blüten-Kombination nach der von Bach angegebenen Methodik durchzuführen.

Im bioenergetischen Test tritt meistens eine Blüte besonders stark hervor. Sie zeigt in der Regel den intensivsten – oft unbewußt vorherrschenden – seelischen Negativ-Zustand des Patienten zum Zeitpunkt des Testes. Testet man diese Blüte blind, d.h. ohne sie selbst beim Test zu kennen, und teilt dem Patienten das dieser Blüte zugrundeliegende positive und negative Seelenpotential mit, so wird der überraschte Patient fast immer diese innere Blockade aufgeben und dem Behandler Zugang zu seinen inneren Konflikten und Problemen gewähren. Ich bezeichne daher diese im bioenergetischen Test gefundene Blüte als „Blockade-Brecher" und integriere sie in meine, ansonsten nach den Bachschen Regeln ermittelte, Blüten-Kombination.

Aber auch, wenn man keine lege artis durchgeführte Bach-Blütentherapie einsetzen möchte, hat es sich bewährt, diesen sogenannten „Blockade-Brecher" als Einzelmittel in das therapeutische Konzept einzubeziehen. Immer erfolgt hierdurch eine Öffnung zwischen Seele und Persönlichkeit. Die dadurch freiwerdende Energie intensiviert die in den begleitend verordneten (z.B. homöopathischen) Mitteln wirkenden Energien und ist vielleicht das ausschlaggebende Moment bei der angestrebten ganzheitlichen Heilung.

Gegner und Befürworter eines Medikamenten-Tests mögen diese Erfahrung, die im Kollegenkreise geteilt wird, als möglichen Denkansatz (oder Kompromiß) diskutieren; eingedenk der Tatsache, daß jenseits aller Theorie der Erfolg einer jeden Therapie letztlich von der Intuition und dem Engagement des Behandlers für seine Patienten abhängt.

Kurzübersicht diagnostischer Verfahren, die im Rahmen einer Bach-Blütentherapie angewendet werden	
Gespräch	Optimales Verfahren zur Bestimmung, (☞ Kap. 3.2.1)
Intuitives Greifen (Spontanwahl)	Gute zusätzliche Möglichkeit; besonders bei Kindern beste Erfahrungen (☞ Kap. 4.1)
Bioenergetische Meßverfahren	Als zusätzliche Hilfestellung evtl. hilfreich, besonders bei geringer Erfahrung des Therapeuten mit der BBT (☞ S. 53)
RAC	Nach bisherigen Erfahrungen anscheinend recht zuverlässige Testmethoden
Radiästhesie	Gefahr der Subjektivität, als alleinige Diagnosemethode unzureichend
Hautzonen-Zuordnung	Sehr widersprüchliche Erfahrungen
„Bach-Blüten-Schienen“	Widerspricht dem Individualitätsprinzip der Bach-Blütentherapie; Erfahrungen höchst widersprüchlich
Farbkarten oder Farbtests	Nicht zuverlässig, da Farbzuordnungen nicht objektivierbar (z.Z. liegen allein acht verschiedene „Systeme“ vor)
Blütenkarten	Zu diagnostischen Zwecken ungeeignet, aber als meditativer Einstieg bei bestimmten Patiententypen bewährt
Astrologische Daten	Bisher sehr unterschiedliche Zuordnungen beschrieben, noch zweifelhaft

3.3 Bach-Blütentherapie praktisch

3.3.1 Die beiden klassischen Darreichungsformen

Im akuten Zustand – „die Wasserglasmethode“

Täglich morgens aus jeder der ausgewählten Konzentratflaschen oder *stock bottles* zwei Tropfen in ein gefülltes, normalgroßes Wasserglas geben und in kleinen Schlucken (jeder Schluck ist ein Energie-Impuls!) über den Tag verteilt leertrinken lassen.

Im hochakuten Zustand mehrere Gläser im Abstand von einigen Stunden leertrinken lassen, so lange, bis der behandlungsbedürftige Zustand abgeklungen ist.

Für chronische Zustände – „die Einnahmeflasche“

In ein Medizinfläschchen mit Tropfpipette oder Tropfvorrichtung aus den ausgewählten Konzentratflaschen (Anzahl ist unerheblich) je einen Tropfen pro 10 ml in ein Alkohol-Wasser-Gemisch (Verhältnis ca. 25 zu 75 %) geben.

Anmerkung: Diese Vorschrift muß nicht peinlich genau eingehalten werden. Möglich ist auch die Dosierung 2 Tropfen auf 30 ml *(one ounce)*; häufig sprach Bach sogar nur von *„a few drops“*.

Darreichung als Globuli

Die Zubereitung in Form von Globuli ist nur zu ad-hoc-Verabreichung – z.B. für Alkoholiker geeignet. Homöopathische Apotheken besprühen auf Wunsch Milchzuckerkügelchen mit der jeweiligen Einnahmemischung.[1] Die so präparierten Globuli sind zum baldigen Verbrauch bestimmt, da sich die energetische Ladung der Bach-Blüten erfahrungsgemäß rasch verliert. Milchzucker als Trägersubstanz ist also in der Praxis nur beschränkt nutzbar.

---

1 Manche Apotheken präparieren die Globuli auch direkt mit den Konzentraten. Dazu werden die Bach-Blütenkonzentrate vermischt und mit Äther oder 60%igem Äthanol aufgefüllt auf die Globuli geträufelt (1 g Flüsssigkeit je 10 Globuli), so die Angaben eines Apothekers.

3.3.2 Welches Wasser als Trägersubstanz?

Bach sprach von Quellwasser und meinte damit im weitesten Sinne „gesundes“ neutrales Wasser aus Quellen oder Dorfbrunnen, heute vergleichbar mit Wasser aus dem eigenen Brunnen oder auch sehr gutem Leitungswasser. Das englische Bach Centre empfiehlt häufig *Volvic* oder andere kohlensäurefreie Mineralwässer.
Wasser aus berühmten Heilquellen, z.B. *Staatlich Fachinger* sind wegen ihrer starken Eigenschwingung nicht neutral genug, daher weniger geeignet. Dies gilt ebenso für levitiertes Wasser. Ebenfalls nicht geeignet: entmineralisiertes oder destilliertes Wasser.

3.3.3 Welche Rolle spielt der Alkohol?

Alkohol dient nur als Konservierungsmittel. Möglichst keinen Alkohol über 45 % verwenden, da dieser vereinzelt zur Ausflockung der Mischung geführt hat. Am bewährtesten: Cognac oder Brandy, den auch die Konzentrate selbst enthalten.
Für Kinder oder Alkoholiker können Einnahmeflaschen bei gleicher Wirkung ohne Alkohol angesetzt werden, welche naturgemäß aber nur begrenzt haltbar sind. Alkoholgegner verwenden häufig Himbeeressig zur Konservierung.
Im Sommer Einnahmeflaschen evtl. im Kühlschrank aufbewahren, ebenso Einnahmeflaschen, die ohne Konservierungsmittel hergestellt wurden.

3.3.4 Die richtige Dosierung

***Im akuten Zustand*:**	siehe Wasserglas-Methode
***Behandlung chronischer Zustände*:**	Minimaldosis nach Bach 4 x täglich 4 Tropfen aus der Einnahmeflasche
***Erprobte Einnahmezeiten*:**	Morgens beim Erwachen oder vor dem Aufstehen Mittags zwischen 12 und 13 Uhr. Nachmittags zwischen 14 und 18 Uhr Abends vor dem Einschlafen.

Zur vollen Entfaltung der Wirkung sollten die Tropfen vor dem Herunterschlucken einen Moment lang im Mund behalten und spätestens ca. 10 Minuten vor einer Mahlzeiten eingenommen werden.

Ergänzende Erfahrungen zur Dosierung

Höhere Dosierung
Zu Beginn einer Therapie hat der Patient häufig intuitiv das Bedürfnis, die Mischung wesentlich öfter einzunehmen (z.B. nahm eine Neurodermitikerin zu Beginn 14 mal am Tag 4 Tropfen). Diesem intuitiven Bedürfnis nachzugeben, ist sehr sinnvoll. Es bringt oft den Durchbruch in der Therapie. In der Regel geht der Patient nach etwa 7 – 14 Tagen von selbst auf das Standardmaß zurück.

Niedrigere Dosierung
In etwa 1 % aller beobachteten Fälle hatten die Patienten intuitiv das Bedürfnis, die Tropfen seltener einzunehmen.
In diesen Fällen war den Patienten ihre Überreaktion aus Erfahrung bekannt und diese trat auch gegenüber z.B. homöopathischen Mitteln auf. Alle Varianten von 3 x 3 Tropfen täglich bis 1 x 1 Tropfen täglich sind hier möglich.

Überdosierung
Ist gemäß dem Wirkungsprinzip der Bach-Blütentherapie, wie auch aufgrund jahrzehntelanger praktischer Erfahrung nicht möglich.
Das Auftreten von Arzneimittelreaktionen, wie z.B. in der Homöopathie, wurde bei vorschriftsmäßig durchgeführter Therapie nicht beobachtet.

Einnahme direkt aus der Konzentratflasche
Ist im Prinzip nicht zu empfehlen. Zwar ist auch bei Einnahme des puren Konzentrats eine eher vorübergehende Wirkung zu beobachten. Die Konsolidierung der Wirkung scheint jedoch erst durch die Trägersubstanz des Wassers gegeben zu sein.

3.3.5 Andere Anwendungsformen[1]

Umschläge

Zusätzlich zur oralen Therapie, z.B. bei Hautausschlägen, lokalen Entzündungen oder auch nach Bedürfnissen des Patienten.
Dosierung ca. 6 Tropfen der Einnahmemischung aus der Einnahmeflasche in eine Halb-Liter-Schüssel voll Wasser.

---

1 Um persönliche Erfahrungen anderer Behandler zu diesen Punkten wird als Anregung für weitere Auflagen gebeten.

Bäder

Bewährt zur Belebung oder inneren Reinigung.
Dosierung ca. 5 Tropfen aus der Konzentratflasche auf ein Vollbad.

Mit den nun folgenden Anwendungsformen haben viele Ärzte und Therapeuten mehr als zehn Jahre experimentiert. Die bisherigen Erfahrungen lassen sich wie folgt zusammenfassen:

Manche der aufgeführten Anwendungsformen waren in spezifischen Situationen, bei bestimmten Patienten angebracht und vereinzelt sehr wirkungsvoll. Die Idee zu dieser oder jener Anwendungsform kam oft intuitiv im Gespräch und wurde vom Patienten auch spontan akzeptiert.
Die gleiche Anwendungsmethode zu einer anderen Zeit oder bei anderen Patienten längerfristig getestet, zeigte keine an die klassischen Anwendungsformen heranreichende oder darüber hinausgehende Wirkung. Hingegen riefen solche Alternativ-Vorschläge oft Verwirrung oder Befremden hervor.
Jeder Behandler durchläuft in seiner Entwicklung Stufen, auf denen er gewissen Experimente anstellt und daraus persönliche Erfahrungen gewinnt.
Erfahrungsgemäß wird jedoch für das Verständnis der Bach-Blütentherapie selbst viel Verwirrung gestiftet, wenn solche persönlichen Erfahrungswerte zu neuen Therapiemodellen mit Allgemeingültigkeitsanspruch erhoben und propagiert werden.

Schon Hahnemann sagte bekanntlich: „Macht's nach, aber macht es genau nach."

Aus Erfahrung und eingedenk des Grundprinzips der Bach-Blütentherapie, *Simplicity,* steht das englische Bach Centre Methodenerweiterungen und Veränderungen aller Art, die über den individuellen Fall hinausgehen, grundsätzlich sehr zurückhaltend gegenüber.

Erfahrungen bei Applikationen auf bestimmten Körperpartien

Z.B. die Mischung um Augen- oder Ohrpartie verreiben oder auf den Solarplexus auftragen: wirkte am Anfang gut, wenn der Patient es verlangte. Später zeigte sich ein eindeutiges Nachlassen der Wirkung.

Erfahrungen bei der Applikation der Tropfen auf Chakren

Zeigte Wirkung – besonders bei Yoga-Studenten – oder bei Patienten, die eine innere Beziehung zum Chakra-System aufgebaut hatten, wenn der Behandler intuitiv das richtige Chakra erspürte.

Verallgemeinerndes Zuordnen aller Blüten zu bestimmten Chakren (z.B. *Holly* = Herzchakra) erscheint schon aufgrund der Individualität des menschlichen Energiekörpers und seiner Wandlungsfähigkeit absurd.

Tragen der Mischung im eigenen Energiefeld des Körpers

Eine Wirkung zeigte sich nur in solchen Fällen, in denen der disharmonische Seelenzustand oder Konflikt des Patienten immer wieder durch einen eindeutig erkennbaren äußeren Lebensumstand restimuliert wurde. Beispielsweise bekam eine Postbeamtin Angstzustände, sobald sie einen Arbeitsraum, in dem bestimmte Kollegen saßen, betreten mußte. In anderen Arbeitsräumen oder zu Hause traten diese Zustände nie auf. Die zunächst positive Wirkung des in der Jackentasche getragenen Mischungsfläschchens klang nach wenigen Tagen ab. (Man könnte sich vorstellen, daß es durch den ständigen Kontakt der Einnahmeflasche mit der Trägerin zu einem dauerndem Energiefluß vom Präparat in das Energiefeld Patientin kommt, wodurch sich das Energiereservoir der betreffenden Bach-Blüten wohl innerhalb einiger Tage erschöpft. Die orale Einnahmeform hingegen setzt bei jeder Einnahme einen neuen Impuls.)

Plazieren der Mischung im Energiefeld des Körpers

Erschien nur sinnvoll, wenn im Verlauf einer längeren Therapie chronische und zeitlich weit zurückliegende negative Gefühlsblockaden bearbeitet werden sollten, dem Patienten aber, durch seinen Berufsalltag bedingt, kaum Zeit zur Kontemplation blieb. Wurde z.B. die Einnahmeflasche nachts in Nähe des Bettes gestellt, traten anfangs oft starke Reaktionen in Träumen auf. Nach wenigen Tagen verlor sich die Wirkung (siehe oben). Bei Kindern und sehr sensitiven Menschen ist diese Maßnahme nicht zu empfehlen.

3.3.6 Häufig gestellte Fragen

Haltbarkeit

Konzentrate: Die Original Bach-Blütenkonzentrate (*stock bottles*) sind wie homöopathische Urtinkturen unbegrenzt haltbar. Sollte auf dem Etikett ein Verfallsdatum angegeben sein, so hat dies lediglich arzneimittelrechtliche Gründe.

Creme: wie jede andere medizinische Salbe.

Mischungen sind so lange haltbar wie das zu der Mischung verwendete Wasser-Alkohol-Gemisch. Die energetische Imprägnierung bleibt von einer evtl. Trübung unbeeinflußt. Deshalb können getrübte Mischungen theoretisch weiter verwendet werden, z.B. im Gießwasser der Blumen (Hunderte von Berichten bezeugen: Pflanzen reagieren positiv auf jede Bach-Blüten-Mischung!).

Aufbewahrung der Originalkonzentrate

Bei normaler Temperatur, lichtgeschützt, in jedem Schrank. Bach-Blütenkonzentrate sind weniger empfindlich als homöopathische Mittel.

Reinigung der Einnahmeflaschen
Werden die Mischungen zum Eigengebrauch in der Praxis hergestellt, können die Folgemischungen für den gleichen Patienten in der gleichen Flasche zubereitet werden. Sterilisation der Flaschen ist nicht notwendig. Heißes Ausspülen genügt.

Verträglichkeit mit Medikamenten

Aufgrund der besonderen Wirkungsebene der Bach-Blüten-Konzentrate und der in über fünfzig Jahren gesammelten und bekannt gewordenen Erfahrungen wird die Wirkung der original Bach-Blüten-Konzentrate grundsätzlich weder durch die gleichzeitige Einnahme anderer Medikamente beeinflußt, noch beeinflussen diese die Wirkungsweise zusätzlich gegebener Medikamente negativ. Das gilt sowohl für homöopathische, als auch für allopathische Arzneimittel.

Was passiert bei unzutreffender Auswahl der Blüten?

Da die energetische Frequenz einer nicht benötigten Blüte nicht in Resonanz mit dem Energiefeld des Patienten tritt, zeigt sich im Falle einer unzutreffenden Auswahl keine Wirkung.

Kann Gewöhnung eintreten?

Gewöhnung kann nicht eintreten, denn die Bach-Blüten-Konzentrate bringen lediglich eine seelische Situation, die aus dem Gleichgewicht geraten war, ins Gleichgewicht zurück. Ist dieses geschehen, verliert der Einnehmende in der Regel das Interesse an der Einnahme. Ist die Harmonisierung erreicht, sollte man die Mischung nicht weiter nehmen. (Der Rest der Einnahmeflasche kann ins Badewasser oder Blumengießwasser gegeben werden).

3.4 Rescue (Notfall- oder Erste Hilfe-Tropfen)

Rescue ist das einzige Kombinationspräparat und zugleich auch das bekannteste Bach-Blütenkonzentrat überhaupt. Aus gutem Grund: Unzählige Menschen in allen Ländern der Welt hat es in Streß- und Notsituationen sofortige spürbare Hilfe gebracht, oftmals indirekt Menschenleben gerettet. Es ist auch das einzige Kombinationskonzentrat, das im Gegenteil zu allen anderen empfohlenen Mischungen, wie auch z.B. der Examensmischung, bei jedem Menschen wirkt, sofern es indiziert wird.

In dieser Rezeptur definierte Bach wohl intuitiv einen weiteren archetypischen Seelenzustand der Menschheit: Der Zustand, der auftritt, wenn sich durch ein plötzlich eintretendes unangenehmes Ereignis das gesamte psychoenergetische System desintegriert. Offensichtlich umfaßt dieser Zustand (bewußt oder unbewußt) die folgenden fünf Gefühlskomponenten:

Lähmung und Schock	*Star of Bethlehem*
Panikgefühle, Todesangst	*Rock Rose*
Extreme innere Anspannung, Fluchtreaktion	*Impatiens*
Angst, gedanklich und körperlich die Selbstkontrolle zu verlieren	*Cherry Plum*
Die Tendenz, „abzutreten", drohende Bewußtlosigkeit	*Clematis*

Rescue bewirkt offenkundig eine sofortige Reintegration des psychoenergetischen Systems und sorgt dafür, daß die gefürchtete Kettenreaktion der Schockfolgen auf zellulärer und organfunktioneller Ebene gar nicht erst entsteht oder wieder außer Kraft gesetzt wird.
Die Wirkung von *Rescue* ist in extremen Fällen schon innerhalb einer halben Minute zu beobachten. Wohlgemerkt ist *Rescue* in akuten Notsituationen nicht als Ersatz der medizinischen Notfallbehandlung gedacht,

sondern als Überbrückungshilfe. Es dient in erster Linie der Stabilisierung des emotionalen Gleichgewichtes. Ist diese erreicht, wird man darüber hinaus keine Wirkung feststellen können.

3.4.1 Rescue Creme

Rescue gibt es neben der klassischen flüssigen Form zur lokalen äußeren Anwendung auch als lanolinfreie Salbe.
Hier ist als weiterer Bestandteil Nr. 10, *Crab Apple*, enthalten. Viele Behandlerberichte belegen, daß bei körperlichen Verletzungen wie Schürfwunden, Verbrennungen, Schnitten, Verstauchungen, Prellungen und plötzlichen Hautausschlägen – besonders, wenn die Applikation sofort nach der Verletzung erfolgte – durch *Rescue* Creme eine unerwartet gute, oft erstaunlich schnelle Heilung in Gang gesetzt wurde.
Wirksamkeit hat *Rescue* Creme auch bei chronischen Schnupfen, besonders bei Säuglingen und Kleinkindern gezeigt.
Bei Sinusitis wirkt *Rescue* Creme, unter der Nase und auf den Trigeminus-Austrittspunkten aufgetragen, schmerzlindernd und schleimverflüssigend.
Ebenso bewährte sich *Rescue* Creme auch als Massagehilfe (vor dem Gleitmittel auftragen) sowie als Vorbeugung gegen Hautirritationen durch Sport.

3.4.2 Rescue – Indikationsspektrum

Körperliche Traumen (hier zusätzlich lokal auftragen) wie z.B.:

- Autounfall
- Sturz im Treppenhaus
- Sportunfall
- Prellungen
- Verstauchungen
- Insektenstiche
- Verletzungen bei Heimwerkern
- Hand klemmt in der Tür
- Verbrennungen
- im Erstickungsanfall
- im allergischen Anfall
- nach Herzanfall u.ä.

Psychische Ausnahmesituationen

Die Indikation richtet sich hier danach, wann die Situation entsteht. Das ist je nach Patiententyp sehr unterschiedlich. Manche Menschen verlieren schon zwei Tage vor dem Zahnarztbesuch das innere Gleichgewicht, andere erst zwei Minuten vor der Spritze.

- Vor und nach einer Operation
- Nach Familienstreit
- Vor einer persönlichen Auseinandersetzung
- Vor einer Gerichtsverhandlung
- Vor einem Bewerbungsgespräch
- Vor einem schmerzlichen Abschied
- Angst vor dem Zahnarztbesuch
- Angst vor dem Fliegen
- Babyschreien im Flugzeug
- Nach Erhalten eines enttäuschenden Briefes
- Nach Ansehen eines brutalen Fernsehfilmes
- Vor einer Neueröffnung, Premiere u.ä.
- ggf. zur Linderung eines „Diagnoseschocks"
- begleitend zu Zytostatika (Krebstherapie).

3.4.3 Rescue als Hilfestellung in der täglichen Praxis

Es hat sich in der ärztlichen Praxis immer wieder bewährt, *Rescue* stets griffbereit zu haben. In der empfohlenen Form angewandt, vermag es einen aufgeregten oder ängstlichen Patienten zu beruhigen, oder – vor allem Kindern – die Angst vor einer Spritze oder Blutabnahme zu nehmen. Auch vor kleineren chirurgischen oder endoskopischen Eingriffen läßt sich die damit für den Patienten verbundene Streßsituation abmildern. Generell hat sich gezeigt, daß *Rescue* für eine schnelle Stabilisierung, emotionale Beruhigung und psychophysische Entspannung des Patienten sorgt, wodurch die nötigen Untersuchungs- und Behandlungsschritte erleichtert werden.

Rescue ist damit auch für den ärztlichen Hausbesuch angezeigt, der ja fast immer für den Patienten eine besondere Situation ist und fast stets unter spürbaren Streßvorzeichen steht.
Bei Fieberkrämpfen im Kindesalter zeigt *Rescue* häufig entspannende Wirkung.

Rescue hat sich als Entspannungshilfe in täglichen Praxissituationen bewährt, z.B. vor

- Blutentnahmen
- Injektionen
- Kleinen chirurgischen Eingriffen
- Endoskopischen Untersuchungen
- Gynäkologischen Untersuchungen
- Vor und nach chiropraktischen Manipulationen
- Fußsohlen-Reflex-Massage
- Narbenentstörung (Akupunktur).

3.4.4 Rescue vor und nach der Operation

Oft wird – leider noch nicht offiziell – von dem ans Wunderbare grenzenden Einsatz von *Rescue* bei der Intensivpflege berichtet.
Vor und nach Operationen häufig in kurzen Intervallen eingegeben, hat *Rescue* die Heilungsverläufe dramatisch beschleunigt und optimiert. Dieses Gebiet wäre es wert, weiter systematisch beobachtet zu werden. Die Einsatzmöglichkeiten von *Rescue* sind bei weitem noch nicht ausgeschöpft.

Hier stellvertretend die Erfahrung einer Ärztin:

„Die *Rescue*-Tropfen setze ich täglich in meinem operativen Bereich vorbeugend ein, um Kreislaufkollapse zu verhindern. Seit wir die *Rescue*-Tropfen prophylaktisch im OP einsetzen, ist uns noch kein einziger Patient kollabiert, während sonst gelegentlich gefäßverengende Kreislauftropfen (z.B. Effortil ®) notwendig wurden."

3.4.5 Anwendung und Dosierung von Rescue

In akuten Situationen

Man gibt 4 Tropfen aus der Konzentratflasche in ein kleines Wasserglas mit Wasser oder einem anderen Getränk (Saft, Tee, Bier) und läßt etwa innerhalb von zehn Minuten diese Mischung in kleinen Schlückchen trinken. Wenn der gewünschte Effekt noch nicht erzielt ist, ein zweites Glas zubereiten.

In Situationen, in denen kein Wasser verfügbar ist, kann man *Rescue* auch unverdünnt auf Lippen, Zahnfleisch, Schläfen, Handgelenke oder Ellenbeugen, in die Herzregion oder auf die Schilddrüse träufeln.

Zubereitung einer Einnahmeflasche für häufigeren Gebrauch

Im Unterschied zu den anderen 38 Konzentraten werden von *Rescue* zwei Tropfen auf 10 ml Flüssigkeit gegeben.

Wird *Rescue* als Bestandteil einer anderen Mischung verwendet, so gilt es als eine Blüte (2 Tropfen auf 10 ml Flüssigkeit).

Äußere Anwendung

Für Umschläge, Wickel, Kompressen u.ä. gibt man 4 Tropfen aus der Konzentratflasche in eine Schüssel mit ca. einem halben Liter Wasser.

Rescue nicht zum Dauergebrauch

Leider wird *Rescue* häufig als Allerweltshilfe oder auch aufgrund einer Verlegenheitsdiagnose zu unspezifisch eingesetzt. Wichtig ist, den Patienten darauf hinzuweisen, daß *Rescue* grundsätzlich nicht zum regelmäßigen Gebrauch konzipiert wurde – dieses widerspräche dem Wesen des Präparates und seinen Wirkungsmechanismen. Neben *Rescue* kann deshalb eine Langzeitmischung laufend weitergenommen werden.

Wie oft kann Rescue tatsächlich genommen werden?

Die Einnahmefrequenz hängt ab von der Veranlagung des Patienten und von der aktuellen Situation.

- Es gibt Patienten, die *Rescue* nur zwei- bis dreimal im Jahr wirklich benötigen
- Andererseits kennt man den sensiblen Patiententyp, der je nach Anlaß, das „harmlose“ *Rescue* mehrmals in der Woche nimmt und dadurch auf die regelmäßige Einnahme von Sedativa verzichten kann
- In längeranhaltenden schweren Krisen, bei Pflege eines letal erkrankten Familienangehörigen – ist es auch vertretbar und bewährt, *Rescue* während mehrerer Tage regelmäßig einnehmen zu lassen.

Rescue für die Hausapotheke

Es liegt auf der Hand und ergibt sich auch aus dem Wirkungsspektrum dieses Kombinationspräparates, daß es nicht nur in der ärztlichen oder naturheilkundlichen Praxis Anwendung findet, sondern für nahezu jedermann – auch für den Behandler – ein fast unverzichtbares Hausmittel im besten Sinne des Wortes darstellt. Man handelt sicher auch im Sinne der

Intention von Edward Bach, wenn man es jedem Patienten für die Hausapotheke empfiehlt bzw. verschreibt.

3.4.6 Die „persönliche Notfall-Mischung"

Neben der klassischen, also oralen, *Rescue*-Therapie ist es in individuellen Bedarfsfällen möglich, den *Rescue*-Tropfen (Verdünnung) ein bis zwei zusätzliche Einzelkonzentrate hinzuzufügen, die auf die spezifische emotionale Disposition des Patienten abgestimmt sind.

Dieses Vorgehen ist z.B. dann angebracht, wenn eine individuelle „Notsituation" immer wieder unter gleichen oder ähnlichen Gegebenheiten auftritt. Wenn man als Behandler erkennt, daß neben den äußeren – gleichen oder variablen – Auslösern, ein ganz spezifischer Charakterzug, bzw. eine individuelle negative Gefühlsprägung am Entstehen der als Notfall erlebten Situation beteiligt ist.

Beispiel

Eine Patientin geriet in helle Panik, wenn ihre Schwägerin, Gewerbelehrerin, zu Besuch kam. Sie war fast unfähig, den Tisch zu decken und sich unbefangen an der Unterhaltung zwischen ihrem Mann und der Schwägerin zu beteiligen.

Die Vorgeschichte: Bei der Hochzeit des Ehepaares war die Schwägerin, weitgehend unbewußt, eifersüchtig, daß sie ihren über alles geliebten Bruder nun an eine „Rivalin" abgeben mußte. Wohl aus diesem Grund signalisierte sie der jungen Ehefrau bei jedem Zusammentreffen, daß ihre hausfraulichen Fähigkeiten unzureichend seien und ihr Ehemann eine bessere Behandlung verdient hätte. Das führte bei der jungen Ehefrau zu Haß- und Minderwertigkeitsgefühlen gegenüber der Schwägerin und färbte jedes Familientreffen negativ. Ihre persönliche Notfall-Mischung enthielt

- *Rescue*
- dazu *Larch* – für mehr Selbstvertrauen
- *Holly* – für mehr Verständnis gegenüber der psychischen Situation der Schwägerin.

Zu gegebenem Anlaß nahm die Patientin mehrmals jeweils 8 Tropfen – und konnte damit die Situation weitgehend überbrücken.
Da dieses jedoch keine Therapie darstellte, sondern nur eine Erste-Hilfe-Maßnahme war, unterzog sich die Patientin später einer längeren individuellen Bach-Blütentherapie und konnte diese Problematik im größeren Zusammenhang erkennen und dann ganz abbauen.

3.4.7 Rescue im Rahmen einer Institution[1]

Rescue kann im Rahmen einer Institution – z.B. in einem Wohnheim für geistig Behinderte oder auf einer psychiatrischen Station – durchaus vielfältig zum Ausdruck kommen.

Besonders befreiend ist es, wenn es gelingt, auch bei den übrigen Mitarbeitern Interesse gegenüber dieser Behandlungsform zu wecken. Es kann sich dann auch die Einstellung gegenüber störenden Symptomen bei einzelnen Patienten ändern.
Üblicherweise versucht man, Patienten, die akut durch ihr Verhalten auffallen und Mitarbeiter oder andere Patienten stören, zu beruhigen; entweder durch pädagogisch-therapeutische Maßnahmen, oder – falls dies nicht fruchtet – durch Medikamente. Auf jeden Fall wird hierbei der Patient als der Störenfried deklariert und die anderen sind die Opfer, die es zu schützen gilt. Gelingt es, die Einstellung zu ändern, so kann sich folgendes Bild ergeben: Alle Beteiligten haben ein gemeinsames Problem, nämlich die Unruhe, das aggressive Verhalten, nur – der eine produziert es – und alle anderen müssen sich damit auseinandersetzen. Es ist gewissermaßen so, als ob man von zwei Seiten auf dieselbe Medaille schaut. Alle benötigen gemeinsame Hilfe. Insofern bietet es sich in einer derartigen Situation an, daß alle Beteiligten die *Rescue*-Tropfen nehmen, unter Umständen mehrfach wiederholt, um damit auch nach außen hin auszudrücken, daß man sich in einer gemeinsamen schwierigen Situation befindet und alle Hilfe brauchen. Der Erfolg ist häufig eindrucksvoll für alle Beteiligte.

Ebenso können die *Rescue*-Tropfen auch bei Patienten eingesetzt werden, die sich stark zurückziehen, Kontakte meiden und häufig auch von einer ängstlichen Stimmung erfaßt sind. Erfahrungsgemäß verliert man solche Patienten leicht aus den Augen; es ist schwer, ihnen gegenüber Interesse aufzubringen. In solchen Fällen ist es sinnvoll, in durchaus relativ engen Zeitabständen (1 – 2 stündliches Intervall) den Patienten *Rescue*-Tropfen zu geben. Dabei ist jedoch wichtig, daß dieses dann auch jedes Mal die Chance zu einer Begegnung beinhaltet und Anstoß gibt, den Patienten so erneut wahrzuehmen. Setzt man dieses über eine längere Zeit hindurch fort, so kann sich durchaus Aktivität und Offenheit entwickeln, wobei diese Entwicklung naturgemäß auch auf dem Hintergrund der jeweiligen Erkrankung gesehen werden muß.

1 Bericht von Dr. med. Alexander von Berghes, Hamburg

3.5 Anwendungsgebiete der Bach-Blütentherapie

3.5.1 Psychische Krisen in schwierigen Lebenssituationen

Psychische Krisensituationen verstärken häufig die somatischen Symptome eines Patienten und stellen daher sehr oft die eigentliche Ursache des Besuches beim Arzt und Heilpraktiker dar.

Die Fülle des besonders auf diesem Gebiet vorliegenden Erfahrungsmaterials bestätigt diese Annahme.

Gerade in schicksalhaften Situationen, wie z.B. dem Tod des Ehepartners oder Verlust der Stellung, in denen bisher „aus Verlegenheit" Psychopharmaka verabreicht wurden, leistet die Bach-Blütentherapie überaus wertvolle Hilfe zur Harmonisierung und konstruktiven Bewältigung der Situation im Sinne eines echten Reifeprozesses.
Die Verordnung von *Rescue* ist in vielen solchen Fällen ein erster Schritt, der häufig genug rasch eine erhebliche Erleichterung in der kritischen Lebenssituation schafft. Zumeist reichen danach ein oder zwei gezielte Bach-Blüten-Kombinationen aus, um über die Krise hinwegzuhelfen. In sehr akuten Fällen hat sich besonders die Einnahme nach der Wasserglas-Methode (siehe Seite 56) bewährt.

Der Erfolg, den die Bach-Blütentherapie in psychischen Krisensituationen zeigt, ist oft die Initialzündung für eine längerfristige Bach-Blütentherapie zur Aufarbeitung chronischer seelischer Negativzustände und zur Persönlichkeitsentfaltung.

3.5.2 Akutes Krankheitsgeschehen

Auch im akuten Krankheitsgeschehen ist die Bach-Blütentherapie oft eine große Hilfe. Die Erfahrung zeigt, daß sich Heilungsabläufe drastisch beschleunigen; Allopathische Medikationen können erheblich verringert werden. In einigen Fällen kann sogar ganz darauf verzichtet werden.

Wichtig ist besonders auch in diesen Fällen, sich direkt an den seelischen Symptomen des Patienten zu orientieren; das heißt, zu beobachten und zu hinterfragen, ***wie reagiert der Mensch jetzt*** auf diese körperlichen Krankheitserscheinung bzw. ***welche seelische Fehlhaltung*** oder welches Ereignis hat diesen körperlichen Krankheitsschub möglicherweise ausgelöst. Besonders jüngere Patienten beobachten sich hier erfahrungsgemäß sehr gut.

In vielen Fällen bringt ***Rescue als Erste-Hilfe-Maßnahme*** schnelle spürbare Erleichterung.
Der Erfolg einer Mitbehandlung mit Bach-Blüten in akuten Zuständen tritt erfahrungsgemäß relativ rasch ein. Ist die Mischung richtig getroffen, kann der Patient bereits innerhalb weniger Stunden oder Tage deutliche Anzeichen einer Veränderung wahrnehmen.

Bach selbst, der in gewissen Perioden seines Lebens viele Hausbesuche machte, wechselte in akuten Krankheitszuständen seine Mittel oder Mittelkombinationen innerhalb weniger Tage mehrfach, je nachdem welcher Gemütszustand während des Heilungsverlaufes in den Vordergrund trat.
Das folgende Fallbeispiel wurde dem Buch Nora Weeks „Edward Bach, Sein Leben – Seine Erkenntnisse“ entnommen.

Ein achtunddreißigjähriger Mann hatte seit fünf Wochen unter äußerst schmerzhaften Rheumaanfällen gelitten. Als Edward Bach ihn erstmals untersuchte, waren sämtliche Gelenke seines Körpers angeschwollen und berührungsempfindlich. Er litt unter außerordentlichen Schmerzen, wälzte sich qualvoll auf dem Bett hin und her und konnte keinen Augenblick Ruhe finden.
Während der folgenden zwanzig Stunden erhielt er stündlich eine *Agrimony*-Gabe. Danach war eine deutliche Zustandsbesserung zu konstatieren. Bis auf ein Schultergelenk waren alle übrigen Gelenke schmerz- und schwellungsfrei. Der Patient war nun ruhiger und weniger besorgt. Er erhielt weitere sechs Stunden lang alle sechzig Minuten eine *Agrimony*-Gabe und schlief anschließend vier Stunden lang. Als er wieder erwachte, war er völlig schmerzfrei.
Im nächsten Stadium litt er unter Angstgefühlen: Er fürchtete, die Schmerzen könnten zurückkehren und er werde, falls er sich bewege, einen Rückfall erleiden. Wegen dieser Indikationen wurde nun *Mimulus* verordnet. Am nächsten Tag stand der Mann auf, kleidete sich an und konnte sich bereits wieder selbst rasieren.
Aber trotz dieser erfreulichen Entwicklung fühlte sich der Patient depressiv, mutlos und niedergeschlagen. Zur Harmonisierung dieser Mißstimmung erhielt er nun *Gentian*. Und nur drei Tage nach seiner ersten Bach-Blüteneinnahme war der Mann wieder ganz der alte. Er ging ins Kino und suchte anschließend noch ein Wirtshaus auf.

3.5.3 Chronisches Krankheitsgeschehen

Sofern Behandler und Patient das notwendige Durchhaltevermögen aufbringen, ist die Behandlung und Mitbehandlung von chronischen Erkrankungen mit Bach-Blütentherapie ein besonders dankbares Gebiet. Gerade wenn, wie es so oft heißt, „der Patient austherapiert ist“, kann man durch das Wiederanfachen seiner seelischen Selbstheilungskräfte erstaunlich Positives erleben.

Bei der Krebsnachsorge, aber auch bei vielen sogenannten psychosomatischen Erkrankungen wie Neurodermitis, Kolitis, essentieller Hypotonie, hat die Bach-Blütentherapie naturgemäß ihre segensreiche Wirkung bewiesen.

Bei Menschen, die zu chronischen Erkrankungen neigen, konnten häufig die folgenden ***unbewußten seelischen Negativhaltungen*** beobachtet werden

- Unbewußte Schuldgefühle, die dem Kranken keine Gesundung „erlauben"; *(Pine)*
- Das Gefühl, den Anforderungen des Schicksals nicht gewachsen zu sein, sondern deren Opfer zu werden; *(Willow)*
- Tiefverwurzelte Resignation; *(Gorse).*

Durch die längerfristige Einnahme von zentralwirksamen Medikamenten geraten chronische Patienten häufig auch in die Zustände der Apathie (*Wild Rose*) oder mangelnder Konzentrationsfähigkeit (*Clematis*). Oft äußern solche Patienten auch das Gefühl, entmutigt, seinen Angehörigen hinderlich oder gar überflüssig zu sein. In diesen Fällen kämen die Blüten *Gentian* und *Larch* in Betracht.
Die vier letztgenannten sind Beispiele dafür, wie durch das Andauern einer chronischen Erkrankung sich beim Patienten zusätzlich negative Gemütshaltungen entwickeln können, die nun ihrerseits erschwerend auf den Krankheitsverlauf einwirken.

Diese Angaben sollten aber nicht dazu verleiten, anzunehmen, daß es für chronisch kranke Patienten bestimmte Standard-Rezepte geben könnte. Gerade auch hier muß die individuelle seelische Situation des Patienten erfaßt werden[1].

In diesem Zusammenhang sei eine Bemerkung zum Thema ***„Organsprache"*** gestattet, welche wertvolle Impulse zum Grundverständnis gerade auch der Bach-Blütentherapie geliefert hat.

Bei vordergründiger und enger Auslegung haben sich ihre Aussagen in der Praxis der Bach-Blütentherapie nicht bestätigt. Über die von Bach selbst gemachten Angaben hinaus (☞ Kap. 1.2) scheinen sich spezifische körperliche Krankheitssymptome ***nicht in direkten Zusammenhang*** mit bestimmten Blüten-Konzepten bringen zu lassen, z.B. Niere mit *Mimulus* oder

1 Vgl.: Fall Chronisch rezidivierende Harnwegsinfekte

Herz mit *Holly*. Das Psychogramm eines Asthmakranken oder eines Herzneurotikers scheint es auf der von Bach definierten Ebene nicht zu geben.

Eine Korrelation typischer Charakterzüge von 285 Patienten mit der Neigung zu spezifischen chronischen Krankheitserscheinungen wie z.B. Asthma, Hautleiden, Erkrankungen des Magen-Darm-Traktes etc., ließ keine Zusammenhänge erkennen. Ein eindeutiger Bezug ergab sich nur zwischen *Scleranthus* und der Neigung zu Schilddrüsenerkrankungen, wobei hier interessant ist, daß die Schilddrüse als sogenannte feinere Drüse vielfach als ein Bindeglied zwischen physischen und feinstofflicheren Ebenen betrachtet wird.

Zu Beginn einer Therapie von chronisch kranken Patienten ist, durch die Chronizität der Symptome bedingt, mit deren ***vorübergehender Intensivierung*** zu rechnen. Häufiger wurde auch beobachtet, daß aufgrund anfänglicher Erfolge die Therapie zunächst abgebrochen wurde, um dann etwa vier Wochen später vom Patienten selbst wieder aufgenommen zu werden.

Bei der Behandlung von chronischen Fällen ist fast immer ein deutliches Auf und Ab im Therapieverlauf zu beobachten. Deshalb ist hier die ***geistige Führung*** des Patienten zeitweise von entscheidender Bedeutung. Denn, ähnlich wie bei chronischen körperlichen Krankheiten, kann es auch bei chronischen seelischen Störungen zunächst wiederholt zu aktuellen Schüben kommen. Es verlangt vom Behandler viel Einfühlungsvermögen und Geduld in solchen Situationen, den Patienten immer wieder zu motivieren, durchzuhalten und ihm deutlich zu machen, daß trotz allem Auf und Ab doch eine steigende Tendenz erkennbar ist.

Gerade bei einer konsequenten Behandlung und Mitbehandlung von Patienten mit vielschichtigen chronischen Beschwerden läßt sich besonders gut beobachten, wie die Bach-Blütentherapie eine ***feine, aber stetige Veränderung*** der Gemütshaltung und schließlich der gesamten Lebenseinstellung hervorruft (☞ Fall 3).

Nach zumeist anfänglich leichten Rückfällen zeigte sich spätestens nach einem Jahr eine eindeutige Besserung gegenüber den zurückliegenden Jahren.

Nicht in jedem Falle kam es naturgemäß zur Ausheilung aller körperlichen Symptome, aber immer zu einer anhaltenden Stabilisierung des Patienten. In guttherapierten Fällen verschwanden ***jahrelang bestehende therapieresistente Symptome*** wie z.B. ein chronischer Schnupfen, ein chronisches Ekzem oder hartnäckige gastrititsche Beschwerden.

Bei Patienten mit einer langen therapeutischen Vorgeschichte, die zuvor als Hypochonder eingestuft worden waren, konnte man zumindest feststellen, daß die Schwere der Erkrankung sehr stark abgemildert wurde. Unter Bach-Blütentherapie ***blieben sie arbeitsfähig*** und konnten mit ihren Beschwerden relativ gut umgehen.

Übereinstimmend wird berichtet, daß die Bach-Blüten-Tropfen im Gegensatz zu anderen Medikamenten ***sehr gern eingenommen*** werden.

In fast allen Fällen ließen sich allopathische ***Medikamente,*** besonders Psychopharmaka deutlich ***reduzieren*** oder sogar ganz absetzen, was besonders für den Anfänger in der Blütentherapie als sehr guter Erfolg zu werten ist.

3.5.4 Möglichkeiten und Grenzen der Selbstbehandlung

In akuten Situationen – problemlos.
Bei chronischen Zuständen – nicht zu empfehlen.

Als Bach voraussah, daß seine „heilenden Blüten später in jedem Haushalt vorhanden sein würden", war damit vor allem auch die Selbstbehandlung akuter seelischer Krisenzustände gemeint.

Einen akuten Zustand der Eifersucht, Erwartungsangst oder Erschöpfung kann im Prinzip jeder interessierte Mensch bei sich oder bei einem Familienmitglied selbst erkennen und die dazu passenden Blüten ermitteln.
In unübersichtlichen Situationen läßt die sofortige Einnahme einer Dosis *Rescue* die vorherrschenden individuellen Symptome noch klarer hervortreten.

Bei akuten Zuständen werden die Tropfen zweckmäßigerweise nach der Wasserglasmethode eingenommen und die Einnahme wird so häufig wiederholt, bis eine Harmonisierung des Zustandes erkennbar ist.

Es liegt auf der Hand, daß chronische seelische Beschwerden kaum selbst erfolgreich zu behandeln sind.

Da eigene, unbewußte seelische Blockaden kaum objektiv wahrgenommen werden können, ist eine zutreffende Diagnosestellung nicht möglich. Auch kann ein seelisch chronisch kranker Mensch evtl. auftretende Reaktionen selbst oft nicht objektiv bewerten, noch immer richtig handhaben. Daher ist hier die Konsultation eines geschulten Behandlers der sehr viel bessere Weg.

Nach der lege artis durchgeführten Bach-Blütentherapie eines chronisch kranken Patienten ist allerdings das Therapieziel „Hilfe zur Selbsthilfe" erreicht worden. Der jetzt positiv motivierte Patient kann sich in neu auftretenden akuten Situationen selbst mit den Blüten weiterhelfen, da er nun mit seinen eigenen Gefühlsstrukturen und den entsprechenden Bach-Blüten-Konzepten besser vertraut ist.

3.5.5 Bach-Blütentherapie bei der Behandlung von Schwerstkranken und Sterbenden

Angesprochen sind hier z.B. inoperables fortschreitendes Krebsleiden, Multiple Sklerose, präterminale Niereninsuffizienz, schweres Gelenkrheuma u.ä. Wenn alles „medizinisch Machbare" ausgeschöpft ist, bleiben für den Patienten und seine Angehörigen der schwere Leidensdruck und die Verzweiflung.

Oftmals treten gerade bei obengenannten schweren Krankheitsbildern außer der Angst andere disharmonische Charakterzüge wie Haß, Eifersucht, Groll, Selbstmitleid, Herrschsucht noch weitaus stärker und spürbar negativer als in gesunden Tagen in Erscheinung. Die Angehörigen sind dann geradezu erschrocken, wie sehr sich das ganze Wesen des Patienten verändert hat.
Dieses wird manchmal als fast genauso hart empfunden wie der Schicksalsschlag. Die Pflege des Patienten wird dadurch wesentlich erschwert, sowohl zu Hause als auch im Krankenhaus.

Häufig fragen Angehörige solcher Patienten, ob eine Bach-Blütentherapie noch sinnvoll sei. Die Antwort kann nur lauten: Ja. Der Kranke selbst, aber auch die pflegenden Familienangehörigen werden von den Bach-Blüten Hilfe und Erleichterung erfahren. Ob und welche seelischen Entwicklungsprozesse in fortgeschrittenen Krankheitsstadium tatsächlich ablaufen, entzieht sich einer objektiven Beurteilung. Jedoch rufen die richtig verordneten Bach-Blüten erfahrungsgemäß häufig noch eine bewußte oder unbewußte Einstellungsänderung gegenüber der Krankheit und dem eigenen Schicksal hervor. In vielen Fällen war ein Abklingen der Schmerzen zu beobachten; immer aber mehr Ruhe, innere Gelassenheit und eine insgesamt positivere Ausstrahlung.

Um die Frage zu klären, ob dem Kranken die Bach-Blütentherapie „noch etwas bringt", lasse man ihm, über den Tag verteilt, mehrere Portionen Rescue (Wasserglasmethode oder Stirnkompressen) verabreichen. Im - meistens – positiven Falle geben auch bewegungs – oder sprachunfähige Patienten sowie Kranke auf der Intensivstation dann selbst deutlich zu erkennen, daß sie dieses Mittel weiter nehmen möchten.
Die Diagnose wird auch hier entsprechend den disharmonischen Charakterzügen gestellt, welche den Angehörigen ja bekannt sind. Situationsbedingt könnten abgesehen vom – in diesen Fällen eigentlich immer ange-

zeigten – *Rescue*, auch *Honeysuckle, Red Chestnut, Pine* oder *Walnut* in Erwägung gezogen werden.
Diversen Berichten zufolge, wurde von Angehörigen Sterbender mit Wissen des behandelnden Arztes noch in den letzten Lebenstagen Bach-Blütentherapie eingesetzt. Übereinstimmend wird berichtet, daß diese Kranken ihre letzten Tage harmonischer und menschenwürdiger verbringen durften und meistens friedlich eingeschlafen sind.

3.6 Therapieverlauf

3.6.1 Verlaufsmodalitäten und charakteristische Reaktionen

Da es keine zwei identischen Individuen gibt und sich jeder bekanntlich nur gemäß seiner eigenen seelischen Kräfte entwickeln kann, sollte es einleuchten, daß es in der Bach-Blütentherapie keine exakt voraussagbaren Reaktionsschemata geben kann.
Berücksichtigt man zusätzlich noch die schicksalhaften Lebensumstände des Patienten und die Zeitqualität, so läßt sich sogar für den individuellen Patienten erfahrungsgemäß kein längerfristiger Therapieplan erstellen. Das heißt, eine Mischung, die dem Patienten geholfen hat, wird in einer vergleichbaren Situation ein Jahr später möglicherweise nicht mehr „greifen“, weil sich Zeitqualität und Lebensumstände geändert haben.

Die im folgenden zusammengetragenen Beobachtungen sollen als Orientierungshilfe und zur Anregung eigener Beobachtungen dienen.

Erfolgt die Ersteinnahme unmittelbar in der Praxis, so erlebt man beim Patienten häufig

- Positive Veränderung des Augenausdruckes (besonders bei Kindern)
- Tiefes erleichtertes Aufatmen. Es entsteht das Gefühl, „es würde plötzlich ein Lichtschalter angeschaltet“ — „es wäre plötzlich heller im Raum“ oder „der Raum hätte sich vergrößert“
- Wärmegefühle, Prickeln, angenehm elektrisierende Sensationen
- Oder:
  Kältegefühl in der Herzgegend, im Solarplexus, an den Extremitäten oder im ganzen Körper: häufig linksseitig.

3.6.2 Reaktionen bei der Behandlung akuter Zustände

Eine richtig gewählte Blütenmischung „greift“ in wenigen Stunden, spätestens Tagen. Sogenannte Erstreaktionen treten in der Regel nicht auf. Ist die Harmonisierung erreicht, vergißt der Patient die Einnahme.

3.6.3 Reaktionen bei der Behandlung chronischer Zustände

Dauer der Therapie: Je nach Fall, Lebensalter und Struktur des Patienten zwischen 9 Monaten und 1,5 Jahren bei 4-wöchigem Behandlungsabstand zwischen der jeweiligen Bestimmung einer neuen Blütenmischung.

Da die auslösenden negativen Gefühlserlebnisse gerade bei chronischen Patienten fast immer in der Kindheit liegen und sich über Jahre hinweg verstärkt haben, ist es um so erstaunlicher, daß auch bei älteren Patienten in so relativ kurzer Zeit gute Ergebnisse erzielt werden können.

Typische Verlaufsformen bei der Behandlung chronischer Zustände

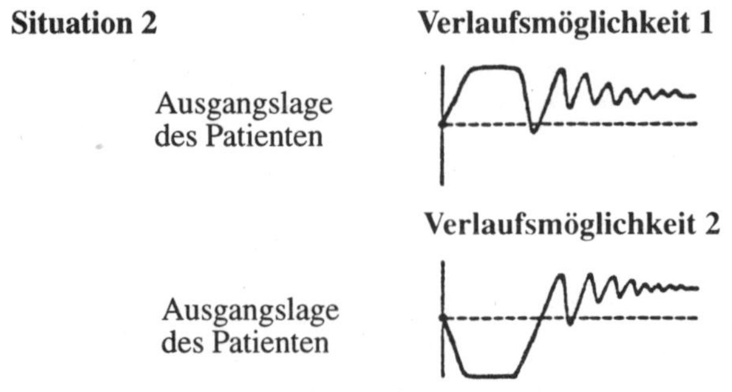

Therapieverläufe bei der Behandlung chronischer Zustände

1. Positiv-Start
Die Reaktion auf die erste Mischung ist überraschend positiv. Der Patient erlebt – vielleicht zum ersten Mal nach Jahren, was es heißt, wieder ein gutes Selbstwertgefühl zu haben oder nachts wieder durchschlafen zu können.

Nach einigen Wochen, oft nach Beendigung der ersten Mischung, fällt diese Kurve jedoch wieder ab, und für den Patienten beginnt eine Zeit von Schwankungen seines seelischen und körperlichen Befindens, welches sich schließlich wellenförmig abklingend langsam positiv stabilisiert.

In dieser wellenförmigen Stabilisierungsphase beginnt die eigentliche innere Auseinandersetzung mit den blockierten Persönlichkeitsanteilen. Der Patient sollte diese Schwankungen seines Zustandes bewußt registrieren und die Entwicklung geistig unterstützen, indem er die angestrebten Positivzustände, die er zu Beginn der Therapie bereits erlebt hat, sich immer wieder ins Bewußtsein ruft.

2. Negativ-Start
Häufig bei chronischen Krankheiten mit starken körperlichen Manifestationen: Der Patient erleidet sofort eine starke seelische bzw. körperliche „Intensivierung" seiner Symptome, ähnlich einer homöopathischen Erstreaktion. Er hat das Gefühl, daß sich die negativen Eigenschaften, seine Schwächen noch verstärken. In diesem Stadium rufen Patienten an und sagen, sie hätten sich noch nie so schlecht gefühlt, wie seit Beginn der Bach-Blütentherapie. Ein derartiger Zustand kann einige Tage, ganz selten eine gute Woche, anhalten und sich dann fast abrupt zum Positiven verändern. Von diesem Moment an kommt es noch zu kleineren Schwankungen im seelischen und körperlichen Befinden, bis sich die Befindlichkeit auf dem höheren Schwingungsniveau stabilisiert hat.

In solchen Phasen der „Intensivierung der Symptome" ist die Führung des Patienten besonders wichtig. Er muß erkennen, daß dieses ins Bewußtseinkommen und Ausschwemmen negativer Gefühlserinnerungen Ausdruck seines seelischen Reinigungsprozesses sind, ohne den keine echte Heilung möglich ist.

Es hat sich nicht bewährt, in dieser Situation auf Wunsch des Patienten die Mischung zu verändern oder die Therapie zu unterbrechen, um einen vermeintlich günstigeren Zeitpunkt abzuwarten. Die Erfahrung zeigt vielmehr, daß bei erneutem Einsatz der Blütenmischung alle Symptome, die am Tag der Unterbrechung bestanden, sofort wieder auftreten.

3.6.4 Reaktionen nach Ersteinnahme einer Bach-Blüten-Mischung

Die hier gezeigten statistischen Angaben sind aus einer Untersuchung des Bach Centre, German Office, von 700 Patienten gewonnen worden. Die beschriebenen Reaktionen traten entweder nach der Ersteinnahme einer Bach-Blütenmischung auf, oder nach der auf eine längere Behandlungspause folgenen Einnahme einer neuen Mischung.

Auftreten von positiven Gefühlen	
Eindrucksvolle Träume*	48,9 %
verstärktes Ruhe- und Schlafbedürfnis**	46,1 %
"Ruhe und Gelassenheit überkamen mich"***	37,4 %
Fühlte sich energiegeladener***	33,9 %
Inneres Freudegefühl***	30,2 %
Inneres Befreiungsgefühl***	27,8 %
Patient nahm etwas in Angriff, das er schon lange vor sich hergeschoben hatte***	19,7 %
Intensivierung von Negativgefühlen	
Innere Unrast	26,4 %
Reizbarkeit	25,8 %
Mattigkeit	25,7 %
Angst	20,9 %
Vorübergehendes Aufflackern von körperlichen Symptomen früher durchlaufener Krankheiten	19,7 %

*Es handelt sich um symbolhaltige Träume in der Nacht zwischen dem 1. und 4. Einnahmetag. Dieses Phänomen ist möglicherweise der objektivste Wirkungsbeweis für die Bach-Blütentherapie (Eine Studie aufgrund Hunderter von Patiententräumen ist in Vorbereitung).

** Mögliche Ursache: Auf inneren Ebenen wird viel psychische Energie benötigt. Daher wird der Energieeinsatz auf der Ebene des Tagesbewußtseins gedrosselt. Wichtig ist, diesem Bedürfnis nachzugeben! Ähnlich zu beurteilen sind z.B. vorübergehend auftretende Schwindelgefühle.

*** Hier wird der Kontakt zwischen der jetzt bestehenden und der angestrebten höheren Schwingungsfrequenz kurzfristig schon erreicht.

Träume

Die hier beobachteten Träume zeigen Ähnlichkeit mit Träumen, die in psychotherapeutischen Sitzungen nach der Methode C.G. Jung auftreten und eröffnen dem Fachmann eine zusätzliche Möglichkeit der Verlaufskontrolle. Im Zusammenhang mit der Bach-Blütentherapie ist lediglich die Betrachtung des Traumes auf der Symbolebene interessant, eben jener archetypischen Ebene, in der auch die Bach-Blüten-Konzepte angesiedelt sind.

Folgende Traummuster treten häufig auf

1. Darstellung des Konfliktes auf der Symbolebene
- z.B. man kämpft mit einem Widersacher, der einem etwas entreißen will
- Man muß einen Zug erreichen, verirrt sich jedoch auf dem Weg zum Bahnhof oder
- Ist unzureichend für die Reise ausgestattet.

2. Entfaltung eines blockierten Persönlichkeitsanteils.
- Man schließt ein schon fast blaugefrorenes Kind nach langer Abwesenheit wieder in seine Arme
- Man betritt eine Zimmerflucht, in welcher man seit Jahren nicht mehr gewesen ist.

3. Innerer Reinigungswunsch
- Z.B. man sucht eine Toilette, findet jedoch die Tür immer wieder verschlossen
- Man badet in einer kristallblauen Flüssigkeit.

4. Symbolisierung des inneren Wachstumprozesses
- Man durchwandert ein steiniges Tal, erklimmt einen Berg, auf dessen Gipfel ein gläserer Tempel steht, umgeben von einer intensiv grünen Wiese.

Hinweis: Als Behandler – ohne einschlägige Ausbildung – sollte man der Versuchung widerstehen, diese Träume für den Patienten deuten zu wollen.
Außerdem ist zu beachten, daß lediglich die Hälfte der Patienten mit Träumen reagieren. Patienten, die nicht träumen, werten diesen Umstand manchmal als Zeichen dafür, daß die Therapie nicht anschlägt. Diesen Irrtum sollte man klarstellen.

Weitere Reaktionen

Abgesehen von den oben geschilderten Reaktionen kommt es häufiger zu ***Reinigungsreaktionen*** wie z.B. kurzfristigen Hautausschlägen, Durchfällen oder Erbrechen; sowie zu ***Revitalisierungsreaktionen*** wie z.B. das Wiederauftreten der Menstruation nach längerer sekundärer Amenorrhoe.

Es wurde auch beobachtet, daß manche Patienten bei jeder Einnahme einer neuen Mischung mit leichten Erstreaktionen reagieren.

3.6.5 Empfehlung zum Umgang mit Erstreaktionen

- Motivation des Patienten und Erläuterung des seelischen Ausscheidungsprozesses
- Herabsetzung der Dosierung; notfalls bis auf 1 x 1 Tropfen täglich[1]
- Gleichzeitige kurzfristige Einnahme von *Rescue* nach der Wasserglasmethode.

3.6.6 Sonderfälle der Reaktion

Drogenvergangenheit: Patienten mit Drogenkonsum in der Anamnese reagieren oft mit bizarren Träumen oder Stimmungszuständen. Es sind in der Regel Bilder, die sie von ihren Drogenerfahrungen her kennen und die nun ausgeschwemmt werden.

Babys und Kinder: Bei der Kindertherapie sollten keine Erstreaktionen auftreten, da hier fast nur akute Zustände behandelt werden.
Treten Erstreaktionen auf, so ist zu fragen, ob das Kind hier Gefühlszustände der Eltern auslebt.

Verstärkte Erstreaktionen wurden beobachtet bei Überstimulation durch mehrere gleichzeitig eingesetzte Therapien, die auf eine ähnliche Schwingungsebene zielen; auch durch neuartige, elektronisch-apparative Anwendungsmethoden, die noch nicht ausreichend erprobt sind.

Eine intensivierte Wahrnehmung von Reaktionen ist gegeben: während einer Fastenkur oder anderer tiefgreifender Ganzheitstherapien; ebenso bei Menschen, die sich gesund und reizstoffarm ernähren.

---

1 Neuere Erfahrungen zeigen, daß man die Dosierung auch heraufsetzen kann. Mit einer höheren Dosierung kann die Phase der Erstreaktion u.U. intensiver und kürzer ablaufen.

Reaktionen in der Umwelt des Patienten: Oft wird die seelische Harmonisierung von den Angehörigen eher bemerkt, als vom Patienten selbst. Partner und Kinder berichten z.B.: „der Vater hat zum ersten Mal mit der Faust auf den Tisch geschlagen" (*Centaury*). Oder: „unser Sohn hat zum ersten Mal eine andere Meinung gelten lassen, ohne sofort zu widersprechen" (*Vine*).

Veränderung des Familienklimas durch Bach-Blütentherapie

Unterzieht sich ein Familienmitglied einer konsequent durchgeführten Bach-Blütentherapie, so verändert sich das energetische Feld der gesamten Familie. Daher werden auch die anderen Mitglieder früher oder später darauf reagieren. Besonders auffällig ist diese Reaktion naturgemäß bei kleinen Kindern:

- Das Bettnässen der Vierjährigen wurde deutlich besser, wenn die Mutter beruflich weniger unter Druck stand (*Cherry Plum*)
- Das Handekzem des Dreijährigen ging zurück, als der Vater seine Examensarbeit endlich beendet hatte (*Oak*).

Ähnliches kann in der Partnerschaft beobachtet werden:
Wenn es einem Partner durch die richtig gewählte Blütenkombination gelingt, die für die Partnerschaft destruktiven Verhaltensmuster aufzugeben, z.B.: falsches Schuldgefühl (*Pine*), Hang zur Manipulation (*Chicory*), falsch verstandene Verbundenheit (*Red Chestnut*), falsche Sentimentalität (*Honeysuckle*), so reagiert auch der andere Partner zumeist unbewußt positiv. Es kann dann entweder ein neuer konstruktiver Ansatz für die Partnerschaft gefunden werden oder einer der beiden Partner findet die Kraft zur Trennung.

Aus unserer Erfahrung heraus ist es nicht zu empfehlen, eine Bach-Blüten-Mischung für den eigenen Partner zusammenzustellen. Als Betroffener und „Teil des Problems" wird man wesentliche Punkte nicht erkennen können.

3.6.7 Einige Ursachen für Therapieblockaden

- Mangelhafte Diagnostik (selten)
- Die Ursachen für die zu behandelnden Symptome liegen schwerpunktmäßig nicht auf der seelischen Ebene
- Patient unterzieht sich gleichzeitig zu vielen verschiedenen Therapien
- Patient hat aufgrund von Mißverständnissen bei der Beratung eine falsche Erwartungshaltung. Oft wird in chronischen Fällen zu viel Ergebnis in zu kurzer Zeit erwartet
- Patient ist unbewußt noch nicht wirklich bereit zu dieser Therapie. Das ist besonders häufig, wenn der Patient von dritter Seite dazu überredet wurde. Empfehlung: Therapie abbrechen und ihm anheimstellen, sie zu einem späteren Zeitpunkt wiederaufzunehmen
- Patient scheut auf unbewußter Ebene noch die Konsequenzen der Therapie, z.B. ein Geschäftsmann die völlige Umstellung seiner Lebensweise. Das Ertragen der körperlichen Symptome ist für ihn derzeitig das kleinere Übel
- Neurotische Persönlichkeitsstruktur des Patienten, der unbewußt damit rechtbehalten möchte, daß auch diese Therapie nicht helfen wird. Der sogenannte Rückfall tritt zumeist nach etwa drei Wochen ein
- Die Therapie hat zunächst gut angeschlagen, stagniert aber nach etwa 3 Monaten:
  der Patient verfügt zur Zeit nicht über das innere Kräftepotential, um weitere Entwicklungsschritte zu vollziehen. Vorschlag: Therapie aussetzen und zu einem späteren Zeitpunkt auf Wunsch des Patienten wieder aufnehmen.

3.6.8 Beobachtungen nach erfolgreich durchgeführter Bach-Blütentherapie

Die häufigsten Feststellungen von Patienten nach einer Einnahmezeit von 4 – 8 Wochen*

„Ich habe das Gefühl, noch mitten in einem Entwicklungsprozess zu stecken“	56,3 %
„Ich fühle mich wohler und mehr in mir selbst“	45,0 %
„Ich stehe vielen Situationen ruhiger und sicherer gegenüber“	44,0 %
„Ich fühle mich sicherer“	40,4 %
„Ich sehe Schwierigkeiten gelassener entgegen“	37,9 %
„Ich erlebe meine Gefühlsstimmungen deutlicher, habe aber gleichzeitig mehr Abstand dazu“	37,3 %
„Ich habe geistige Erkenntnisse gewonnen“	34,5 %
„Ich habe jetzt mehr Klarheit über meine Lebensziele und -aufgaben“	30,4 %
„Ich kann aufkommende Probleme und Belastungen besser bewältigen“	28,2 %
„Ich handle jetzt konsequenter“	28,1 %
„Ich stehe am Anfang eines neuen Entwicklungsabschnittes“.	28,2 %

*aus der oben zitierten Untersuchung an 700 Patienten

Weitere Beobachtungen nach erfolgreich durchgeführter Bach-Blütentherapie

- Der Gesichtsausdruck des Patienten wird weicher und gelöster. (Kann bereits nach der 1. Sitzung beobachtet werden)
- Seelisch vitalere, oft jüngere Ausstrahlung
- Vorübergehend erhöhte Sensibilität des Patienten; z.B. Wetterfühligkeit
- Stimmungsschwankungen werden vom Patienten früher und bewußter wahrgenommen; er ist in der Lage, damit umzugehen
- Körperliche Symptome gehen zurück oder verschwinden (fallabhängig)

- Die Neigung, sich gesünder zu ernähren; reizstoffarmer zu essen, weniger Alkohol zu konsumieren, nimmt zu.
  Aber auch: Vegetarier gönnen sich nach 20 Jahren gelegentlich ein Stückchen Fleisch (da „übertriebene" Verhaltensweisen wieder in ein natürliches Gleichgewicht gebracht werden).

3.6.9 Die Bach-Blütentherapie in Zusammenwirkung mit anderen Therapieformen

Bachblütentherapie und allopathische Medikation

Im Prinzip positiv, da es sich um verschiedene Wirkungsebenen handelt.

Einige Behandler berichten allerdings von Wirkungseinschränkungen bei gleichzeitiger Einnahme von Betablockern oder Schilddrüsenhormonen.
Häufige Beobachtung: Allopathische Medikationen konnten auf Wunsch des Patienten oder des Behandlers spürbar reduziert oder im Laufe der Zeit ganz aufgegeben werden.

Bachblütentherapie und Psychopharmaka-Therapie

Erfreulicherweise ist in vielen Fällen eine, wenn auch etwa um die Hälfte reduzierte Wirkung zu beobachten.
Doch sollte man sich gerade hier vor einer Verallgemeinerung hüten. Es gibt Patienten, die durch Bach-Blütentherapie Psychopharmaka auf eigenen Wunsch aufgeben konnten.
Andererseits wurde auch beobachtet, daß nach jahrzehntelanger Psychopharmaka-Einnahme die Bach-Blütentherapie nicht mehr „greift".

Testempfehlung ob Bach-Blütentherapie bei gleichzeitiger Psychopharmaka-Therapie noch sinnvoll ist: In mehreren einschlägigen Situationen *Rescue* einnehmen lassen. Wird jeweils gar keine Wirkung konstatiert, scheint diese Persönlichkeitsebene des Patienten zur Zeit nicht mehr erreichbar zu sein.

Bachblütentherapie und Therapien der Naturheilkunde

Generell gut, besonders wenn es sich um sogenannte ausleitende Methoden handelt.

Bachblütentherapie und klassische Homöopathie (Hochpotenz-Homöopathie)

Obwohl sich beide Therapieformen in ihrer Wirkung objektiv nicht gegenseitig behindern, hat es sich als zweckmäßig erwiesen, beide Therapieformen nicht nebeneinander, sondern im Wechsel einzusetzen.

Viele klassische Homöopathen setzen in Stagnationsphasen mit Erfolg die Bach-Blütentherapie ein.

Oder umgekehrt: nach erfolgreicher Blütentherapie bleiben oft einige körperliche Symptome in prägnanter Deutlichkeit bestehen, die sich nun homöopathisch sehr gut behandeln lassen.
Das zeigt, daß trotz der gemeinsamen „Feinstofflichkeit" beider Methoden, die Wirkungsebenen doch nicht ganz identisch zu sein scheinen.

Erfahrungen eines homöopathischen Arztes

Die Therapie mit den Bach-Blütenkonzentraten ist eine Therapie, die dem Similegedanken der Homöopathie entspricht.
Während einer klassisch-homöopathischen Behandlung mit Hochpotenzen ist in bestimmten Situationen eine gleichzeitige Verordnung von Bach-Blütenkonzentraten möglich, ohne daß der vom Simillimum angestoßene Heilverlauf unterbrochen wird.
Auch alleinige Bach-Blütentherapie ist in bestimmten Fällen einer homöopathischen Behandlung vorzuziehen.

Da bei klassisch-homöopathischer Behandlungsweise die seltenste Gabe einer potenzierten Arznei die beste ist, müssen viele Unpäßlichkeiten des täglichen Lebens unbehandelt bleiben.
Hier kann der gewissenhafte Homöopath mit den Blütenessenzen – verordnet für kurze Zeit – seinen Patienten eine hilfreiche und unschädliche Therapie anbieten.
Zu dieser Indikationsgruppe gehört zum Beispiel eine leichte Erschöpfung nach eintönigem Examenspauken, wo eine Mischung mit *Hornbeam* (mentale Erschöpfung) oft wieder neue Kräfte gibt, oder auch begründete Ängste vor Zahnarzt oder Prüfung, wo eine Mischung mit *Mimulus* (gezielte Ängste) und anderen indizierten Blüten die Situation besser bestehen läßt.
Wer die 38 Blüten kennt, wird so für viele kleine Probleme eine milde Hilfe anbieten können, ohne gleich auf die schwierige Suche nach dem Simillimum gehen zu müssen, das sich für solche Probleme auch oft nicht finden läßt.
Wenn man auch bei schweren, rein psychischen Problemen mit einseitiger Symptomatik in seltenen Fällen kein Simillimum finden kann, ist es aber

häufig mit einer guten Bach-Blütenmischung möglich, dem Patienten zu helfen.
So wurde ein Patient durch eine Mischung von *Holly* (Aggression) und *Cherry Plum* (plötzliche Impulse) täglich für 3 Monate – und *Rescue* (Notfallmischung) mit *Holly* bei Bedarf – von schweren anfallsartig auftretenden Aggressionsimpulsen befreit, die ihn jahrzehntelang bei aufreizend angezogenen Frauen befielen.
Eine vorher durchgeführte Psychotherapie hatte zwar die Ursache seiner Probleme aufgedeckt und die dadurch verursachten Ängste vermindert, die Aggressionsanfälle aber nicht behoben.

Bach-Blütenkonzentrate während einer konstitutionellen homöopathischen Therapie

Sicher mehr Widerspruch wird die positive Erfahrung mit der Anwendung von Blütenessenzen während einer homöopathischen Konstitutionsbehandlung herausfordern. Im allgemeinen sollte versucht werden, die Blütenessenzen immer nur kurze Zeit zu verordnen (wenige Tage), um eine bessere Übersicht über den Therapieverlauf zu wahren. Im folgenden sind die möglichen Indikationen für eine Gabe von Blütenessenzen während gleichzeitiger homöopathischer Therapie in 3 unterschiedliche Gruppen aufgeteilt und mehrere Fallbeispiele dazu angeführt.

1. Abschwächung von Reaktionen: Nach der Gabe des indizierten homöopathischen Einzelmittels erleiden Patienten in vielen Fällen nach Stunden oder Tagen eine Verschlimmerung ihrer Krankheitssymptome oder es treten nach unterschiedlicher Zeit alte, schon früher durchgemachte Krankheitszeichen wieder auf.
In beiden Fällen, aber häufiger bei Erstverschlimmerungen, erweisen sich die Bach-Blüten als hilfreich und können in 60-70% die Beschwerden zumindest mildern, ohne den Heilverlauf zu unterbrechen (Beispiele ☞ Fall 20). Dies ist zweifellos die häufigste Indikation für einen Homöopathen, zusätzlich an die Bach-Blütentherapie zu denken, und oft wird bei dieser Indikation *Rescue* angezeigt sein. Speziell bewährt haben sich die *Rescue*-Tropfen bei dieser Indikation für Erstverschlimmerungen mit Asthmaanfällen, Bauch-, Kopf- und andere Schmerzen.

2. Unterstützung und Beschleunigung der Therapie: In einigen ausgewählten Fällen kann die zusätzliche episodische Verordnung von Bach-Blütenkonzentraten während der homöopathischen Konstitutionstherapie psychische Wandlungen beschleunigen, die durch das Homöopathikum initiiert worden sind (Beispiele ☞ Fall 20), eventuell auch psychische

Blockaden beseitigen, die andernfalls vielleicht die Wirkung der Hochpotenz aufgehalten hätten.

3. Beseitigung von Therapieblockaden: Wird trotz richtiger Simillimum-Wahl wegen starrer seelischer Haltungen keine gute Therapiewirkung erzielt, kann eventuell die langzeitige Einnahme einer Bach-Blütenmischung durch Unterstützung der seelischen Entwicklung die Wirkung des Homöopathikums vorbereiten. In diesen Fällen ist teilweise auch eine langfristige Einnahme nötig.

Bachblütentherapie und Psychoanalyse/Psychotherapie

Naturgemäß ergänzen sich beide Methoden sehr positiv.[1] Manches chronische Persönlichkeitsproblem, das durch die Einnahme der richtigen Bach-Blüten-Mischung verstärkt ins Bewußtsein trat, konnte durch regelmäßige psychotherapeutische Gespräche vom Patienten effektiver und schneller be- und verarbeitet werden. Besonders wenn der Bach-Blüten-Verordner auf dem Gebiet der psychologischen Gesprächsführung unzureichend vorgebildet ist, sollte bei chronischen Fällen die Zusammenarbeit mit einem Psychologen angestrebt werden.

Psychologen berichten von der enormen Bereicherung und Dynamisierung ihrer Therapie bei gleichzeitig erfolgter Bach-Blütentherapie. Häufig wurden zunächst nicht psychotherapiefähige Patienten nach einer Bach-Blütentherapie therapiefähig.

Da das Ziel der Blütentherapie die Stabilisierung der eigenen Persönlichkeit ist, verwundert auch folgende Erfahrung nicht:
Einige jahrelange Analyse-Patienten faßten nach zwei gutgewählten Bach-Blütenmischungen den Entschluß, sich aus der „unbewußten“ Abhängigkeit von ihrem Analytiker zu lösen und „allein weiterzumachen“.

Bachblütentherapie und Atemtherapie

Erfahrungsgemäß eine sehr effektive Kombination. Drei Gründe scheinen hier maßgeblich zu sein:

- Der Patiententyp des Atemtherapeuten ähnelt in seiner differenzierten bzw. subtileren Seelenstruktur häufig dem Patiententyp, der auch auf Bach-Blütentherapie besonders gut anspricht
- Reaktionen, die durch Einnahme der Bach-Blüten ausgelöst werden, können vom Atemtherapeuten oft schon unmittelbar nach der Einnah-

1 Vgl. Kap. 4.4

me an der Veränderung des Atems festgestellt werden. Somit kann der Therapieverlauf sehr gut kontrolliert werden
- Durch Atemtherapie wird die Ausscheidung der „emotionalen Schlakken" gezielt stimuliert.

Wo die Atemtherapie ihre natürlichen Grenzen findet, kann oft durch Bach-Blütentherapie ein zusätzlicher Heilimpuls gesetzt werden.

Beispiel: Eine renommierte Atemtherapeutin und Institutsleiterin, 75 Jahre, hatte sich den rechten Unterschenkel am Knöchel gebrochen. Furchtbare Schmerzen – keiner wagte, ihr Hilfeleistung anzubieten, da sie gewohnt war, alles „ausschließlich mit dem Atem zu machen". Ein Kongress und Umstellungen am Institut taten ein übriges: Zwei Wochen später – Nervenzusammenbruch. Ich war zufällig im Haus und ließ ihr *Rescue* verabreichen. Am nächsten Tag bestätigte mir die Patientin, daß sie erst alles andere (Atem) probiert hätte, dann schließlich *Rescue*. 15 Minuten später sei alles in Ordnung gewesen. Sie nahm im Anschluß regelmäßig *Rescue* und *Olive*. Zehn Tage später konnte der Gips abgenommen werden. Trotz stärkster Osteoporose war das Heilergebnis vorzüglich. Bereits am gleichen Tag begann sie wieder mit dem ersten Unterricht (!).

Bachblütentherapie und Akupunktur

Übereinstimmende Erfahrungen liegen zur Zeit noch nicht vor. Es wurde z.B. beobachtet, daß das Stechen zentraler Punkte wie z.B. des „Gouverneurs" zu überstarken Reaktionen auf die Bach-Blütentherapie führte. Dem stehen Aussagen gegenüber, die auf einer anderen Behandlungsebene von einer guten Kombinationsmöglichkeit beider Therapieformen berichten.[1]

Weniger empfehlenswerte Therapie-Kombinationen

Bach-Blütentherapie und die Metamorphische Methode oder Pränatal-Therapie:
Vertreter dieser Therapierichtung raten in Übereinstimmung mit Vertretern der Bach-Blütentherapie von einem gleichzeitigen Einsatz beider Therapieformen ab, da überstarke psychische Reaktionen beobachtet wurden. Möglicherweise wirken beide Therapien im gleichen Bereich des bioenergetischen Feldes, welches dadurch überstimuliert wird.

Bei gleichzeitigem Einsatz beider Therapien läßt sich die Aussage des englischen Bach Centres: „Es können nicht mehr emotionale Reaktionen auftreten, als der Patient verarbeiten kann" nicht aufrechterhalten.

1 Einschlägige Erfahrungsberichte werden für weitere Auflagen dieses Buches erbeten.

Ähnliche Überlegungen können sicher auch für andere, schon bekannte oder noch kommende Therapien gelten, welche spezifische feinere Bereiche des bioenergetisch Feldes stimulieren.

Kurzübersicht: Bach-Blüten in Zusammenwirkung mit anderen Therapieverfahren	
Akupunktur	Vielversprechende Erfahrungen
Anthroposophische Medizin	Gute Ergänzung
Atemtherapie	Sehr empfehlenswert
Bioresonanztherapie	Empfehlenswert
Ernährungstherapien und Fastentherapien	Gute Ergänzung, da Reinigung auf verschiedenen Ebenen
F.X.Mayr-Kur	s.o.
Homöopathie	Bei organotrop eingesetzten Homöopathika keine Einschränkungen, mit Hochpotenz-Homöopathie kombinierbar
Humoraltherapie	Sehr empfehlenswert, da Reinigung auf verschiedenen Ebenen
Kneipp-Therapie	Sehr empfehlenswert
Manuelle Therapien	Sehr empfehlenswert
Meridiantherapie (z.B. Akupunkt-Massage)	Sehr empfehlenswert (besonders dann, wenn beide Therapien vom selben Behandler durchgeführt werden)
Mikrobiologische Darmsanierung	Epfehlenswert
Neuraltherapie	Gute Ergänzung
Orgontherapie	Sehr interessante und ermutigende Erfahrungen
Orthomolekulare Therapie	Gute Ergänzung

Phytotherapie	Gute Ergänzung
Pränatal-Therapie	Kombination nicht empfehlenswert: es wurden überstarke psychische Reaktionen beobachtet
Psychopharmaka-Therapie	Wirkung der Bach-Blüten u.U. vermindert, ☞ S. 83
Psychotherapie	Optimale Ergänzung (☞ Kap. 4.4)
Reflexzonentherapie	Sehr empfehlenswert
Sauerstoff-, Ozontherapie	Gute Ergänzung
Therapeutisches Malen	Gute Ergänzung: intensiviert die Auseinandersetzung mit den seelischen Konzepten

3.7 Bach-Blütentherapie zur Selbstbehandlung des Behandlers

„Der größte Gefallen, den man einem Menschen tun kann, ist es, selbst glücklich und hoffnungsvoll zu sein; denn damit zieht man ihn aus seiner Verzagtheit empor" – sagte Bach oft zu seinen Mitarbeitern; und er erklärte zum wichtigen Therapieziel, dem Patienten Selbstvertrauen und Hoffnung einzuflößen und ihn zur Entfaltung seiner eigenen Individualität anzuregen.

In der heutigen Zeit ist es vielleicht noch schwieriger als zu Zeiten Bachs, innere Ausgeglichenheit zu erlangen und 16 Stunden am Tag ein positives Lebensgefühl aufrechtzuerhalten und auszustrahlen. Wie oft empfindet man im Gespräch mit einem schwerkranken Patienten selbst Angstgefühle (*Mimulus*) oder Resignation (*Gorse*).
Und wie häufig merkt ein überlasteter Behandler gar nicht mehr, daß sich sein emotionales Interesse allmählich mehr auf die Störungen als auf das noch zu aktivierende Positive im Patienten richtet. Da man weiß, daß alle eigenen Gefühlsprogramme unbewußt von Patienten aufgenommen werden, brauchen die Vorteile der Selbstbehandlung und Selbstentfaltung durch Bach-Blütentherapie nicht näher diskutiert zu werden.

Ein weiterer Grund, die Selbstbehandlung zu empfehlen, liegt in der dadurch erzeugten **Steigerung der eigenen diagnostischen Fähigkeiten**. Die Reinigung der eigenen Gefühlskanäle bewirkt das schnellere intuitive Erkennen entsprechender Gefühlsblockaden im Patienten. Und durch den Einsatz der Bach-Blüten in der Praxis wird der sensible Behandler seine Entwicklung zusätzlich stimulieren. Die 38 archetypischen Seelenzustände, die ja alle auch in ihm selbst veranlagt sind, werden durch den „häufigen Umgang“, z.B. durch das Erheben der Anamnese beim Patienten, durch Zuordnung der entsprechenden Blüten usw. immer wieder auch in ihm selbst aktiviert, womit automatisch eine Bearbeitung der eigenen Stärken und Schwächen verbunden ist.

Der Behandler kann sein eigenes seelisches Potential besser nutzen; davon profitiert dann auch seine Umwelt, nicht nur die Patienten, sondern auch das Arbeitsteam und nicht zuletzt die Familie.

Wie kann man bei der Selbstbehandlung vorgehen?

Eine weiterreichende Selbsttherapie sollte man ohne die Einstiegshilfe eines erfahrenen Kollegen oder eines Seminares mit Supervisionsgelegenheit nicht beginnen. Und wenn man sich dazu entschlossen hat, gilt es, diesen Entschluß 12-18 Monate lang durchhalten, da eine Transformation lange bestehender negativer Gefühlsmuster sonst kaum möglich ist.

Viele heute überzeugte Verfechter der Bach-Blütentherapie wählten allerdings einen viel pragmatischeren Einstieg: nämlich die Einnahme von *Rescue* in geeigneten Situationen. Weitere kurzfristige Erprobungsmöglichkeiten der Bach-Blüten-Konzentrate ergeben sich im Praxisalltag.

Folgende Situationen und Blütenauswahl wären denkbar, wobei die Einnahme nach der Wasserglas-Methode zur Anwendung kommen sollte:

Olive – Wenn man an bestimmten Tagen der Praxistätigkeit an der Grenze seiner seelischen und körperlichen Kräfte angelangt ist. Eine wichtige Blüte beim „Burn-out-Syndrom“

Oak – Wenn man trotz eigener Probleme oder körperlicher Beschwerden unbedingt den Praxistag durchstehen muß

Vervain – Wenn man sich für einen bestimmten Patienten oder in einer bestimmten Situation besonders engagiert hat und dabei unverhältnismäßig viel Kräfte verbrauchte

Elm – Wenn man vorübergehend „am liebsten alles hinschmeißen würde“, weil einem die Verantwortung über den Kopf wächst. Obwohl man sich eigentlich seiner Diagnose und therapeutischen Fähigkeiten sicher ist, schickt man den Patienten zu einem entsprechenden Facharzt oder in die Poliklinik, weil man sich im Augenblick die Behandlung selbst nicht zutraut

Star of Bethlehem oder *Rescue* – Wenn man eine unangenehme Auseinandersetzung gehabt hat

Crab Apple – Wenn man nach einem langen Tag das Gefühl hat,, von vielen Eindrücken übervoll oder „wie verstopft“ zu sein. Sehr bewährt ist auch, einige Tropfen aus der *stock bottle* dem Badewasser zuzusetzen

Red Chestnut – Wenn man sich immer wieder dabei ertappt,, vom Patienten Symptome „zu übernehmen“, d,h. z.B. die Magenschmerzen bekommt, welche die Patientin hat, die gerade im Wartezimmer sitzt.

Hier einige charakteristische Gefühlshaltungen von Behandlern, deren Harmonisierung vermutlich eine längere Einnahme erfordern würde.

Pine – Eine häufige „Behandler-Blüte“. Man macht sich Vorwürfe, daß man etwas übersehen oder nicht rechtzeitig genug erkannt haben könnte; daß – und sei es auch nur in Gedanken – man dem Patienten unrecht getan hat, z.B. seine vorgetragenen Beschwerden bagatellisiert hat oder ihn nicht richtig hat zu Wort kommen lassen

Gentian – Für den grundsätzlich skeptischen Behandler, der insgeheim an vielen Therapien, auch an der Wirkung der Bach-Blüten bei sich und anderen zweifelt

Beech – Wenn man nur sein spezielles Fachwissen im Auge hat und innerlich ablehnt, sich auch einmal auf eine andere Sichtweise einzulassen

Vine – Wenn die eigene Autorität keinen Widerspruch zuläßt und man dazu neigt,, den – oft verunsicherten – Patienten zu einer Therapie oder Operation zu drängen, anstatt ihm die Entscheidung selbst zu überlassen (Thema „mündiger Patient“)

Centaury	–	Wenn man sich gegen die eigene Überzeugung zu leicht „erweichen" läßt, Medikamente zu verordnen, die bestimmte Patienten unbedingt haben wollen; wenn man Pharmaberatern aus Gefälligkeit Prospekte abnimmt, die man hinterher wegwirft; wenn man sich von den Wünschen seiner Angestellten (z.B. Urlaub) immer wieder „rumkriegen" läßt usw.
Walnut	–	Wenn man Schwierigkeiten hat, die eigene Auffassung gegenüber Kollegenmeinungen durchzusetzen oder fürchtet, sich innerlich beeinflussen zu lassen
Holly	–	Bei Gefühlsirritationen, die z.B. entstehen, wenn man sich für einen Patienten besonders eingesetzt hat und nun feststellen muß, daß er diesen Einsatz gar nicht zu schätzen weiß
Impatiens	–	Wenn man sich immer wieder ärgert, daß der Patient nicht schnell genug reagiert oder aufnimmt, was man ihm vorschlägt
Water Violet	–	Man fühlt sich dem Patienten überlegen, kann aber trotzdem oder gerade deshalb emotional nicht auf seine Bedürfnisse eingehen. Es tritt ein inneres Distanz-Bedürfnis auf, das man nur schwer überspielen kann (häufig in Kombination mit dem *Elm*-Zustand)
Gorse	–	Wenn man selbst oft nicht mehr an den Erfolg seiner Bemühung glaubt, innerlich die Hoffnung aufgegeben hat.

4. Anwendungsgebiete der Bach-Blütentherapie

4.1 Bach-Blütentherapie in der Kinderheilkunde

Die Bach-Blütentherapie findet zunehmend Anwendung in der Pädiatrie. Dies verwundert nicht, da in der kinderärztlichen Praxis häufig Krankheitsbilder auftreten, die durch Ängste und Anpassungsschwierigkeiten hervorgerufen werden. Dr. Klaus Gritz, der Vizepräsident des Berufsverbands der Kinderärzte Deutschlands stellt z.B. fest, daß 80 % aller Bauch- und Kopfschmerzen bei Kindern auf seelische Störungen zurückzuführen sind.

Kinderärzte berichten über die erfolgreiche Anwendung von Bach-Blüten z.B. bei folgenden Störungen und Krankheitsbildern:

- Schlafstörungen (Fälle 27, 28)
- Ängste (Fälle 25, 26)
- Atembeschwerden
- Eß- und Verdauungsstörungen
- Kopfschmerzen und Migräne (Fall 28)
- Allgemeine Infektanfälligkeit
- Ekzeme
- Allergien (Fall 30)
- Asthma bronchiale (Fall 31)
- Neurodermitis
- Enuresis nocturna (Bettnässen, Fall 32)
- Zahnung
- Neurotische Verhaltensstörungen
- Aggressivität
- Beziehungsstörungen
- Abhängigkeitsstörungen
- Suchtgefährdung
- Schulschwierigkeiten
- Legasthenie (Fall 24)
- Stottern
- hyperkinetisches Syndrom (psycho-organisches Syndrom)
- Pubertätskrise
- Körperliche und seelische Schockerlebnisse (Fall 21)

Professor Dr. Stork, Leiter der Kinder- und Jugendpsychiatrie in München, ist sogar der Meinung, daß viele der oben zitierten Krankheitsbilder bei Kindern frühe Kristallisationspunkte für spätere psychische Erkrankungen sein können, da sich ihre Ursachen häufig auf seelischen Schock zurückführen lassen.

Aufgrund dieser Erkenntnis werden in der Praxis oft Psychopharmaka benutzt, obwohl man um die ungünstigen Nebenwirkungen weiß. Hier bietet die Bach-Blütentherapie eine natürliche und überraschend wirksame Alternative.

Einige Grundsätze und Erfahrungen bei der Behandlung von Kindern

Kinder sind emotional sehr viel labiler als Erwachsene und reagieren ihre inneren Nöte viel unmittelbarer als Erwachsene über den Körper ab oder setzen sie in Verhaltensstörungen um. Gleichzeitig sind Kinder sehr offen für feine Impulse und sprechen daher auf Bach-Blüten besonders gut an. Die seelischen Negativzustände hatten meist noch keine Gelegenheit, sich zu verfestigen, das Verhalten läßt sich leichter korrigieren.

Die Behandlung von Kindern, vom Säuglingsalter bis zur Vorpubertät, ist für den Behandler besonders befriedigend, weil sich die Diagnostik einfacher gestaltet als beim erwachsenen Patienten und der Erfolg in der Regel schnell ersichtlich ist.

Die Bedeutung der pränatalen Phase sowie vor allem des Geburtsvorganges selbst als prägendes Erlebnis für die weitere Gefühlsentwicklung des Kindes dürften heute unbestritten sein. In vielen chronischen Fällen konnte man beobachten, daß sich eine zum Zeitpunkt der Behandlung bestehende seelische Konfliktsituation direkt auf die Gefühlsumstände vor und während der Geburt zurückführen ließ (vergleiche hierzu vor allem die Blüten *Pine* und *Wilde Rose* ☞ auch Fall 29).

Je jünger das Kind ist, um so enger ist seine emotionale Symbiose mit der Mutter. Daraus leitet sich ab, daß zumindest bei Erstverordnung das gesamte „System", d.h. Mutter und Kind, behandelt werden sollte.

Nach unseren Erfahrungen kann man davon ausgehen, daß Kinder sozusagen als „zartestes Glied der Kette" zu einem großen Teil die aktuelle Gefühlssituation und -konflikte der Familie widerspiegeln bzw. stellvertretend ausleben. Hierzu können noch Beziehungskonflikte mit einzelnen Familienmitgliedern im Sinne eines geistig-seelischen Lernprozesses kommen.

Aus dieser Beobachtung ergibt sich auch in der Kindertherapie eine deutliche Unterscheidung zwischen der Behandlung akuter und der Behandlung chronischer Zustände.

Akute Zustände

Z.B. bei Angst des Kindes vor dem ersten Schultag, Eifersucht auf ein neues Geschwisterkind, Panik vor „Geisterscheinungen" usw. tritt der Erfolg innerhalb weniger Tage ein. Bei einer richtig verordneten Mischung muß eigentlich schon innerhalb der ersten 36 Stunden ein deutlicher Ansatz zur Harmonisierung erkennbar sein.

Deshalb ist es häufig angezeigt, bei Kindern kleinere Einnahmemengen (Wasserglasmethode oder 10ml-Flasche) vorzusehen.

Chronische Zustände

Ist eine Besserung in diesem Zeitraum nicht absehbar, so deutet es darauf hin, daß der seelische Zustand des Kindes weitgehend durch einen seelischen Konflikt im Elternhaus hervorgerufen und am Leben erhalten wird. Dieses ist erfahrungsgemäß bei fast allen chronischen Erkrankungen im Kindesalter der Fall, z.B. chronisches Ekzem, Asthma, chronisches Erbrechen, chronischer Schnupfen usw. Behandelt man solche Zustände allein bei Kindern, so zeigt sich häufig zunächst eine Besserung, die aber spätestens dann wieder zurückgeht, wenn sich der Konflikt im Elternhaus verschärft. Deshalb die Empfehlung:

> Bei chronischen Kinderkrankheiten mindestens einen Elternteil mitbehandeln.

Diagnostik

Die Diagnostik bei Kindern unterscheidet sich im Prinzip nicht von der Diagnostik bei Erwachsenen. Auch der Säugling oder der Dreijährige gibt disharmonische Gemütszustände deutlich zu erkennen. Zu beachten ist jedoch, daß sich in Anwesenheit der Eltern sehr viele Kinder unbewußt an deren Erwartungshaltung oder auch deren Beurteilung der Situation orientieren. Viele Behandler ziehen es deshalb vor, zunächst ein kurzes Gespräch mit den Eltern zu führen und sich dann allein mit dem Kind zu beschäftigen.

Als große zusätzliche Hilfe zum Erkennen der aktuellen Gefühlssituation hat sich bei Kindern die sogenannte Spontanwahl – d.h. das spontane Greifen von einigen Fläschchen aus dem gesamten Bach-Blüten-Set erwiesen, das bei Kindern bis zum 8./9. Lebensjahr in der Regel eine sehr hohe Treffsicherheit aufweist.

Besonders bei Kindern, die nicht sprechen können oder wollen, Kindern mit Behinderungen oder Ausländerkindern, erwies sich dieses Vorgehen als segensreich und bestätigte sich im nachhinein durch die erfolgreiche Wirkung dieser eingenommenen Mischung.

Ein Erklärungsmodell für dieses Vorgehen, das den klassisch naturwissenschaftlich denkenden Geist zunächst befremden mag, soll im folgenden versucht werden.

Hypothese zur Spontanwahl

Die Bach-Blüten-Energien stellen bestimmte spezifische Energiefrequenzen dar, die eine Entsprechungsebene in einem spezifischen Teil des menschlichen Energiefeldes haben. Diese werden, wie man empirisch vielfach beobachtet hat, von der natürlichen Sensitivität des Menschen wahrgenommen, bzw. von seinem bioenergetischen Feld registriert. Diese natürliche sensitive Wahrnehmungsfähigkeit, die besonders im sogenannten Alpha-Zustand[1] vorhanden sein soll, funktioniert besonders bei Kindern (die statistisch gesehen mehr im Alpha-Zustand verweilen sollen als Erwachsene) mit fast 100%iger Genauigkeit.

Das menschliche Energiefeld unterliegt, abhängig von vielerlei Faktoren, einer ständigen Veränderung. Der den Gefühlen zugeordnete energetische Schwingungsbereich könnte mit einem Akkord verglichen werden, der entweder harmonisch oder disharmonisch ist.

Da Energiefelder nach dem Resonanzprinzip grundsätzlich das Bestreben zeigen, mit den umgebenden Energiefeldern in Harmonie zu schwingen, nimmt die natürliche Sensitivität des Menschen als erstes die Schwingungsfrequenzen wahr, die geeignet sind, momentane Disharmonien auszugleichen bzw. in Harmonie zu bringen. Das gleiche Prinzip liegt letzten Endes

1 Ab dem fünften bis sechsten Lebensjahr, dem beginnenden Schulalter, herrschen im EEG bei ruhiger Entspannung sogenannte Alphawellen (Gehirnwellenfrequenzen von 8 – 13 Hz) vor. Bei jüngeren Kindern sind es die langsameren Frequenzen des Thetabereiches (4 – 7 Hz). Der Alphazustand ist laut Wallace ein entspannter Wachzustand mit ruhigem gelassenem Denken, guter Integration von Körper und Geist. Häufiger Zustand während einer Meditation.

bioenergetischen Bluttests und allen vergleichbaren Meßmethoden zugrunde.

Häufig eingesetzte Bach-Blüten

Nach Bach-Blüten befragt, die sie in ihrer Praxis besonders häufig verwenden, nannten Kinderärzte die folgenden Konzentrate, meist in Verbindung bestimmter Krankheitsbildern:

- Schlafprobleme mit Ängsten: *Mimulus, Aspen*
- Asthma bronchiale: *Agrimony, Larch, Chicory, Red Chestnut*
- Neurodermitis: *Grab Apple, Larch, Agrimony, Holly, Pine*
- Enuresis noctura: *Agrimony, Cherry Plum, Larch, Oak*
- Stottern: *Larch, Agrimony, Centaury, Cherry Plum*
- Hyperkinetisches Syndrom (POS): *Impatiens, Chestnut Bud, White Chestnut, Clematis, Gentian*
- *Rescue*: teilweise grundsätzlich zu Behandlungsbeginn, durchweg bei Notfallsituationen zur seelischen Stabilisierung
- *Rescue* Creme: als lokal Sofortbehandlung bei akuten Verletzungen, zur Förderung der Wundheilung, häufig auch bei Ekzemen
- *Agrimony*: wird bei der Behandlung von Kindern offenbar sehr unterschiedlich bewertet, manche Behandler verwenden die Blüte sehr viel, andere kaum.

Mitunter werden gleichzeitig die Eltern der Kinder mit Bach-Blüten behandelt, häufige „Eltern-Blüten" sind *Red Chestnut, Beech, Centaury, Vine.*

Achtung: Bei diesen Bachblütenempfehlungen handelt es sich keinesfalls um verbindliche Therapievorschriften. Die betreffenden Gemütszustände scheinen – laut Erfahrungen von Kinderärzten und Behandlern – häufig mit den genannten Krankheitsbildern aufzutreten. Die Bach-Blütenmischung muß jedoch immer individuell zusammengestellt werden.

Dosierung und Anzahl der Blüten bei Kindern

Von Einzelfällen abgesehen, unterscheiden sich die Vorschriften zur Dosierung oder Anzahl der verwendeten Blüten in einer Kinder-Mischung in nichts von der Therapie für Erwachsene. Immer muß die individuelle Situation beachtet werden. In akuten Situationen ist beim Kind der Konflikt oft überschaubarer; in solchen Fällen werden häufig nur 2 – 3 Blüten gebraucht.

Mütter wissen meistens intuitiv richtig einzuschätzen, ob ihr Kleinkind die vorgeschriebene Dosierung von 4 x 4 Tropfen täglich braucht, ebenso ob die Mischung mit oder ohne Alkohol angesetzt werden soll.

Bei nur kurz verwendeten Mischungen ist eine Alkoholkonservierung des Wassers überflüssig.

Spezifische Reaktionen bei Kindern

Kinder reagieren in der Regel nicht nur schnell, sondern im Sinne des *Heal-Thyself*-Prinzips auch seismographisch genau auf die Blüten-Energie. Als Erwachsener steht man oft staunend vor diesen Reaktionen und kann in dieser Beziehung nur versuchen, von seinen Kindern zu lernen. Von folgenden Erfahrungen wird in ähnlicher Form immer wieder berichtet:

- Ein Vierjähriger kommt vom Spielplatz extra nach Hause, um seine Mutter daran zu erinnern, daß es Zeit ist, seine Tropfen einzunehmen. Zwei Tage später weigert er sich entschieden, die Tropfen weiterzunehmen, da er nun unbewußt genau registriert, daß das seelische Gleichgewicht inzwischen wieder hergestellt worden ist
- Eine Mutter verwechselt beim Verabreichen der Tropfen versehentlich die Flaschen der Geschwister. Der kleine Sohn weigert sich massiv, diese Tropfen einzunehmen und schreit wie am Spieß, bis die Mutter die Verwechslung bemerkt. Seine eigenen Tropfen nimmt er dann widerstandslos ein
- Kinder, die in der Vergangenheit ihre „Seelentropfen" genommen haben und gut darauf reagieren, weigern sich in einer vergleichbaren späteren Situation, wieder solche Tropfen einzunehmen.

Es wäre falsch, das Kind zur Einnahme zu zwingen, denn es weiß intuitiv genau, in welcher Form es eine Krise oder Krankheit durchleben will bzw. im Sinne seiner geistig-seelischen Entwicklung durchleben muß.

Daraus ergibt sich: Kinder sollten nicht ständig Bach-Blüten einnehmen, sondern nur, wenn die seelische Situation dieses anzeigt, was ja gerade Kinder ganz klar zu erkennen geben.

Diese Information ist besonders für alle jene Eltern wichtig, die irrtümlich glauben, ihre Kinder am besten auf das Leben vorbereiten zu können, wenn sie die gesamte Entwicklung ihrer ersten Lebensjahre mit Bach-Blütentherapie begleiten.

Die Familienmischung

Erfahrungen mit der Spontanwahl zeigen, daß vielfach die Bach-Blüten-Konzepte gegriffen werden, die nicht nur genau den derzeitigen Gefühlszustand des Kindes sondern häufig auch Brennpunkte des derzeitigen disharmonischen negativen Familienklima widerspiegeln.

Da eine Familie auch als System verstanden werden kann, in dem immer alle aufeinander reagieren, ist es häufig sinnvoll und wünschenswert, andere Familienmitglieder oder die gesamte Familie mit Bach-Blüten zu behandeln. Da die Zeit zur Erstellung einer jeweils individuellen Blütenmischung für Eltern und Geschwister nicht immer gegeben ist, hat sich das Zusammenstellen einer sogenannten Familienmischung in vielen Praxen bewährt. Hier werden im Gespräch, häufig unterstützt durch Spontanwahl, die bei allen Familienmitgliedern übereinstimmenden Konzepte ermittelt. Diese werden in einer Blütenkombination zusammengefaßt, welche nun von allen Familienmitgliedern eingenommen wird. Mit dieser sicher nicht klassischen Form der Bach-Blütentherapie hat man in Allgemeinpraxen, familientherapeutischen Institutionen und in Familien gute Erfahrungen gemacht.

Selbstbehandlung in der Familie

Die Praxis zeigt, daß immer mehr Mütter den Wunsch äußern, ihre Kinder selbst mit Bach-Blüten zu behandeln. Aus kinderärztlicher Sicht ist dazu folgendes zu bemerken.

Grundsätzlich sollte man jungen Müttern empfehlen, akute seelische Notfälle in der Familie selbst behandeln zu lernen. Dieses gilt allerdings nur bis zum Eintritt der Kinder in die Vorpubertät. Mit dem Erwachen der eigenen Persönlichkeit werden die Eltern in der Regel so sehr „Teil des Problems“, daß sie nicht mehr in der Lage sind, die Gefühlszustände ihrer Kinder objektiv zu beurteilen. Die Überweisung zu einem neutralen, möglichst gleichgeschlechtlichen Behandler hat sich bei Jugendlichen nach dem Eintritt der Pubertät bewährt.

4.2 Bach-Blütentherapie in der gynäkologischen Praxis

In der gynäkologischen Praxis werden die Zusammenhänge zwischen seelischem und körperlichem Geschehen besonders offenkundig. Die Patientinnen zeigen im allgemeinen eine hohe Bereitschaft, den psychischen Anteil ihrer Beschwerden anzuerkennen.

Gerade die Frauenheilkunde ist eine Domäne der Naturheilverfahren. Frauen sind viel eher bereit, sich auf Erfahrungen, Gefühle, ihre innere Stimme zu verlassen als Männer, die nur ungern glauben, was mathematisch nicht bewiesen werden kann. Die menstruationsabhängigen Veränderungen ihres Körpers und ihrer Stimmung lassen die Frau intensiver nach Innen lauschen, die Bedürfnisse ihres Körpers leichter erkennen und Veränderungen durch Naturheilverfahren eher wahrnehmen. Die große Verantwortung, die Frauen für werdendes Leben haben, macht sie für alle Methoden zugänglich, die sanft sind, spätere Schwangerschaften nicht stören, ihr und dem Baby nicht schaden.[1]

Die Bach-Blütentherapie läßt sich mit gutem Erfolg in die gynäkologische Praxis einbeziehen, wie die Erfahrungen von immer mehr Behandlerinnen und Behandlern zeigen.

Als Indikationen werden u.a. genannt:

- starke psychische Belastungen mit Auswirkungen auf gynäkologische Beschwerden
- Menstruationsstörungen wie Amenorrhoe, Dysmenorrhoe, PMS
- seelische Probleme während der Schwangerschaft (Fall 40)
- Schwangerschaftskomplikationen (Fälle 41, 42)
- Geburtsvorbereitung, Geburt, Wochenbett (Fall 41)
- klimakterisches Syndrom, klimakterische Depression (Fälle 38, 39)
- adjuvant bei chronischen gynäkologischen Krankheitsbildern (Fall 36).

Erfahrungen mit spezifischen Blüten

Rescue ist als ***Hilfestellung in der täglichen Praxis*** bei vielen Gynäkologen nahezu unentbehrlich geworden, so z.B. bei

- Angst vor der Blutabnahme
- Kollabieren nach Blutabnahme (Kreislaufmittel wie Effortil® wurden nicht mehr benötigt)
- Angst vor der als unangenehm erlebten Untersuchung
- Angst vor schmerzhaften Behandlungen, wie z.B. dem Einsetzen einer Spirale (15 Minuten vorher und nochmals umittelbar vor dem Einsetzen verabreichen).

So ist z.B. bei *Dysmenorrhoe* häufig *Rock Water* ein wichtiger Baustein der individuellen Blütenkombination. Der seelische Hintergrund dieses Be-

1 Prof. Dr. med. Ingrid Gerhard, Erfahrungsheilkunde 3/1993

schwerdebildes kann so als unbewußte Unterdrückung eigener vitaler Urbedürfnisse verstanden werden.

Nach einer ***Abruptio*** werden häufig folgende Blüten benötigt:

Star of Bethlehem	–	Wegen des Schocks durch den Eingriff
Pine	–	Wegen bewußter oder unbewußter Schuldgefühle
Mustard	–	Wegen der Trauer
Olive	–	Wegen der geistig-seelischen und körperlichen Erschöpfung.

Diese Blüten sollten aber in die individuell angezeigte Mischung nur dann integriert werden, wenn die betreffenden Zustände auch wirklich erkennbar sind.

Schwangerschaften in zu rascher Folge führen selbst bei von Haus aus gesunden und vitalen Frauen häufig zu Erschöpfungszuständen. Einer Frau, die innerhalb von zwei Jahren zwei Kinder geboren hatte und nach einem weiteren Jahr bereits wieder schwanger war, half eine einzige Flasche folgender Mischung zur Wiederherstellung ihrer seelischen und damit auch körperlichen Kondition.

Olive	–	Geistige und seelische und körperliche Erschöpfung
Elm	–	Das vorübergehende Gefühl, ihrer Aufgabe nicht gewachsen zu sein
Honeysuckle	–	Um die Erinnerung an die letzten Schwangerschaftsmühen zu löschen.

Interessant sind die Erfahrungen mit der Bach-Blütentherapie bei Fehlgeburtsneigung und bei unerfüllten Kinderwunsch. In Fällen, in denen die seelische Problematik als Ursache überwiegt, zeigt die Bach-Blütentherapie überraschend schnelle Wirkung. Sie tritt erfahrungsgemäß spätestens nach 2 – 3 Mischungen ein.

Bei ***Fehlgeburtsneigung*** sind bisher keine übereinstimmenden verursachenden seelischen Verhaltensmuster beobachtet worden. Denken könnte man jedoch z.B. an

Scleranthus	–	Wenn die Mutter innerlich schwankend ist, ob sie die Schwangerschaft wirklich wünscht oder nicht
Chicory	–	Wenn eine Mutterproblematik vorliegt

Water Violet – Wenn die Schwangere seelisch unbewußt dazu neigt, sich stark von anderen Wesen zu distanzieren.

Bei *vergeblichem Kinderwunsch* spielt häufig das Konzept von *Walnut* eine wichtige Rolle. Die Entscheidung zur Schwangerschaft wurde dann z.B. auf einer inneren Ebene zwar getroffen, aber konventionelle Erwägungen wie wirtschaftliche oder soziale Vorbehalte verhindern die Konzeption.
In ca. 80% der mit *Walnut* behandelten Fälle kam es zur Schwangerschaft. Jedoch wurde von den Patientinnen erkannt, daß die Schwangerschaft wohl doch nicht dem tiefsten inneren Wunsch entsprach.

Als besonderen Schwerpunkt für die Bach-Blütentherapie wird von vielen Behandlern der Einsatz im Zusammenhang mit Schwangerschaft, Geburtsvorbereitung, Geburt und Wochenbett herausgestellt, den der nächste Abschnitt behandelt.

4.3 Bach-Blüten zur Begleitung von Schwangerschaft und Geburt

Heutzutage befindet sich eine schwangere Frau häufig in einem kritischen psychischen Zustand und ist mit unterschiedlichsten Problemen konfrontiert. Schwangerschaft und Geburt erscheinen sehr oft keine natürliche Erfahrung mehr zu sein. Zu dieser spezifischen Situation der Schwangeren kommt zusätzlich ein genereller Anstieg von kollektiven Ängsten, psychischer Instabilität und Mangel an Selbstvertrauen, geringe Lösungskapazität von Alltagsproblemen und Schwierigkeiten beim Umgang mit seelischen Krisen.
Ferner ist erwiesen, daß sich alle Gefühle und Gedanken der Mutter auf den Embryo übertragen und von diesem qualitativ mitempfunden werden. Somit ergeben sich wesentliche Einflüsse auf die gesamte spätere seelische Entwicklung des Kindes. Aus diesem Grunde scheint ein ausgeglichener, fröhlicher und ruhiger Seelenzustand die Basis einer gesunden Schwangerschaft zu sein. Ängste, Sorgen, innere Spannungen, Unruhe und Zweifel sollten vermieden werden.
Mit den Bach-Blüten läßt sich die ganze Schwangerschaft begleiten, um den psychischen Zustand der Mutter zu stabilisieren, die Geburt zu erleichten, die Erholung im Wochenbett zu fördern und sogar eine bessere Wundheilung (Dammschnitt) zu erreichen. Traumatisierende psychische Erfahrungen für

das Kind lassen sich vermutlich ebenfalls vermeiden oder zumindest reduzieren.[1]

Frauen, die während der Schwangerschaft Bach-Blüten einnehmen, profitieren nach eigenen Aussagen eindeutig von dieser Therapie. Sie sind ruhiger und stabiler, erleben die Schwangerschaft bewußter und nehmen meist schon früh Kontakt zu ihrem ungeborenen Kind auf. Emotionale Schwankungen wie z.B. Ängste können besser verkraftet und ausgeglichen werden. Partnerschaftskonflikte in der Schwangerschaft werden als weniger belastend empfunden, die Frauen gehen gelassener und kreativer damit um. Selbst Trennungen vom Partner, eine immense psychische Belastung für die Schwangere, werden mit Hilfe der Bach-Blüten besser bewältigt. Die Zeit vor der Geburt wird bewußt erfahren, die damit verbundenen Gefühle werden nicht verdrängt, sondern können akzeptiert und transformiert werden. In den meisten Fällen folgt auf diese sanfte Vorbereitung eine leichte und kürzere Geburt ohne medizinische Hilfsmittel oder Eingriffe.

Schwangerschaftsbegleitung

Im Prinzip empfiehlt es sich, die Schwangerschaft je nach Bedarf mit individuellen Bach-Blütenmischungen zu begleiten. Hier einige typische Gemütszustände, die während der Schwangerschaft auftreten können:

- Unsicherheit und Zweifel, häufig kombiniert mit Schuldgefühlen (*Scleranthus*, *Pine*)
- Reizbarkeit, Ungeduld, Neigung zu Gefühlsausbrüchen (*Impatiens*, *Cherry Plum*)
- starke Gefühlsschwankungen, ein Extrem löst das andere ab (*Scleranthus*)
- Überempfindlichkeit, z.B. erhöhte Sensibilität für Gerüche oder Geräusche (*Mimulus*)
- Schuldgefühle oder Aggressionen gegenüber dem Partner, häufig verbunden mit der Angst, verlassen zu werden (*Pine*, *Holly*, *Mimulus*)
- Rückfall in kindliche Verhaltensmuster (*Heather*), starke Beschäftigung mit der eigenen Kindheit (*Honeysuckle*).

---

1 Med. Univ. Dr. Winkler-Payer, Klagenfurt

Diagnostik bei Schwangeren

Da Mutter und Kind von der Empfängnis bis zur Geburt eine seelisch-geistige Einheit bilden und wechselseitig auf Gefühlsimpulse reagieren, gestaltet sich die Diagnostik durch Außenstehende häufig recht schwierig. Die seelischen Zustände wechseln schnell; auch Gefühle des Ungeborenen spiegeln sich latent wider.

In vielen Fällen hat sich bewährt, die Schwangere zu motivieren, sich selbst mit den Bach-Blüten-Konzepten zu beschäftigen und in Krisensituationen vereinzelt auch Wasserglasmischungen nach der Spontanwahl-Methode (☞ Seite 98) einzunehmen.

Geburtsbegleitung

Bei der Begleitung der Geburt mit Bach-Blüten hat sich vor allem *Rescue* hervorragend bewährt. Das ist in allen Fällen sinnvoll, in denen die Frau die Geburt als seelische Belastung und Ausnahmesituation empfindet, was heute zumeist der Fall ist. *Rescue* hilft, die übergroße Aufregung abzubauen, z.B. wenn die Situation im Krankenhaus anders als erwartet ist oder wenn im Verlauf der Geburt Komplikationen drohen.

Gegebenenfalls empfiehlt sich, entsprechend der akuten seelischen Situation der Schwangeren einige individuelle Blüten hinzuzufügen und so die Geburt mit einer persönlichen Notfallmischung optimal zu begleiten. Z.B.

- *Elm* bei langandauernden Geburten, wenn die Frau vorübergehend ihr Selbstvertrauen verliert
- *Mimulus* für die ängstliche und sensible Frau, die sich vor der Geburt fürchtet
- *Vervain* für die angespannte Frau, die sich in ihrem Übereifer selbst blockiert
- *Olive* für die Zustände extremer Erschöpfung während der Geburt.

Die *Rescue*-Tropfen bzw. die individuelle Blütenkombination wird nach Möglichkeit im Wasserglas verabreicht. Falls dies schwierig ist, gibt man der Gebärenden nach Bedarf Tropfen aus der vorbereiteten Einnahmemischung. Auch Auflagen oder Kompressen können unterstützend angewandt werden. Die Begleitperson sollte ebenfalls vorsorglich *Rescue* einnehmen.

Unmittelbar nach der Geburt ist neben der indivduellen Verordnung in erster Linie an *Star of Bethlehem* (Geburtsschock) oder *Rescue* zu denken – und zwar für Mutter und Kind (*Rescue* ins Badewasser geben). So lange wie gestillt wird, nimmt das Kind die Blütenwirkung direkt über die Muttermilch auf.

Erfahrungen von Hebammen

Die Einnahme von *Rescue* vor und nach einem ***Kaiserschnitt*** half vielen Patientinnen, die Narkosefolgen besser zu überstehen.
Beim ***Geburtsstillstand*** oder auch beim Zurückgehen der Herztöne des Kindes während der Geburt beträufelten Hebammen einer österreichischen Klinik den Bauch der Mutter mit *Rescue.* Die Wehentätigkeit setzte wieder ein bzw. die Herztöne wurden stärker.
Säuglinge, die ***nach der Geburt nicht atmeten***, wurden ebenfalls mit *Rescue*-Tropfen oder -Creme behandelt. Die Atemtätigkeit setzte daraufhin ein.

Kommt es im späteren Verlauf zu einer echten ***Abstill-Problematik*** kann das Konzept von *Red Chestnut* – zu lange aufrechterhaltene symbiotische Verbindung zwischen Mutter und Kind – eine Rolle spielen.
Kinder, die sich ***beim Trinken verschluckten***, entspannten sich, wenn man Rescue auf dem Kopf in der Fontanellengegend verrieb.

4.4 Bach-Blütentherapie und Psychotherapie

Der Begriff Psychotherapie steht heute für eine Vielzahl therapeutischer Ansätze, Modelle und Verfahren. Bevor die praktischen Einsatzmöglichkeiten von Bach-Blüten im Rahmen einer psychotherapeutischen Behandlung aufgezeigt werden, ist daher kurz darzustellen, was hier unter Psychotherapie verstanden wird.

Der große Brockhaus definiert Psychotherapie als „Heilbehandlung von seelischen (neurotischen) oder psychosomatischen Erkrankungen mit seelischen Mitteln, im Unterschied zur Psychiatrie, die seelische Krankheiten und Anomalien vor allem mit nichtseelischen (körperlichen, medikamentösen) Mitteln behandelt".

Unserem Verständnis von Psychotherapie liegen die beiden hier angesprochenen Aspekte zugrunde: zum einen die Art der Störung, nämlich Krankheiten mit vorwiegend seelischer Symptomatik, zum anderen die Behandlungsweise, d.h. auf seelischer Ebene mit seelischen Mitteln. Dabei gibt es in der konkreten therapeutischen Situation unterschiedliche Vorgehensweisen und Behandlungstechniken, die sich z.T. aus den Ansatzpunkten der verschiedenen psychotherapeutischen Schulen ergeben.

Einige Beispiele zeigen das Spektrum gegenwärtiger psychotherapeutischer Methoden. Neben Therapien, die im körperlichen Bereich ansetzen (z.B. Konzentrative Bewegungstherapie, Körperorientierte Psychotherapie, Funktionelle Entspannung, Bioenergetik), gibt es Therapieformen, die mit Verhaltensmustern arbeiten, d.h. lerntheoretisch begründete Verfahren mit handlungsorientierten Interventionen (z.B. Verhaltenstherapie). Im intrapsychischen Bereich arbeiten psychodynamisch orientierte Verfahren (z.B. tiefenpsychologisch fundierte Psychotherapie, Psychoanalyse). Auf der imaginativen Ebene ansetzende psychotherapeutische Methoden setzen Symbolisation ein (z.B. Katathym-imaginative Psychotherapie, Focusing). Das Konzept der Humanistischen Psychologie (Maslow, Rogers) stellt die Beziehung zwischen Therapeut und Patient ins Zentrum der Behandlung. Jüngere Therapierichtungen arbeiten u.a. auch mit der Ebene der veränderten Bewußtseinszustände (z.B. Transpersonale Psychotherapie).

Die Bach-Blüten in der psychotherapeutischen Praxis

Um zu erfahren, welche Rolle die Bach-Blütentherapie gegenwärtig in der psychotherapeutischen Praxis einnimmt, haben wir Behandler verschiedener therapeutischer Richtungen gebeten, uns ihre Erfahrungen mitzuteilen. Die Auswertung der Fragebögen und persönlichen Stellungnahmen ergab trotz unterschiedlicher Ansätze viele Übereinstimmungen.

Indikationen

Eine Auflistung von Krankheitsbildern, bei denen die Bach-Blüten mit Erfolg eingesetzt werden, tritt für den psychotherapeutischen Anwendungsbereich in den Hintergrund. Viel wichtiger für die Indikation ist die Orientierung am Therapieverlauf. Die Bach-Blüten lassen sich in den therapeutischen Prozeß sehr gut integrieren.

Trotzdem sollen hier die Anwendungsbereiche für die Bach-Blütentherapie kurz genannt werden, die die befragten psychotherapeutischen Behandler als Indikationen angeben:

- Depressive Störungen
  (Neurotische Depression, Reaktive Depression, Mischformen)
- Angst-Syndrome
  (Angstneurose, Phobien, soziale und körperbezogene Ängste, akute Angstreaktionen)
- Psychosomatische Erkrankungen
  (sog. klassiche Psychosomatosen wie z.B. Asthma, Neurodermitis, Mi-

gräne, Morbus Crohn sowie psychosomatische Erkrankungen im weiteren Sinn).

Hieraus wird deutlich, daß Bach-Blüten in der Praxis bei allen Krankheitsbildern eingesetzt werden können, die üblicherweise mit psychotherapeutischen Methoden behandelt werden.

Geeignete Zeitpunkte zum Einsatz der Bach-Blüten

Die eigentliche Aufgabe der Bach-Blüten im Rahmen einer psychotherapeutischen Behandlung ist die stützende Begleitung des Heilwerdungsprozesses. Behandler unterschiedlicher therapeutischer Orientierungen konstatieren übereinstimmend, daß sich hierzu vor allem bestimmte, besonders empfindliche Zeitpunkte im Therapieverlauf eignen:

- *Therapiebeginn*
  Wenn das Vertrauen des Klienten in die eigene Person durch körperlich und seelisch empfundene Störungen stark vermindert ist, können die Bach-Blüten helfen, die Persönlichkeit zu stabilisieren und damit eine gute Ausgangsbasis für die therapeutische Arbeit schaffen
- *Therapieverlauf*
  Hier bieten sich besonders Situationen an, in denen der Patient mit Schwellenängsten zu kämpfen hat oder Widerstände zeigt, die einer Neuorientierung im Wege stehen und die Therapie stagnieren lassen. Die Bach-Blüten haben eine Art Brückenfunktion an solchen schwierigen Behandlungspunkten, die sich auf der üblichen therapeutischen Behandlungsebene oft nur schwer überwinden lassen. Tiefe innerpsychische Vorgänge werden mit den Bach-Blüten stützend begleitet
- *Therapieabschluß*
  Nach Beendigung der psychotherapeutischen Behandlung können die Patienten selbständig mit den Bach-Blüten weiter arbeiten. Autonomie und Eigenverantwortlichkeit werden bereits früh gefördert, später können die in der Therapie erarbeiteten Veränderungen konsolidiert werden.

Diagnostik

Bei der Auswahl der Bach-Blüten gehen die psychotherapeutischen Behandler unterschiedlich vor, Einstieg ist jedoch immer das therapeutische Gespräch. Dies entspricht der klassischen Bachschen Methode der Mittelfindung. Hier steht der individuelle Patient mit seiner aktuellen persönlichen Befindlichkeit im Zentrum, wobei es gilt, die momentan gestörten archetypischen seelischen Muster zu identifizieren. Neben dem Gespräch, in das auch der Patient Diagnosevorschläge einbringen kann, bedienen sich die befragten Behandler hierzu je nach Situation und persönlichen Schwerpunkten verschiedener diagnostischer Hilfsmittel.[1]

Zu den beliebtesten Ergänzungsverfahren, die psychotherapeutische Behandler zur Absicherung ihrer Gesprächsdiagnose anwenden, gehören die Spontanwahl, die die intuitive Ebene des Patienten aktiviert und der Diagnosefragebogen, mit dem vor allem bewußte, intellektuelle Bereiche beim Patienten angesprochen werden. Daneben greifen Therapeuten auf die Repertorisation zurück (hier sind die bewußten, intellektuellen Bereiche des Behandlers beansprucht) oder setzen Verfahren ein, bei denen die Bach-Blüten mit Hilfe der Körperreaktion des Patienten getestet werden (z.B. Kinesiologie, RAC). Mit der energetischen Ebene des Patienten arbeiten bioenergetische Meßverfahren.

Akzeptanz der Bach-Blüten durch den Patienten

Im Rahmen einer psychotherapeutischen Behandlung wird das Angebot der Bach-Blüten von den meisten Patienten gut angenommen. Die Einsicht in die psychische Genese ihrer Beschwerden und die Bereitschaft zur Auseinandersetzung mit den eigenen seelischen Mustern macht den Bachschen Ansatz für diese Patienten besonders leicht zugänglich. Die Mittelbilder der Bach-Blüten sind – anders als die medizinische oder psychologische Fachsprache – unmittelbar verständlich und erleichtern daher die Kommunikation mit dem Behandler. Häufig sind die Patienten verblüfft, in den Blütenbeschreibungen die eigenen Probleme wiederzufinden – so wecken die Blüten auch die Neugier des Patienten auf sich selbst, „der Patient wird zu sich selbst verführt“. Die Bach-Blüten werden als sanftes Medikament gut akzeptiert, der Patient wird nicht überfordert und lernt schrittweise, Verantwortung für das eigene Leben und seinen Heilungsprozeß zu übernehmen.

Typische Reaktionen

Die von psychotherapeutischen Behandlern beobachteten Reaktionen auf Bach-Blüten entsprechen im großen und ganzen den üblicherweise geschilderten Wirkungen.[2] In dem Spektrum von raschen, drastischen Besserungen bis zu eher feinen, subtilen Langzeitveränderungen sind die Reaktionsformen sehr individuell. Gelegentlich wird auch von Erstver-

---

1 Zu Diagnoseverfahren siehe auch Kap. 3.2

2 Vgl. hierzu Kap. 3.6

schlechterungen berichtet, so können nach Einnahme von Bach-Blüten Angst, Trauer, Schmerz und dagegen gerichtete Abwehren auftreten. Solche Reaktionen ermöglichen einen weiteren Entwicklungsschritt. Der „aufgewühlte" Patient findet leichteren Zugang zu unterdrückten Gefühlen und erfährt neue Motivation im therapeutischen Prozeß. Meist fühlen sich die Patienten durch die Bach-Blüten deutlich unterstützt und entwicklen z.T. sogar sehr persönliche Beziehungen zu den Blüten.

Bevorzugt eingesetzte Bach-Blüten

Bezüglich der Häufigkeiten der in der psychotherapeutischen Praxis eingesetzten Bach-Blüten sind die Angaben der befragten Therapeuten unterschiedlich. Es gibt keine standardisierten Verordnungen, da immer ganz individuell mit den seelischen Mustern der Patienten gearbeitet wird. Dennoch stimmen die Erfahrungen vieler Behandler in einigen Grundprinzipien überein.

- Als Therapieeinstieg sowie zur Unterstützung in akuten Phasen unabhängig vom Krankheitsbild eignet sich *Rescue*
- Im Therapieverlauf können die seelischen Konzepte der Bach-Blüten *Honeysuckle* und *Walnut* besonders wichtig werden. Beide Themen, die Loslösung von alten Mustern sowie die Neuorientierung auf künftige Veränderungen hin, werden in jeder Therapie von zentraler Bedeutung sein
- Bei depressiven Patienten werden häufig die Blüten *Gentian, Gorse, Hornbeam, Holly, Olive, Mustard, White Chestnut, Wild Rose, Willow* benötigt
- Bei Angststörungen werden die Blüten *Aspen, Cherry Plum, Mimulus, Red Chestnut, Rock Rose* sowie *Rescue* häufiger eingesetzt.

Sonderformen therapeutischer Technik

Hier einige Vorschläge, die als Anregung zum eigenen kreativen Umgang mit den Bach-Blüten dienen mögen.

- Zu seiner persönlichen Einnahmemischung bekommt der Patient eine Art formelhaften Vorsatz mit auf den Weg. Dieser positive Leitsatz wird von Therapeut und Klient gemeinsam erarbeitet in Anlehnung an das positive Potential der zentralen Mischungs-Blüte(n). Damit hat der Patient einen auf seine akute Situation bezogenen Leitsatz, der die Wirkung der Bach-Blüten auf verbaler Ebene unterstützt und gleichzeitig die Eigenverantwortlichkeit fördert

- Der Therapeut kann die Bach-Blüten auch direkt in das therapeutische Setting einbeziehen. Als Methoden eignen sich besonders die aktive Imagination nach C.G. Jung und die Katathym-imaginative Psychotherapie. Beide Verfahren arbeiten mit bildhaftem Erleben und sprechen die archetypische Ebene an, auf der auch die Bach-Blüten wirken
- Die Bach-Blüten können im Setting auch zum imaginativen Probehandeln eingesetzt werden. In einer imaginierten Situation, in der der Patient eine bestimmte Form von Angst empfindet, gibt der Therapeut ihm das entsprechende Blütenkonzentrat in die Hand. Dies kann angstmindernd wirken, Blockaden lösen und dem Patienten helfen, vom Therapeuten begleitet das imaginierte Bild aktiv ins Positive zu verwandeln.

Zum Stellenwert der Bach-Blüten in der Psychotherapeutischen Praxis

Das therapeutische Konzept Bachs läßt sich in seiner Theorie mit der Psychologie C.G. Jungs vergleichen. Beide gehen sowohl von der Annahme archetypischer Grundmuster wie von dem Prinzip der Polarität aus. Gemeinsam ist auch eine wesentliche Phase des Heilungs-Vorgangs: die Wandlung bisher negativ erlebter Anteile der Psyche.

Wie die Erfahrungen verschiedener Behandler gezeigt haben, läßt sich die Bach-Blütentherapie aber grundsätzlich mit allen psychotherapeutischen Richtungen und Methoden kombinieren.

Psychotherapeutische Behandler schätzen die Bach-Blüten als wertvolle Unterstützung ihrer Arbeit aufgrund folgender Erfahrungen

- Durch den Einsatz von Bach-Blüten werden autoaggressive Impulse des Klienten erheblich verringert. Allmählich entwickelt sich eine differenziertere Wahrnehmung für die eigenen psychischen Prozesse, so daß eine reflektierte, korrigierende Neuerfahrung schrittweise ermöglicht wird. Durch die harmonisierende Wirkung der Bach-Blüten erhöht sich nach und nach die individuelle Belastbarkeit bei der Bearbeitung unbewußter, intrapsychischer Prozesse
- Durch Bach-Blüten läßt sich die allopathische Medikation auf ein Minimum reduzieren, sie sind eine nebenwirkungsfreie natürliche Alternative zu Psychopharmaka. Bei gleichzeitigem Einsatz von Bach-Blüten können Psychopharmaka allmählich reduziert und häufig schließlich sogar abgesetzt werden
- Die Bach-Blüten können im Bereich der psychosomatischen Störungen ebenfalls wirksam eingesetzt werden. Die gezielte Verabreichung von Bach-Blüten kann überschießende somatische Reaktionen abfangen und die seelische Grundproblematik positiv beeinflussen und damit ver-

hindern, daß ein körperliches Symptom eine Kette von Störungen nach sich zieht

- Durch Bach-Blüten kann die Dauer einer psychotherapeutischen Behandlung u.U. verkürzt werden. Der individuelle therapeutische Prozeß wird intensiviert, die Autonomie des Klienten frühzeitig gefördert. Dies ist ein wichtiger Aspekt gerade im Hinblick auf die gegenwärtigen Bestrebungen zur Kostendämpfung im Gesundheitswesen.

Ausblick

Gerade im Hinblick auf neuere Strömungen in der Psychologie gewinnen die Bach-Blüten an Bedeutung. Dies wird besonders anschaulich am Konzept der *psycho-spirituellen Krise*, erstmals geprägt und beschrieben von Dr. Stanislav Grof.[1] Seine Betrachtungsweise führte zu einem grundlegend neuen Verständnis von psychoseähnlichen Zustandsbildern, die in der klassischen Psychiatrie als bedrohlich eingestuft und häufig als krank bewertet werden.

Nach Einschätzung eines Arztes für Psychiatrie und Psychotherapie, der mit dem Grofschen Konzept arbeitet,[2] sind ein Großteil der schizophrcnen Psychosen solche „psycho-spirituellen Heilungskrisen, d.h. längerfristig veränderte Bewußtseinszustände mit tiefen Einsichten, die den Ergebnissen moderner Quantenphysik, Kybernetik, Holografie, Bewußtseinsforschung und uralten Mythen und Legenden entsprechen". Menschen, die solche veränderten Bewußtseinszustände durchleben, „wissen instinktiv daß sie nicht geisteskrank sind, werden aber leicht dafür gehalten". Solche Zustände können, sofern sie nicht medikamentös zugedeckt werden, als Reifungskrisen erkannt und genutzt werden. Das „Eintauchen in archetypische Inhalte bei verändertem Bewußtsein", für diese Zustände charakteristisch, kann unter therapeutischer Führung „unter Mithilfe der Bach-Blüten und unter Schutz der *Rescue*-Tropfen und Salbe" endlich bearbeitet und verstanden werden. Bei dieser Behandlungsform bleibt zudem die Wachheit erhalten, was für Menschen in Krisensituationen besonders wichtig ist. „Im Vergleich zur früheren Psychopharmaka-Therapie kann erstmalig von Heilung gesprochen werden." Für Behandler, die auf dem Boden humanistischer und transpersonalcr Psychotherapie arbeiten – ein wachsender Teil junger Psychiater und Psychotherapeuten – sind Bach-Blüten ein wichtiger therapeutischer Faktor.

---

1 Die stürmische Suche nach dem Selbst (u.a. Buchveröffentlichungen)

2 Günter Lippler, Fürth

Das Konzept Bachs hat einen ganzheitlichen Denkansatz und somit leisten Bach-Blüten einen Beitrag zu dem sich gegenwärtig auch in der Psychologie vollziehenden Wandel. Im Rahmen eines zunehmend holistischen Krankheitsverständnisses ist für das psychotherapeutische Fachgebiet künftig mit einer wachsenden Einbeziehung der Bach-Blütentherapie zu rechnen.

4.5 Bach-Blütentherapie in der Psychiatrie[1]

Im Rahmen einer zeitgemäßen integrativen Psychiatrie haben alle humanen Behandlungsformen für Menschen mit psychischen Störungen ihren Platz, soweit diese Therapieformen die Möglichkeit zur Zusammenarbeit miteinander beinhalten.

Eine moderne psychiatrische Diagnostik, wie z.B. das DSM-III-R[2] geht von einer genauen Sammlung aller psychisch auffälligen Phänomene aus. Erst ein Bündel genau definierter Kriterien läßt eine psychiatrische Diagnose zu. Auf insgesamt fünf Achsen wird neben akuten seelischen Veränderungen, dauerhaften seelischen Veränderungen und körperlichen Veränderungen auch das psychosoziale Belastungs- und Funktionsniveau beschrieben.

Eine genaue, nicht verurteilende Sicht des psychisch kranken Menschen in seinen wichtigen psychosozialen Zusammenhängen ist Grundvoraussetzung für verantwortungsvolles, psychiatrisches Handeln.

Um die Ansatzpunkte der Bach-Blütentherapie im psychiatrischen Feld zu ermitteln, muß man zuvor einige *Grundbedingungen* reflektieren.

Autonomie: Bei schweren psychischen Störungen kann die Einbuße der Autonomie im Sinne von verringerten Ich-Funktionen, wie Störungen im Denken, ungezügelter Affekt, destruktive Emotion oder Störung der Orientierung in der Welt, sehr dramatische Auswirkungen haben, die phasenweise eine bevormundende Behandlung notwendig machen.

Bewußtheit: Da eben psychische Störungen manchmal Denken und Urteilsfähigkeit eines Menschen einschränken, wie z.B. bei wahnhaften Stö-

1 Text von Dr. med. Winfried Tröbinger, Graz

2 Diagnostisches und Statistisches Manual Psychischer Störungen der *American Psychiatric Association*

rungen, besteht manchmal kein oder nur wechselndes Bewußtsein eines Patienten für seine Erkrankung.

Kulturelle Einschätzung: In unserer Kultur herrscht ein erschreckend niedriger Informationsstand über psychische Erkrankungen, oft verbunden mit massiver Abwertung psychisch kranker Menschen.

Motivation: Diese kann bei Menschen in psychischen Krisen nicht zuletzt wegen der eben genannten Gründe sehr gering sein, und nach dem Aufbau einer Behandlungsbeziehung stellt die Motivationsarbeit oft den ersten Schritt einer psychiatrischen Behandlung dar.

Einstellungen von Behandlern und Angehörigen: Für den Verlauf psychischer Erkrankungen ist nicht nur die Einstellung der Patienten selbst wesentlich, sondern auch, was Behandler und Angehörige über Wurzeln, Heilungsmöglichkeiten und Aussichten der Erkrankung glauben. Nach dem Prinzip der *self fulfilling prophecy* neigen negative Einstellungen sehr leicht dazu, Wirklichkeit zu werden.

Behandlungsstrategien und -ziele: Das Prinzip des „so viel wie notwendig und so wenig wie möglich" gilt natürlich auch in der psychiatrischen Therapie. Natürliche Heilweisen sind, so lange es verantwortbar ist, allopathischen Heilungen vorzuziehen. Bei starker, langandauernder Regression von Patienten sind Bevormundung und Unterstützung allerdings notwendig. Chemische Psychopharmaka-Therapien können oft rascher die Autonomie eines Patienten wiederherstellen.

In einer modernen Sozialpsychiatrie stehen Behandlungsziele wie Autonomie und Gewaltfreiheit vor Symptomfreiheit oder sozialer Kontrolle.

Die Bach-Blütentherapie kann in allen Bereichen der Psychiatrie eingesetzt werden. Bei bestimmten Indikationen ist auf jeden Fall die Kombination mit Psychopharmaka-Therapie und stützenden Sozial- oder psychotherapeutischen Maßnahmen angezeigt (☞ unten).

In der Versorgungspsychiatrie mit oft unmotivierten Patienten in schwersten Krisen gibt es noch relativ wenig Erfahrungen mit Bach-Blüten, wobei sich allerdings ermutigende Erfolge zeigen.

In der ambulanten Psychiatrie bei Menschen, die naturheilkundliche Behandlungen suchen, hat die Bach-Blütentherapie einen bewährten Platz.

Bach-Blütentherapie bei speziellen psychischen Störungen

Psychosen

Psychose ist wie „Träumen, wenn man hellwach ist“; je nach Schweregrad dieses „traumhaften“ Erlebens und nach der Intensität der Konflikte mit der Umgebung brauchen Menschen in solchen Krisen sanft bevormundenden Schutz. Neuroleptika wirken fast immer gut antipsychotisch und helfen damit, möglichst rasch die Autonomie solcher Menschen wiederherzustellen.

Aus der Erfahrung in leichteren Fällen läßt sich die Hypothese ableiten, daß man wahrscheinlich Menschen in Psychosen entsprechend ihrem subjektivem Erleben mit rasch wechselnden Bach-Blütenmischungen, verbunden mit einer ständigen psychosozialen Begleitung, durch eine psychotische Krise begleiten könnte.

Nach Psychosen, die ein gewisses Rückfallsrisiko haben – Psychosen können wiederkommen, aber müssen nicht – besteht die Gefahr, daß die Patienten durch Hospitalisierung und/oder Verwirrung wesentliche lebenspraktische Fertigkeiten verlieren oder zumindest nicht weiterentwickeln (Residual-Syndrom). Im Rahmen von psychiatrischer Rehabilitation sind Bach-Blüten oft sehr hilfreich, wachstumshemmende Blockierungen aufzulösen.

Fallbeispiel Psychose

Eine 19jährige, junge Frau kommt nach zwei schweren Psychosen (einmal 8 Wochen, einmal 4 Wochen) aus eigener Motivation zur ambulanten, psychiatrisch-psychotherapeutischen Behandlung. Sie steht mitten im zweiten Schuljahr einer berufsbildenden Höheren Schule, das sie wegen ihrer Psychosen nun wiederholen muß. Von den Schulleistungen her ist sie eher negativ und resigniert. Nach einem Monat Behandlung erhält sie die erste Bach-Blütenmischung mit *Rescue, Vine, Gorse, Sweet Chestnut, Mimulus* und *Holly*. Einen Monat später *Mustard, Gentian, Rescue, Mimulus*. Sie kämpft jetzt mit intensivem Lerneinsatz, ihr Schuljahr positiv abzuschließen. Wieder einen Monat später *Clematis, Olive, Mimulus* und *Wild Rose*. Sie hat inzwischen das Schuljahr – bis auf eine negative Note – positiv abgeschlossen, muß im Herbst eine Nachprüfung machen.

Drei Wochen später besteht sie ihre Führerscheinprüfung. Nach einem Sommerpraktikum, im Herbst dann *Mimulus, Rescue, Oak, Agrimony* und *Walnut* als Begleitung für ihre Nachprüfung, die sie besteht. Vier Monate später erhält sie *Sweet Chestnut, Mimulus, Rescue, Gentian* und *Oak*. Nachdem sie jetzt in allen Fächern mit sicher positiven Noten das erste Semester ihres dritten Schuljahres abschließt, kommt es zum Wiederauftreten psychotischer Symptome. Sie bekommt massive Angst, psychisch krank zu sein, hört als Halluzination die Stimme ihres Vaters an allen möglichen Orten, die sagt, sie gehöre zwangsweise in die Psychiatrie. Sie hat aber inzwischen soviel Ich-Stärke erworben, daß sie bereit ist für eine Psychosebehandlung mit dem Neuroleptikum „Clozapin" (Leponex), das sie auch während ihres bisherigen Behandlungsverlaufs in einer ganz niedrigen Dosierung am Abend zum Schlafen noch eingenommen hatte. Mit einer mittelhohen Dosis Clozapin steht sie in vier Wochen ihre psychotische Krise durch. Dabei kommt sie fast täglich zu Ambulanzkontakten, ein Familiengespräch dient der Entlastung und Ermutigung ihrer Eltern. Abgesehen von einer Woche Krankenstand besucht sie trotzdem die Schule. Nach etwa fünf Wochen hört sie zum letzten Mal mitten in einer Schulstunde die Stimme ihres Vaters, die sagt, sie gehöre in die Psychiatrie. Anschließend ist sie zwei Monate eher überaktiv und lenkt sich von der Schule ab (*Clematis, Vervain, Impatiens*), schließt aber dann drei Monate später dieses Schuljahr positiv ab. Dann folgt eine gewisse Erschöpfung (*Hornbeam, Clematis, Impatiens*). Im Herbst darauf beginnt sie ihr Maturajahr, muß immer wieder mit depressiven Stimmungen (*Gentian, Mustard, Gorse*) kämpfen, außerdem wird *Willow* für sie noch wichtig.

Manche Psychosen gehen ohne dramatisch-phantastische Prozesse, hauptsächlich mit dem Verlust wesentlicher Lebenskompetenzen, einher (Minus-Form).

Fallbeispiel Psychose (Minus-Form)

Ein 31jähriger Mann kommt drei Monate nach einem Selbstmordversuch mit Herzstich (Verletzung von Herzbeutel und Rippenfell) im Rahmen einer gehemmt psychotischen Krise nach dreimonatiger psychiatrischer Frührehabilitation in ambulante Behandlung. Er hat ein technisches Studium zu 80% abgeschlossen. Er nimmt ein hochpotentes Neuroleptikum, kombiniert mit einem Anti-Parkinson-Mittel ein. Im Vordergrund steht, daß er mit seiner Arbeitsleistung nicht zufrieden ist – er hat großes Schlafbedürfnis, ist oft müde, seine Leistungfähigkeit ist eingeschränkt. Der Patient kommt wöchentlich zu stützenden, therapeutischen Gesprächen. Psychopharmakologisch erhält er ein mittelpotentes Neuroleptikum und ein Antidepressivum.

Innerhalb von vier Monaten kommt es nur zu leicht wellenförmigen Veränderungen von Müdigkeit und Arbeitseinschränkung. Das Bach-Blüten-Angebot nimmt der naturwissenschaftlich orientierte Patient nur zögernd an. Er erhält *Olive, Hornbeam, Larch, Gorse, Star of Bethlehem* und *Mimulus*. Nach zwei Wochen hat seine Müdigkeit geringfügig nachgelassen, eine Woche später ist er wieder passiver. Zwei Tage später entscheidet er sich jedoch, sich nicht mit seinem Studium herumzuquälen, sondern einen Halbzeit-Job anzutreten, um sich auch finanziell zu entlasten. Kurz darauf berichtet er, neben ersten Versuchen einer Arbeitssuche, daß seine negativen selbstzerstörerischen Gedanken zugenommen hätten. Er kann das erste Mal berichten, welche Selbstvorwürfe, welche Selbstabwertungen ihn zunehmend eingeschränkt und in den Suizid getrieben hätten. Nächste Mischung

Gentian, Mustard, Larch, Star of Bethlehem, Gorse, Hornbeam. Nach einer Urlaubspause berichtet der Patient freudestrahlend, er habe seine Diplomarbeit abgegeben und sie sei positiv angenommen worden; er fühle sich deutlich stabilisiert, seine negativen Gedanken seien viel seltener geworden.

Manie

In einer manischen Übertreibungskrise werden Patienten von ihren im Kern positiven Harmonie- oder Kampfkräften überrollt, oft bis hin zu ökonomischen Selbstschädigungen.

Manische Phasen klingen unter mittelstarken Neuroleptika in sehr hohen Dosierungen gut ab. Auch bei Manien besteht ein Rückfallsrisiko und es ist für die weitere Behandlung entscheidend, inwieweit Patienten lernen, ihre emotionalen „Pferde" so gut kennenzulernen, daß sie sie im Krisenfall auch zügeln können. Manchen gelingt es, und gerade bei diesem Lernprozeß können Bach-Blüten, neben Psychotherapie und Pharmakotherapie, sehr hilfreich sein.

Depression

Bei einer Depression kommt es zu Störungen und Einengung der Vitalität. Die Niedergeschlagenheit kann nicht nur das Gemüt, sondern auch Denken und Gedächtnis befallen.

Bei leichten und mittelschweren Depressionen sind Psychotherapie und Naturheilverfahren die bevorzugten Behandlungsmethoden. Bei schweren Depressionen sollte man Patienten auf jeden Fall antidepressive Psychopharmaka anbieten.

Fallbeispiel Depression

Eine 34jährige Frau kommt im Rahmen einer zweiten, schwer depressiven Episode zur ambulanten Behandlung. Sie arbeitet in einer qualifizierten Tätigkeit in einem Industriebetrieb, lebt in einer festen Partnerschaft mit einem fünfjährigen Sohn, fühlt sich total fertig, sieht keine Lösungen, meint, ihren Posten nicht wieder ausfüllen zu können. Da sie derzeit nicht arbeitsfähig ist, erhält sie ein nebenwirkungsarmes Antidepressivum. Nach dreiwöchiger Behandlung mit Gesprächen und Antidepressiva, die während des Krankenstandes zu einer 50%igen Besserung der affektiven Symptomatik geführt haben, erhält sie zusätzlich auf eigenen Wunsch Bach-Blüten (*Elm, Larch, Rescue, Gorse, Wild Rose, Wild Oat* und *Holly*).

Einen Monat später geht es der Patientin deutlich besser. Es plagen sie aber immer noch Selbstzweifel und Schuldgefühle (*Elm, Larch, Star of Bethlehem, Wild Rose, Mimulus, Cerato, Chicory* und *Pine*).

Einen weiteren Monat später beginnt sie wieder zu arbeiten. Dabei erhält sie *Cerato, Larch, Crab Apple, Elm, Rock Rose, Star of Bethlehem.*

Zwei Wochen nach Arbeitsbeginn rutscht sie wieder in eine mittelschwere Krise mit kreisenden Gedanken, Ängsten und Selbstzweifeln (*White Chestnut, Mimulus* und *Larch*). Außerdem erhält sie zusätzlich ein leichtes Neuroleptikum, das ihre inneren Qualen soweit betäubt, daß sie zwar müde, aber doch arbeitsfähig ist. Nach zwei Wochen erhält sie *Gentian, Larch, Crab Apple, Oak, Cerato, Rescue* und *White Chestnut* und kämpft so dahin. Nach einem weiteren Monat, wo sie wirklich ihren Beruf mit großer Tapferkeit durchhält, werden vor allem ihre diffusen Ängste deutlicher. Die neue Mischung enthält *Oak, Aspen, Larch, Gentian, Willow, Star of Bethlehem* und *Hornbeam.* Nach einem weiteren Monat meint sie, sie könne jetzt wieder in den Spiegel schauen, nur mit ihrem Gedächtnis habe sie noch ein bißchen Probleme. Das Neuroleptikum kann jetzt abgesetzt werden. Nach weiteren zwei Monaten der gleichen Mischung geht es ihr zu 90% gut. Sie erhält jetzt *Olive, Honeysuckle, Star of Bethlehem.* Nach weiteren zwei Monaten tritt nochmals eine kleine depressive Nachschwankung auf, die die Patientin selbst sowohl chemisch als auch mit Bach-Blüten austariert. Einen weiteren Monat später kann das Antidepressivum abgesetzt werden. Beruflich ist sie wieder voll einsatzfähig. In ihrem Privatleben kommt es jetzt zu einer gerechteren Verantwortungsteilung zwischen ihr und ihrem Partner. Ihrem Sohn geht es jetzt sehr gut, ihm gegenüber hat sie noch gelegentlich Schuldgefühle.

Angststörungen

wurden früher den Neurosen zugeordnet. Sie sind gut mit Bach-Blüten behandelbar.

Fallbeispiel Angststörung

Eine 37jährige, alleinstehende Frau kommt in die Ambulanz. Sie gibt an, sie habe seit über einem Monat Anfälle, wo es ihr heiß aufsteige bis zu den Ohren verbunden mit Herzklopfen und Todesangst, sie würde dann keine Wärme vertragen und Frischluft brauchen. Der Hausarzt habe ihr gesagt, es sei eine Depression und habe ihr einen Tranquilizer verschrieben. Außerdem sei sie auf einer internen Abteilung durchuntersucht worden, körperlich sei sie gesund. In letzter Zeit habe es bei sehr nahen Freunden von ihr eine dramatische Trennung in einer Partnerschaft gegeben, wo man versucht habe, sie hineinzuziehen. Vor einem halben Jahr sei eine intensive Partnerschaft nach einer Abtreibung zerbrochen. Sie selbst möchte Bach-Blütenbehandlung, sei jedoch unsicher, wie sie mit der Behandlung des Hausarztes umgehen solle. Sie erhält als erste Blütenmischung *Rock Rose, Star of Bethlehem, Impatiens, Wild Oat, Mimulus* und *Scleranthus*, außerdem einen Arztbrief an den Hausarzt mit genauer psychiatrischer Diagnose und einem Behandlungsvorschlag mit einem angstwirksamen Antidepressivum und einem Vorschlag, die abhängigkeitsgefährlichen Mittel auszuschleichen. Nach vier Wochen geht es ihr relativ gut, sie hat die Tranquilizer schrittweise ganz abgesetzt und hat wieder mehr Interesse für ihre Hobbies. Beginnende Erregung, die zu Panikzuständen führen könnte, fängt sie entweder mit *Rescue* oder mit einem pflanzlichen Nervenmittel (Hopfen, Baldrian o.ä.) ab. Das vorgeschlagene Antidepressivum hat sie überhaupt nicht genommen. Drei Wochen später gibt sie an, es ginge ihr sehr gut, sie denke wieder harmonisch, außerdem gibt sie an, daß sie vom Hausarzt schon von Anfang an ein Blutdruckmittel bekommen habe (Beta-Blocker). Außerdem habe sie wieder Freude an ihrem Leben.

Borderline-Störungen

Bei Borderline-Störungen (zwischen neurotischen und psychotischen Störungen anzusiedeln) verlieren Patienten kurzfristig ihre Ich-Funktion. Es besteht sogenannte unangemessene Affektregulation, einerseits hohe Sensibilität, heftige Reaktionen, langsame Beruhigung, Intensität und Unkontrollierbarkeit vor allem schmerzhafter Emotionen. Außerdem kommen oft unrealistische Ziele, Selbsthaß, Scham und Neigung zu kurzfristigen intensiven Selbstschädigungen (Suizid, Suchtmittel) vor.

Manche Menschen mit so extremer Verletzbarkeit und Selbstkontrollschwierigkeiten haben ihre Verletzbarkeit so gut kompensiert, daß ihre Borderline-Persönlichkeitsstruktur erst später in Krisen oder in Psychotherapien zutage tritt.

Von der Bach-Blütentherapie her sollte man hier auch die stark wechselnden Potentiale, vor allem in den Krisen, entsprechend kurzfristig begleiten. Da es für Borderline-Patienten außer in akuten Krisen keine psychopharmakologische Therapie gibt, kommen Bach-Blüten neben Psychotherapie sicher häufig zum Einsatz.

In der Praxis jedes Bach-Blütenbehandlers können – oft erst im Rahmen einer Therapie – Borderline-Strukturen in der Seele eines Patienten deutlich werden.

Hirnschädigungen

Bei Menschen mit Hirnschädigungen (organische Psychosyndrome, geistig Behinderte) bringen Bach-Blütenbehandlungen meistens sehr langsame Veränderungen – wie sich überhaupt Behinderte langsam entwickeln. Gerade hier ist es oft sinnvoll, die Angehörigen von Menschen mit Hirnschädigungen ebenfalls mit Bach-Blütentherapie mitzubehandeln. Bei diesen Patienten ist die Diagnose oft schwierig, so daß der Behandler in hohem Maße auf seine Intuition und Empathie angewiesen ist, um das Stimmungsbild wahrnehmen zu können. Noch komplizierter wird es bei den Patienten, die infolge ihrer Behinderung überhaupt nicht sprechen können; hier kann man nur versuchen, der seelischen Geste, die sich in Mimik, Lautierungen und stereotypen Bewegungsabläufen darstellt, auf dem Hintergrund der 38 Bach-Blüten nachzuspüren. In solchen Fällen empfiehlt sich auch die Diagnosestellung mit Hilfe anderer Meßverfahren.

Genauso irritierend kann es sein, wenn man versucht, den Effekt der Behandlung wahrzunehmen, da die Veränderung, die durch die Bach-Blüten eingeleitet wird, häufig in kleinen Schritten vor sich geht, daß man „vergißt", sie zu registrieren.

Sucht und Abhängigkeit

Die Tatsache, daß uns nur wenig Material zum Thema Suchtbehandlung in der Bach-Blütentherapie zugänglich wurde, bestätigt die allgemeine Erfahrung von der niedrigen Erfolgsquote bei der Behandlung von Suchtveranlagung.

Der Grund, warum Süchtigen dauerhaft zu helfen schwer ist, ja fast aussichtslos erscheint, muß darin liegen, daß es sich hier um mehr handelt als die Problematik sogenannter Randgruppen. In der Formulierung des anthroposophischen Arztes und Suchtspezialisten Olaf Koob ist Sucht ein Zivilisationsschicksal, eine Kulturkrankheit, die als schwere Sozialseuche ihre Opfer selbst produziert und sich durch die Bereitstellung der suchterzeugenden Mittel selbst am Leben erhält.

Sucht ist, vereinfacht formuliert, der Ausdruck einer angeborenen – aber fehlgeleiteten – Suche der Menschen nach einer besseren Welt, nach Selbstentfaltung und Vervollkommnung. Fehlgeleitet, weil der Mensch aus Schwäche, Veranlagung, Enttäuschung und vielen anderen Gründen auf der falschen, nämlich materiellen Ebene sucht. Dadurch muß er zwangsläufig immer mehr enttäuscht werden, um daraufhin umso stärker diesem selbstzerstörerischen Verhaltensmuster zu verfallen.

Mit den Worten Bachs ausgedrückt, ist der Süchtige nicht mehr in der Lage, seinen Lebensplan durch die Stimme seines Höheren Selbst wahrzunehmen, geschweige denn erkennt und anerkennt er seine Aufgabe im größeren Ganzen nach dem Gesetz der Einheit. Er wird dadurch immer mehr auf die niedrigste Persönlichkeitsebene seiner selbst zurückgeworfen und versucht dort zwanghaft, den Hunger nach eigentlich seelischen Erlebnissen und Erkenntnissen mit unadäquaten Mitteln zu stillen, was ihn zwangsläufig in immer stärkere Ratlosigkeit und Abhängigkeit von eben diesen Suchtmitteln bringt.

Nach Meinung der Experten zeigt über die Hälfte der Bevölkerung unserer westlichen Zivilisationsländer – wahrscheinlich aber noch weit mehr – Verhaltensmuster der oben genannten Art, sofern man neben den klassischen oder „anerkannten" Süchten wie z.B. Drogen, Alkohol, Zigaretten, Medikamente, Anorexia, Bulimie auch zwanghafte Verhaltensmuster wie Kaufsucht, Arbeitssucht, Besitzsucht, Fernseh-Sucht, Sucht nach Nervenkitzel oder sportlicher Höchstanstrengung, Sucht nach lauter Musik, Sucht nach Tomaten, Zucker oder anderen Nahrungsmitteln, oder gar Meditationssucht mit berücksichtigt.

Um einem Suchtkranken wirksam helfen zu können, muß man als Behandler die eigenen Suchtstrukturen erkannt und bearbeitet haben. Solange das nicht der Fall ist, und eigene Suchttendenzen und -ängste unbewußt auf den Patienten projiziert werden, ist eine geistige Führung des Patienten nicht möglich. Denn gerade der Suchtpatient spürt bewußt oder unbewußt sehr genau, ob ihn der Behandler aus seinem Inneren heraus wirklich versteht, ob das, was er rät, selbsterarbeitete Erfahrungswerte sind.

Geistige Führung heißt immer wieder „Hilfe zur Selbsthilfe" anbieten; zurückführen auf die ewigen Gesetze und Wahrheiten des Lebens, die gerade auch in Bachs Philosophie „Heal Thyself" in einfacher Form wiedergegeben werden. Diese geistige Führung bzw. die gemeinsame Bemühung um einen neuen konstruktiven Lebensentwurf muß neben der Entgiftung des Körpers Schwerpunkt einer Suchttherapie in Zusammenhang mit den Bach-Blüten sein.

Viele Süchtige fühlen sich durch das Konzept Bach-Blütentherapie stark angesprochen und haben sich durch Selbstbehandlung mit Hilfe der Blüten – und mit viel Geduld – von alltäglichen Süchten wie Freßsucht, Kaufsucht, Fernseh-Sucht nach und nach befreien können.

Auch hier geht es anfänglich um die Begleitung eines Patienten zu Selbsterkenntnis und Motivation, den eigenen Selbstzerstörungsprozeß wieder zu wenden. Hier ist es wichtig, daß der Behandler eine neutrale Einstellung einnimmt, vor allem gegenüber Suchtkranken, die noch nicht bereit sind, ihren Selbstzerstörungskurs wieder zu ändern. Respektvolles Akzeptieren, daß jemand noch nicht bereit ist, sein Leben zu verändern, ermöglicht einem Patienten die wirklich freie Entscheidung für das Leben und gegen ein Suchtmittel. In allen Motivationsschritten können Bach-Blüten hilfreichsein. Die entsprechende Zubereitung ohne Alkohol sollte noch einmal in Erinnerung gebracht werden.[1]

Welche tieferen negativen Seelenstrukturen sind bei Süchtigen besonders häufig anzutreffen?

Hypothesen gibt es auch auf diesem Gebiet genug. Eine eigene Erfahrung anhand der Beobachtungen von 26 Insassen einer freien Drogenstation bei Wien ergab folgende interessante Hinweise.

Bei über der Hälfte der Patientengruppe ließen sich als vorherrschende seelische Verhaltensmuster im Sinne der Blütentherapie erkennen

- *Chestnut Bud:* automatisches bis zwanghaftes Abrutschen in gewisse Verhaltensmuster; keine Möglichkeit, aus diesen Erfahrungen Konsequenzen zu ziehen; mangelnde Lernfähigkeit
- *Walnut:* als Ausdruck einer Reifeverzögerung; mangelnde Entfaltung der Individualität durch Abhängigkeit z.B. von stärkeren Persönlichkeiten, aber auch von Prestige-Denken, gesellschaftlichen Zwängen u.a.
- *Red Chestnut:* „Der Süchtige und der Gegenstand seiner Leidenschaft sind auf unerklärliche Weise zusammengekettet. Je mehr er seine eigenen Kräfte nur in den Dienst seines Verlangens stellt, umso stärker erscheinen ihm die Kräfte des Gegenstandes seiner Leidenschaft."[2]

Die Hälfte der Patientengruppe zeigte außerdem die folgenden negativen seelischen Verhaltensmuster

- *Larch:* Minderwertigkeitskomplexe; meistens erziehungsbedingt
- *Gorse:* Resignation; innere Leere; Hoffnungslosigkeit – auch in bezug auf die gesellschaftliche Situation
- *Gentian:* jeder Versuch, Befriedigung zu erlangen, bleibt letzten Endes fruchtlos und hinterläßt unterschwellig eine tiefe Enttäuschung
- *Aspen:* Überflutung durch Außeneindrücke, die nicht bewußt verarbeitet werden können. Eine der möglichen Ursachen: die viel zu frühe Konfrontation der zumeist sensiblen Patientenpersönlichkeit mit Fernsehen, Katastrophenmeldungen aus der Presse sowie Horror- und Gruselgeschichten. Dieses erzeugt vage Ängste, aber auch die Sucht nach weiterem Nervenkitzel.

---

1 Hier die Mischung ohne Alkohol ansetzen. Evtl. die Einnahmetropfen in ein eisgekühltes Getränk geben oder Einnahme-Mischung in der Apotheke als Globuli herstellen lassen. Letztere ad hoc verbrauchen, denn sie verlieren innerhalb einiger Monate ihre Wirksamkeit.

2 Zitiert nach „Besser leben mit weniger", von Dr. Ulrich Beer

Viele Patienten brauchten außerdem

- *Heather:* sie mußten schon als Kind seelisch allein zurechtkommen; daher egozentrisches Verhalten bis in die Gegenwart. „Das bedürftige Kleinkind“
- *Holly:* Mißtrauen als Folge nicht-erfüllter Sehnsucht nach Liebe
- *Cherry Plum:* angestaute seelische Energien, die man sich nicht traut, im normalen Leben zu offenbaren. Lediglich durch die Sucht kann Kanalisierung erfolgen
- *Rock Water:* die gestörte frühkindliche seelische Entwicklung läßt nur theoretische intellektuelle Reaktionen und Bewertungen zu; dadurch Perfektionsstreben. Dieses ergibt häufig zusammen mit *Chestnut Bud* das Muster der zwanghaften Bedürfnisbefriedigung
- *Willow:* man fühlt sich als Opfer der Situation
- *Clematis:* man flüchtet vor der Realität in eine Ersatzwelt, in der man „nicht mehr allein“ ist.

Dieser Erfahrungen können als Anregung dienen, Bach-Blüten bei Patienten mit Suchtproblematik einzusetzen. *Rescue* bietet erfahrungsgemäß bei Drogenkrankheit einen guten Einstieg in die Therapie, sofern danach das geistige Angebot der Bach-Blütentherapie verstanden oder angenommen werden kann.

4.6 Bach-Blütentherapie in Geriatrie und Altenpflege

Die Bach-Blütentherapie kann auch Menschen im Alter wirksame seelische Unterstützung geben. Engagierte Schwestern versuchen vermehrt, ihre guten Erfahrungen mit dieser Therapie in den Pflegebereich hineinzutragen. Wo Berichte aus geriatrischen Stationen und Altenpflegestätten vorliegen, sind die Erfahrungen mit den Bach-Blüten sehr positiv.

Die Bach-Blüten zeigen u.a. guten Erfolg bei

- Alten Menschen, die unter Unruhezuständen und Reizbarkeit leiden
- Verwirrtheit älterer Menschen, die häufig mit Angst und Aggressionen einhergeht
- Verweigerungs-Symptomatik
- Begleitung der Behandlung körperlicher Erkrankungen im Alter
- Sterbebegleitung (vgl. Kap. 3.5.5).

Rescue wird erfahrungsgemäß am häufigsten eingesetzt, die Anwendungsmöglichkeiten sind sehr vielseitig. Vielfach kann auch durch *Rescue* die allopathische Medikation (z.B. Schlafmittel, Sedativa, Neuroleptika) erheblich reduziert werden. Sobald einzelne seelische Neagtivzustände in Erscheinung treten, ist es immer sinnvoll, die entsprechenden individuell angezeigten Bach-Blüten im Wasserglas oder als Einnahmemischung zu verabreichen.

Bach-Blüten helfen nicht nur, akute seelische Disharmonien auszugleichen, sie können u.U. auch im Alter noch zur Persönlichkeitsentwicklung beitragen. Selbst Menschen mit weitgehend verhärteten Charakterstrukturen erleben die harmonisierende Wirkung der Bach-Blüten. Dies wird von den Betroffenen und deren Angehörigen oft mit Überraschung und großer Freude wahrgenommen. So haben sich beispielsweise jahrzehntelange Familienzwiste aufgelöst, indem einer der Beteiligten mit Hilfe der Bach-Blüten Qualitäten wie Versöhnlichkeit und Mitgefühl entwickeln konnte.

Angesichts der guten Erfahrungen wäre ein breiterer Einsatz der Bach-Blütentherapie im Bereich der Geriatrie und Altenpflege wünschenswert. Gerade im Pflegebereich könnte dies eine immense seelische Entlastung für Patienten und Personal bewirken. Berichte aus der Praxis zeigen, daß sich die gesamte Atmosphäre einer Krankenstation oder Pflegeinstitution spürbar bessert, wenn die Bach-Blüten als zusätzliche Therapie genutzt werden.

Bericht aus einem Alters- und Krankenpflegeheim[1]

Im Rapport besprachen wir jeweils die Eigenheiten und Probleme des Patienten, seine Schwierigkeiten mit den Mitpatienten oder dem Personal bzw. was uns sonst mit ihm besondere Mühe machte. Das schrieb ich mir in Stichworten auf und wählte danach die entsprechenden Blüten.

Im nächsten Rapport wurde dann die gewählte Mischung dem Pflegeteam vorgestellt und – so weit möglich – auch Fragen nach der Wirkungsweise der Blüten beantwortet.
Im Stationszimmer lag auch immer, jedem Team-Mitglied zugänglich, das Bach-Blüten-Buch bereit. Auf diese Weise gelang eine gute Beobachtung der Patienten durch ein motiviertes Team.

Wir hatten oft einen schnell sichtbaren Erfolg. Zum Beispiel ***wurden ständig nörgelnde Patienten umgänglicher und zufriedener****, was natürlich die Geduld des Pflegepersonals weniger strapazierte. Die ganze Atmosphäre auf der Station wurde so für den Patienten und für uns Pflegepersonal entspannter und angenehmer.*

---

1 Sylvia Steinemann, Schweiz

Besonders hilfreich waren die Bach-Blüten-Konzentrate im ***Selbsthilfetraining*** *in der Rehabilitation, wo Patienten körperlich wie auch seelisch nicht immer in der Lage sind, kooperativ mitzuarbeiten. Einerseits ist ihr Lebens- und Gesundungswille durch jahrelange seelische Negativ-Haltungen weitgehend zum Erliegen gekommen, andererseits wollen oder können sie oft nicht einsehen, warum es sinnvoller ist, mühsam selbst etwas zu tun, was „die Schwester doch viel schneller für sie erledigen könnte". Hier konnten wir die seelisch aufbauende Wirkung der Bach-Blüten im Sinne des Heal-Thyself-Prinzips besonders gut beobachten.*

Bei einer schwer depressiven Patientin mit linksseitiger Hemiplegie durften wir erstmals nach einwöchiger Einnahme von ***Larch*** *den Satz hören: „Ja, ich will es probieren!" Solches und ähnliches äußerte sie allerdings nur, wenn ihr die Bach-Blüten regelmäßig gegeben wurden. Wenn nicht, fiel sie zunächst ziemlich schnell in ihr altes, apathisches und depressives Verhaltensmuster zurück.*

Sehr schöne Erfahrungen konnten wir ***bei Schwerkranken und Sterbenden*** *machen: z.B. bei einer Patientin, die während ihrer letzten Tage große Atemnot hatte.*
Wenn wir sie pflegen oder umbetten wollten, sah sie uns mit erschreckten Augen an. Wir kamen überein, daß ihr mühsames Atmen mit Zyanose hauptsächlich auf Angst zurückzuführen war. Deshalb stellten wir für sie eine persönliche „Angst-Mischung" her:
Mimulus, Aspen, Star of Bethlehem. Dazu Walnut und Honeysuckle als Blüten, die sich in der Ablösungsphase bei alten Menschen sehr bewährt haben.

Jedes Mal, bevor Verrichtungen an ihr durchgeführt werden sollten, bekam sie ihre Tropfen. Ebenso auch zwischendurch, wenn wir bemerkten, daß ihr Atem wieder schwerer ging. Auf diese Weise haben wir ihr und einigen anderen Patienten manche Pethidin-Injektion erspart.

Begreiflicherweise kamen die Bach-Blüten-Konzentrate indirekt auch den Angehörigen unserer Patienten zugute. Es ist etwas ganz anderes, mitzuerleben, wenn ein lieber Mensch friedlich sterben kann, als wenn man Zeuge eines Todeskampfes wird.

Die meisten der ***Nachtschwestern*** *haben vor allem Rescue als wahre Hilfe kennen und schätzen gelernt. Bei unruhigen und ängstlichen Patienten haben die Notfalltropfen immer geholfen. Allerdings bei Patienten, die unter starken Tranquilizern standen, dauerte es um einiges länger, bis eine Wirkung ersichtlich wurde. Auch mußte die Gabe bei einigen Patienten in kurzen Intervallen zwei- bis dreimal wiederholt werden.*

4.7 Bach-Blütentherapie in der dermatologischen Praxis

Der Bedeutung psychischer Faktoren bei Hauterkrankungen und Allergien ist heute zwar vielfach anerkannt, dennoch läßt der Ablauf einer dermatologischen Fachpraxis selten eine eingehendere Untersuchung des individuellen Hintergrundes zu. Dem Patienten mit chronischem, therapieresistenten Beschwerdebild wird bestenfalls geraten, sich in psychotherapeutische Behandlung zu begeben.

Hier bietet die Bach-Blütentherapie dem Fachbehandler eine gute Möglichkeit, Patienten bei Durchführung der dermatologischen Behandlung auf der seelischen Ebene individuell zu unterstützen. Erfahrungen aus der Praxis zeigen, daß die Bach-Blütentherapie als adjuvante Maßnahme besonders bei chronischen Hauterkrankungen erfolgreich ist. Die der Erkrankung zugrundeliegenden seelischen Konflikte können nach und nach aufgelöst werden, was meist auch mit einer schrittweisen Besserung bzw. dem Verschwinden der Symptome einhergeht. In vielen Fällen befähigen die Bach-Blüten den Kranken erstmals dazu, sich konstruktiv mit den möglichen seelischen Ursachen seiner Beschwerden auseinanderzusetzen.

In der Praxis haben sich die Bach-Blüten als begleitende Therapie bewährt u.a. bei der Behandlung von

- verschiedenen Akneformen
- verschiedenen Alopezieformen (Fälle 62, 63)
- chronischen Allergien
- Neurodermitis (Fall 64)
- Psoriasis
- verschiedene Herpesformen
- Warzen (Fall 61).

Auch bei akuten dermatologischen Beschwerden bewähren sich die Bach-Blüten. Vielfach wird die Einnahme auch durch äußerliche Anwendungen unterstützt, z.B. mit *Rescue* Creme oder durch zusätzliches Auftragen der persönlichen Mischung an betroffenen Hautpartien. Die Diagnose ist wie in allen Einsatzgebieten der Bach-Blütentherapie immer individuell, d.h. es gibt keine standardisierten Blütenempfehlungen für bestimmte Beschwerdebilder.

Der nachfolgende Praxis-Bericht vermittelt einen ersten Eindruck vom Anwendungsspektrum der Bach-Blütentherapie in dem Fachgebiet Dermatologie. Mit dem zunehmenden Bekanntheitsgrad der Behandlungsmöglichkeiten in Fachbehandlerkreisen ist eine breitere Anwendung dieser Therapie zum Wohle vieler Patienten zu erwarten.

Bericht aus einer kassenärztlichen dermatologischen Praxis[1]

Seit etwa drei Jahren arbeite ich in meiner dermatologischen Fachpraxis mit den Bach-Blütenkonzentraten; manchmal als einziger Therapieform, meist jedoch in Verbindung mit homöopathischen, phytotherapeutischen oder Symbioselenkungs-Mitteln für den Darm wie z.B. Symbioflor®, Hylak® forte Tropfen oder Omniflora® Kapseln und einer fast ausschließlich cortisonfreien Lokaltherapie. Die einzige Ausnahme bildet hier manchmal die Psoriasis des behaarten Kopfes.

Behandelt wird ein nicht ausgewähltes Patientengut aller Altersstufen vom Säugling bis zum Greis aus den verschiedensten Bevölkerungsschichten und von unterschiedlichem Bildungsniveau.

Darunter ragen zwei Patientengruppen heraus:

Die erste läßt sich nur alternativ behandeln, ernährt sich bewußt, schränkt Fernseh- und sonstigen Konsum weitgehend ein, verwendet biologische Wasch- und Reinigungsmittel. Sie verlangt naturgemäß auch eine ganzheitliche, nicht symptom-orientierte Therapie und verweigert Cortison-Salben vehement. Diese Gruppe wandert häufig von Facharzt zu Facharzt und hat schon viele Erfahrungen hinsichtlich Therapieschemata gesammelt. Sie ist insgesamt kritisch und nicht sehr bequem.

Die zweite Gruppe, meist aus ländlichem oder städtischem Arbeitermilieu stammend, ist relativ unerfahren in Ernährungs- oder Sinnfragen. Es sind diejenigen, die in erster Linie möglichst schnell symptomfrei werden wollen – eigentlich Cortison erwarten, und nun durch die Bach-Blütentherapie mit einem ganz neuen Therapiekonzept konfrontiert werden. Hierbei stellen sie erstaunt fest, daß auch ohne Cortison eine Besserung der Beschwerden eintritt und ein ganz neuer Bewußtseinsprozess in bezug auf Krankheit und Heilung in Gang gesetzt wird.

***Neurodermitis** – bei der die Schulmedizin erfahrungsgemäß bisher nicht in der Lage war, durchgreifend zu helfen – reagiert außerordentlich gut auf Bach-Blütentherapie. Bei Säuglingen, Klein- und Schulkindern sehe ich verblüffende Erfolge, wenn die auslösenden Ursachen für einen Schub z.B. sind*

- *Eifersucht über die Geburt eines Geschwisterkinder*
- *Die Angst, nicht mehr im Mittelpunkt zu stehen*
- *Angst vor dem Eintritt in den Kindergarten oder in die Schule.*

Durch Einnahme von z.B. Holly, Chicory oder Mimulus brauchen diese Kinder ihre Bedürfnisse, z.B. „Hab' mich lieb", „Kümmere Dich mehr um mich"

---

1 Dr. med. Ute Bayer

etc. nicht mehr über die Haut zu signalisieren.
Ekzemschübe, die durch das Abstillen oder Zahnen bei kleinen Patienten sehr häufig ausgelöst werden, fanden Erleichterung durch Red Chestnut und Walnut. In vielen Fällen konnte allein durch den Einsatz der Blütentherapie der unerträgliche Juckreiz gestillt werden. Ich konnte beobachten, daß oft schon ein bis zwei Wochen nach der ersten Einnahme einer Blütenmischung die Hautveränderungen erblaßten und der Juckreiz verschwand. Die vorher aggressiven Kinder wurden ruhig und sahen zuversichtlich ihrer Heilung entgegen.

Da die Ausheilung von Hautleiden bei älteren Kindern, Jugendlichen und Erwachsenen erfahrungsgemäß länger braucht, ist gerade hier die Bach-Blütentherapie zur schrittweisen Bewußtwerdung der schubauslösenden negativen Gefühlsmuster eine entscheidende Hilfe.

Bei längerandauernder ***Akne*** *gingen unter Bach-Blütentherapie vor allem die Pustel-Schübe zurück und wurden weniger heftig. So mancher Patient konnte mit Larch sein Selbstwertgefühl wieder aufbauen und dadurch gestärkt die notwendige Therapie fortsetzen.*

Krankheitsbilder wie ***rezidivierender Herpes simplex, Condylomata acuminata, rezidivierender Vaginal-Soor, Warzen*** *(oft Pine),* ***Nagelbett-Eiterungen, Impetigo contagiosa*** *und* ***Furunkulose*** *reagieren gut auf Bach-Blütentherapie.*

Bei der Behandlung von ***akuter oder chronischer Urticaria,*** *bei welcher der Patient häufig das Gefühl artikuliert „aus der Haut fahren zu müssen" (Cherry Plum), gebe ich der Bach-Blütentherapie Priorität vor anderen therapeutischen Maßnahmen.*

Schöne Erfolge konnte ich beobachten bei der Behandlung sämtlicher ***Allergien:*** *vom Heuschnupfen bis zum Kontaktekzem, vom Arzneimittelexanthem bis zur Sonnenallergie. Wenn man aus der Patientenanamnese erfährt, daß das Handekzem einer früher erfolgreich selbständigen Frau seit Aufgabe der Berufstätigkeit und vermehrter Beschäftigung mit der eher ungeliebten Hausarbeit aufgetreten ist, läßt sich mit der Bach-Blütentherapie wirklich ursächlich therapieren.*

Bei allen Formen des ***Haarausfalls*** *– diffus oder umschrieben -, habe ich Bach-Blüten eingesetzt: Bei nervösen, ängstlichen und überforderten Patienten war die Therapie erfolgversprechend.*
Bei der ***Alopecia areata*** *haben die Bach-Blüten innerlich und äußerlich als Einreibung vor allem Kindern geholfen. Aber auch bei Erwachsenen gibt es mittlerweile ermutigende Erfolge. Die mit dieser Erkrankung häufig einhergehenden Gefühlszustände der Hoffnungslosigkeit, der mangelnden Selbstvertrauens und die Ängste werden wesentlich gebessert bzw. harmonisiert.*

Bei der Behandlung von ***psoriatischen Kindern*** *haben sich besonders häufig Aspen und Rock Rose bewährt.*

Vermutlich sind nicht jedem Kollegen diese Erfahrungen auf Anhieb nachvollziebar; jedoch nach einer gewissen Einarbeitungszeit, vor allen Dingen nach dem gründlichen Studium der 38 seelischen Verhaltensmuster, wird es sicherlich für viele sehr lohnend und befriedigend sein, die Haut als „Spiegel der Seele“ auch über die Seele zu behandeln oder mitzubehandeln.

4.8 Bach-Blütentherapie in der Zahnarztpraxis

In der Zahnmedizin haben sich seit einigen Jahren verstärkt Zahnärzte gefunden, die es sich zur Aufgabe gemacht haben, ihr Fachgebiet im Zusammenspiel mit dem übrigen menschlichen Körper zu sehen. Sie haben sich abgewendet vom mechanischen Denken der Universitätszahnheilkunde, hin zu einer Betrachtung eines Lebensraumes Mund – in seiner Bedeutung von der Embryologie bis hin zur Einbindung in die psychologische, geriatrische Zahnheilkunde, von seiner Funktion und Ästhetik, wie auch von seiner Zugehörigkeit zur menschlichen Persönlichkeit.

Sie versuchen, Erklärungen zu finden, deren ursächlicher Zusammenhang mit den Zähnen weithin nicht vermutet wird, ja sogar belächelt und abgelehnt wird.

Und doch haben viele Erkrankungen, denen Chronizität oder psychische Malaise attestiert wurde, oftmals Heilungen erfahren, die nur noch Verblüffung hervorrufen konnte. [...]

Mittlerweile haben aber die Heilungserfolge durch ganzheitliche Therapieformen statistische Größen erreicht, die nicht mehr wegzudiskutieren sind.[1]

Die moderne Ganzheitsmedizin hat in jüngerer Zeit auch auf dem Gebiet der Zahnheilkunde Einzug gehalten. Eine der vielen Therapieformen, die im Sinne einer ganzheitlichen Komplementärmedizin zunehmend in Zahnarztpraxen zur Anwendung gelangen, ist die Bach-Blütentherapie.

Da der Besuch beim Zahnarzt nach wie vor für viele Menschen – Kinder wie Erwachsene – eine unangenehme und belastende Situation darstellt, in deren Vorfeld für die Betroffenen bereits Streß entsteht, liegt der Einsatz von Bach-Blüten nahe. Hier hat *Rescue* vorrangige Bedeutung, denn es verhilft – z.B. vor dem Zahnarzttermin verabreicht – zu einer angstfreie-

---

1 *Ganzheitliche Zahnheilkunde in der Praxis*, Hrsg. Werner Becker, Balingen: Spitta 1993

ren, gelasseneren seelischen Haltung, so daß die Behandlung für Patient und Arzt wesentlich streßfreier verläuft. Die seelische und energetische Belastung, die die ständige Arbeit mit verängstigten Patienten für den Behandler bedeutet, sollte hierbei nicht unterschätzt werden.

Zahnärzte wenden die Bach-Blüten nicht bei rein zahnmedizinischen Krankheitsbildern wie z.B. Karies an, sondern vielmehr bei Erkrankungen mit psychischen Hintergrund bzw. bei Patienten mit auffälligem Verhalten. Gute Erfolge werden u.a. erzielt bei

- Hypernervosiät, Patienten mit deutlichem Angst- und Streßpotential, hier insbesondere bei Kindern
- Patienten, die bereits negative Erfahrungen bei der zahnärztlichen Behandlung gemacht haben (Fall 68)
- Verhaltensstörungen, die mit dem Zahnarztbesuch zusammenhängen
- übergreifenden Erkrankungen wie z.B. Sinusitis maxillaris, Herpes labialis (adjuvant)
- Sinusitis (*Rescue*-Salbe, äußerlich angewandt, wirkt schmerzlindernd und schleimverflüssigend)
- kieferorthopädischen Behandlungen (begleitend), (Fall 65)
- Zahn- und Kiefersanierungen (begleitend)
- psychosomatisch bedingtem exzessiven Knirschen (begleitend), Patienten mit starken Abrasionen auf den Kauflächen.

Im Praxisalltag wird vor allem *Rescue* gebraucht – dem Patienten zur Vorbereitung auf den Zahnarztbesuch empfohlen oder direkt vor der Behandlung verabreicht. Das *Rescue*-Konzentrat kann auch zusätzlich in das bereitstehende Mundspülwasser geträufelt werden. Manche Zahnärzte machen auch positive Erfahrungen mit der unterstützenden Wirkung der *Rescue*-Salbe.

Die Diagnostik individuell benötigter Bach-Blüten gestaltet sich in der zahnärztlichen Praxis eher schwierig, da für ein ausführlicheres ärztliches Gespräch wenig Raum bleibt. Außerdem kann es – offenbar leichter als in anderen fachmedizinischen Bereichen – auf Patientenseite zu Akzeptanzschwierigkeiten kommen. Die möglichen psychischen Korrelationen ihrer Zahnerkrankungen sind für viele Patienten zunächst nicht unmittelbar einleuchtend. Der ganzheitlich arbeitende Zahnarzt kann im Patientengespräch noch viel zur Information und Aufklärung beitragen. Die Bach-Blütentherapie bietet hier vom therapeutischen Konzept her einen unkomplizierten, erfreulich theoriefreien Ansatz, der vom Patienten leicht verstanden und angenommen wird.

Individuell erstellte Bach-Blütenmischungen wirken auch bei zahnmedizinischen Beschwerdebildern heilungsfördernd, da die psychische Gesamtsituation des Patienten deutlich harmonisiert und damit entlastet wird. Patienten, die diese Wirkung verspüren, bringen dem ehemals gefürchteten Zahnarzt allmählich mehr Vertrauen entgegen. Manche Behandler berichten, daß sich die gesamte Atmosphäre in ihrer Praxis entscheidend entspannt hat, seitdem sie verstärkt mit den Bach-Blüten arbeiten.

Da die Anzahl ganzheitlich arbeitender Zahnärzte stetig zunimmt, wird auch in diesem Fachgebiet ein steigender Einsatz der Bach-Blütentherapie zu erwarten sein. Einschränkender Faktor ist lediglich der enge zeitliche Rahmen in der zahnärztlichen Kassenpraxis. Die psychischen Hintergründe zahnmedizinischer Beschwerdebilder sind bislang erst im Ansatz erforscht. Hier werden künftige Untersuchungen sicher noch viele interessante Zusammenhänge aufdecken.

Bericht aus einer ganzheitlichen Zahnarztpraxis[1]

In einer Zeit, in der Medizin immer teurer wird und immer mehr Möglichkeiten gegeben sind, mit perfektem technischen Aufwand Folgen von Gewebszerstörung – insbesondere auch in der Zahnheilkunde die Folgen von Zahnzerstörung – wieder unsichtbar werden zu lassen, müssen wir als Ärzte zu der Erkenntnis gelangen, daß das Kaschieren von Symptomen meist nicht viel mit Heilen zu tun hat.

Die Beschäftigung mit den metaphysischen Hintergründen von Gesundheit und Krankheit führt auch den Zahnarzt zwangsläufig dazu, seine tägliche Arbeit kritischer zu sehen oder gar in Frage zu stellen.
Wir lernen zu erkennen, daß sich auch hinter den zahnärztlich reparierten Schäden nicht zuletzt die Defekte der Seele des betreffenden Patienten verbergen, auch wenn dies auf den ersten Blick schwer vorstellbar erscheint.
Warum ist es so schwer vorstellbar? Weil uns in der Regel die bestehenden Zusammenhänge gar nicht bekannt sind und wir uns daher nur an das halten, was objektiv sichtbar und feststellbar ist.

Information und Gespräch sind keine objektiv nachkontrollierbaren Kassenleistungen. Sie werden daher heute immer noch finanziell weitaus unterbewertet. Außerdem gilt es als inopportun, in den Bereichen der anderen kassenmedizinischen Fachkollegen „herumzutherapieren". Ist es daher verwunderlich, daß sich dann auch der Arzt oder Zahnarzt, der hier eine andere Schau der Dinge hat, weitgehendst Zurückhaltung auferlegt?

1 Dr. med. dent. Jörg Born

Doch lassen wir alle diese formalen Betrachtungen beiseite und versuchen einmal, auch aus zahnärztlicher Sicht den Menschen ganzheitlich zu sehen.

Hinterfragen wir beispielsweise ***den Zahnschmerz an einem äußerlich „gesunden" Oberkiefer-Backenzahn****, so werden wir häufig feststellen, daß der Patient sich in einer besonderen Streß-Situation befindet oder befand, denn häufig ist es ja so, daß die Folgen des Stresses erst auftreten, wenn die Belastungen schon vorbei sind.*

So kommt z.B. regelmäßig ein Teil der Schwesternschülerinnen eines nahegelegenen Krankenhauses während der Vorbereitungen auf das Schwesternexamen mit Zahnschmerzen in unsere Praxis. Meistens sind die Beschwerden an den Zähnen im oberen Backenzahnbereich.

Der Grund hierfür ist einfach, wenn man die Kybernetik des Akupunktursystems zu Hilfe nimmt. Die oberen Backenzähne (ohne Weisheitszähne) sind über das System der Akupunkturlinien mit dem Magen in Verbindung. Der Magen wiederum ist nach H. Selye eines der drei primären „Streß-Antwort-Organe" und Reinhold Voll, der „Vater der Elektroakupunktur" definierte:„Schmerz ist der Aufschrei des Gewebes nach fließender Energie".

So ist der schmerzende Zahn das Alarmsignal des überforderten Magenbereiches. Die Magenbeschwerden wiederum sind in diesem Falle die Somatisierung der geistig-seelischen „Verdauungsstörung", also der konkreten Streß-Situation.
Der Mensch in dieser Situation arbeitet meist mehr als gut für ihn ist. Er „erschöpft" sich. Vielleicht sitzt ihm die Angst vor dem Versagen im Nacken.

Die daraus entstehenden Zahnschmerzen sind in der täglichen Praxis absolut therapieresistent. Hier zum Beispiel setzen wir die Bach-Blüten mit spürbarem Erfolg ein.

In der geschilderten Situation geben wir Rescue, gegebenenfalls im Wechsel mit Olive und Oak. Allerdings können diese Mittel fehlenden Schlaf und Erholungspausen nicht ersetzen. Auch der Körper verlangt sein Recht und es tritt in den ersten Tagen nach der Einnahme oft ein starkes Schlafbedürfnis auf.

Rescue wird bei der Behandlung häufig von uns eingesetzt. *Es ist grundsätzlich unser erstes Mittel bei* ***Kreislaufversagen****. Der Erfolg stellt sich meist innerhalb von 60 Sekunden ein!*

Vor umfassenden Behandlungen, insbesondere wenn dem Patienten operative Eingriffe „bevorstehen", erhält er einige Tropfen Rescue prophylaktisch. Oft bitten die Patienten anschließend, ihnen dieses Mittel zu verschreiben, weil sie seine entspannende, befreiende Wirkung unmittelbar spüren.

Auch ***ängstlichen*** *oder gar* ***behandlungsunwilligen Kindern*** *geben wir Rescue (Ansatz ohne Alkohol) mit gutem Erfolg. Sollten sie die Einnahme verweigern, so hilft es, wenn der Behandler oder seine Assistentin sich die Hände gut mit Rescue Creme einreiben und dem kleinen Patienten die Hände streicheln oder den Handrücken massieren.*

Bei etwa der Hälfte dieser Situationen kommen wir dann trotz der anfänglichen Abwehr zum Behandlungserfolg. Klappt es nicht, so geben wir den Eltern unsere sogenannte „Angstmischung" für eine evtl. mehrwöchige ***Vorbehandlung*** *mit. Diese Mischung enthält: Aspen, Mimulus und Rock Rose. Nach unserer Erfahrung ist es am besten, wenn Mutter und Kind sie gemeinsam einnehmen, da das Verhalten des Kindes meist das Verhalten der Bezugsperson widerspiegelt.*

In der heutigen Zeit leiden – insbesondere in den Großstädten – immer mehr Menschen an Gesichtsschmerzen, häufig verbunden mit Kopfschmerzen. In vielen Fällen knacken die Kiefergelenke; oder das Kauen, oft auch schon das Öffnen des Mundes, sind schmerzhaft. Diese Symptome mit Schmerzen vor und hinter dem Ohr, vielfach verbunden mit Nackenverspannungen, werden in der modernen Zahnheilkunde dem Begriff der ***Kiefer****gelenkserkrankungen zugeordnet und als Myoarthropathie bezeichnet.*

Die neuzeitlichen Denkansätze der Schul-Zahnheilkunde gehen heute soweit, daß man die Zusammenhänge zwischen Okklusion (der Verzahnung) und einem eventuellen Schmerzgeschehen im Kopf erkennt und behandelt. Man versucht mittels funktionsanalytischer und funktionstherapeutischer Maßnahmen eine Harmonisierung der Okklusion zu erreichen und reguliert damit gleichzeitig eine ganze Reihe von körperlichen Folgezuständen, wenn auch diese Tatsache in der Regel noch nicht erkannt oder gar anerkannt wird.

Warum gibt es ***Zahnfehlstellungen,*** *die keine ganzheitlichen Symptome zeigen oder Gebisse, die nur ganz geringe Vorkontakte oder Okklusionsstörungen zeigen, bei denen der Patient aber trotzdem unter massiven körperlichen Störungen leidet?*
Warum gibt es immer wieder Patienten, deren Kiefergelenkserkrankung technisch erfolgreich im Munde behandelt wurde und die körperlichen Folgesymptome dennoch weiterhin vorhanden sind?

An dieser Stelle möchte ich ausdrücklich feststellen: „Es gibt im Körper keine Erkrankung, kein Symptom aus nur einer einzigen Ursache." Die Erkrankung und das Auftreten von Symptomen ist die Summierung verschiedenster pathogener Einflüsse, die alle auf eine bestimmte "Schnittstelle" zielen und so auch – sich gegenseitig ergänzend – zusammenwirken.

Trotz aller Erfolge (vgl. Fall 65) und um etwaige hochgespannte Erwartungen zu dämpfen, sei darauf hingewiesen, daß die Bach-Blüten allein nicht alle seelischen Probleme lösen können. Es gibt ein weites Feld im Bereich der Kiefergelenkserkrankungen, in dem ohne eine zusätzliche, gezielte psychotherapeutische Betreuung kein Heilungserfolg von Dauer erzielt werden kann. Doch gerade dann können die Bach-Blüten eine erhebliche Beschleunigung des Behandlungsprozesses bewirken.

Das gleiche gilt für einen weiteren Anwendungsbereich, die heute verstärkt auftretenden **Parodontopathien,** *für welche die Schulmedizin keine Erklärung hat.*

Mundhygiene, Ernährung, Stoffwechsel – all dieses ist mitbestimmend für unser Wohlergehen, aber die entscheidende Steuerungskraft für unseren Körper ist unser Fühlen und Denken.

Dazu ein Beispiel aus der Natur: Ein Tier, das sich verteidigen muß, beißt; d.h. die Zähne sind die Verteidigungswaffe des Tieres oder auch sein Aggressionswerkzeug. Verliert ein Tier nun seine Zähne, verliert es sein Angriffs- und Verteidigungswerkzeug und damit auch die Möglichkeit, sich am Leben zu erhalten.

Wenn wir davon ausgehen, daß der Körper mit seinen Symptomen das „Armaturenbrett" der Seele ist, auf dem diese ihre Störungen erkennbar werden läßt, dann müssen wir – nach Dethlefsen und Dahlke – wohl akzeptieren, daß hinter einem Zahnverlust schon im Alter von 30-35 Jahren eine sehr starke seelisch-geistige Resignation stehen muß. Das Sich-nicht-mehr-„durchbeißen", „Sich-nicht-mehr-behaupten" können, das hinter einem solchen Verlust der Zähne steht, bedeutet letztlich nichts anderes als das Aufgeben des Lebenswillens.

Nicht nur die Sexualität, die Verdauung und der Magen reagieren auf Ärger, Gefühle und Empfindungen. Gerade auch der Mund wird in seiner Gesundheit oder in seiner Krankheit von diesen seelischen Faktoren beeinflußt.

Es sind die Blüten gegen die tiefste, körperliche und mentale **Erschöpfung,** *gegen die absolute Verzweiflung, die hiervon betroffene Menschen brauchen, z.B. Wild Rose, Gorse, Mustard, Star of Bethlehem, Sweet Chestnut – gefolgt von Blüten, die das* **Selbstbewußtsein** *aufrichten; die Freiräume zur Verwirklichung des eigenen Ichs schaffen, z.B. Walnut, Centaury, Elm, Larch.*

Die Gesundung eines Menschen hängt letztlich immer von ihm selbst ab. Wir als Behandler können hierzu in jedem Fall nur einen Teil beitragen. Dazu gehört, daß wir unser gesamtes fachliches Können für ihn einsetzen. Dazu gehört jedoch auch, daß wir ihm die Hand reichen und ihm den Weg weisen, mit seinen eigenen Problemen besser fertig zu werden. Gerade dabei kann ihm die Bach-Blütentherapie eine wertvolle Hilfe sein.

Für den Zahnarzt bedeutet die Beschäftigung mit dem Werk von Dr. Edward Bach – über die oben geschilderten praktischen Vorteile hinaus – eine Hilfe zum tieferen Verständnis der seelischen Vorgänge und deren Auswirkungen auf den ganzen Körper.

4.9 Bach-Blütentherapie in Fach- und Kurkliniken

Die stationäre Behandlung im Rahmen eines meist mehrwöchigen Aufenthalts in einer Fach- oder Kurklinik bietet gute Voraussetzungen zur Integration unterstützender therapeutischer Maßnahmen wie der Bach-Blütentherapie. Die Patienten sind vorübergehend von ihrem Alltag befreit und haben die Möglichkeit, losgelöst von akuten oder chronischen Konfliktsituationen, vielfältige Anregungen aufzugeifen.

Der Aufenthalt in einer naturkundlich ausgerichteten Fachklinik, in der selten eine Therapie wirklich abgeschlossen werden kann, soll dem Patienten die Gelegenheit geben, neue Impulse zur Veränderung seiner bisherigen Lebensgewohnheiten aufzunehmen und positivere Verhaltensmuster einzuüben. Aufgrund ihres seelisch aufbauenden Charakters ist die Bach-Blütentherapie hierzu hervorragend geeignet.[1]

Resonanzen aus der Praxis zeigen, daß der Einsatz der Bach-Blüten in der stationären Arbeit sich nicht auf Kliniken mit überwiegend naturheilkundlicher Orientierung beschränken muß. Auch aus psychosomatischen Kliniken, Fachkliniken für chronische Krankheiten oder allgemeinen Kurklinken wird über gute Erfahrungen mit den Bach-Blüten berichtet. Ein Gesundheitszentrum, das mit der Entschlackungstherapie nach Dr. F.X. Mayr arbeitet, hat besondere Erfolge mit der Kombination beider Verfahren:

Das Wissen, daß ein entstreßter, sensibler, regulationsfähiger, gereinigter und den positiven Schwingungen dieser Welt gegenüber offener Mensch besonders gut auf Bach-Blüten reagieren kann, beflügelt den Mayr-Arzt, immer wieder auf diese Therapiehilfe zurückzugreifen.[2]

---

1 Dr. med. Kai Sawatzki (Fall 71)

2 Dr. med. Alex Witasek (Fälle 72, 73)

Indikationen für begleitende Bach-Blütentherapie sind je nach Schwerpunkt der jeweiligen Klinik u.a.

- psychosomatische Krankheitsbilder (z.B. Neurodermitis) bzw. psychogene Erkrankungen
- Eßstörungen (z.B. Übergewicht)
- chronische Erkrankungen (z.B. rheumatische Krankheitsbilder).

Problematisch bei der stationären Anwendung der Bach-Blüten ist die durch den Aufenthalt begrenzte Therapiedauer. Manche Ärzte begegnen dieser Schwierigkeit, indem sie ihren Patienten bei Entlassung ein Rezept für eine weitere Blütenmischung ausstellen. Oft geben die positiven Erfahrungen während des Klinikaufenthaltes dem Patienten den Anstoß, selbst mit den Bach-Blüten weiterzuarbeiten oder zu Hause einen Behandler aufzusuchen, der ihn in seiner künftigen Entwicklung unterstützen kann.

Bei chronischen Krankheitsbildern kommt es unter Bach-Blütentherapie gelegentlich auch zu längeren Erstverschlechterungen (z.B. in Form von Apathie) von bis zu drei Wochen. Diese Reaktionen sind für den Heilungsprozeß notwendig und müssen dem Patienten von dem erfahrenen Klinikarzt und Bach-Behandler sorgfältig erklärt werden. In solchen Fällen zeigt die spätere Entwicklung – initiiert durch die begleitende Bach-Blütenbehandlung der chronischen negativen Gemütszustände – häufig große Fortschritte und eine drastische Besserung der Symptome.

Von Behandlern, die in der stationären Praxis mit den Bach-Blüten arbeiten, wird immer wieder betont, daß für den dauerhaften Erfolg jedweder therapeutischer Maßnahmen die Motivation des Patienten zur Selbstverantwortung besonders wichtig sei. Unter begleitender Einnahme von Bach-Blüten zeigen die Patienten – mitunter nach anfänglichen Heilkrisen – deutlich mehr Eigeninitiative, wodurch auch die übrigen therapeutischen Maßnahmen in ihrer Wirkung verstärkt werden.

Stationär tätige Bach-Behandler rechnen mit einer steigenden Anwendung der Bach-Blütentherapie im Klinikbereich. Dieser Trend wird im Zusammenhang mit der entsprechenden Entwicklung im ambulanten und allgemeinmedizinischen Bereich gesehen. Eine breitere Nutzung der Bach-Blütent im Alltag der stationären Arbeit hängt aber letztlich davon ab, wieviele Behandler die nötige Zeit und Geduld aufbringen können, sich diese Therapie anzueignen.

Teil II

5. Übersicht über das Bach-Blüten-System

Ergänzend zu den ausführlichen Mittelbildern der 38 Bach-Blüten im Werk Scheffer, *Bach-Blüten-Therapie – Theorie und Praxis* werden im Folgenden Kurz-Portraits der Bach-Blüten vorgestellt, die aufgrund gesammelter Erfahrungen der letzten Jahre das Wichtigste aus der Sichtweise des Verordners in übersichtlicher Form zusammenfassen.

Nach gründlichem Studium der ausführlicheren Mittelbilder sollen diese Blätter ein schnelles Wiedererkennen und Einstimmen auf das betreffende Bach-Blüten-Konzept ermöglichen.

„Symptome im blockierten Zustand"

Die in den vergangenen Jahrzehnten in England und den deutschsprachigen Ländern beobachtete, am meisten charakteristische Ausprägung des Blüten-Konzeptes. Die Formulierungen weichen im Intensitätsgrad von der mehr für die angelsächsische Mentalität seiner Zeit formulierten Originalfassung Bachs teilweise ab. Es ist unmöglich, menschliche Gefühle so in Worte zu kleiden, daß Zeitgeist, Generations- und lokale Mentalitätsunterschiede umfassende Berücksichtigung finden können.

Jedoch leisten die hier formulierten Schlüsselsymptome eine zuverlässige Hilfestellung. Sie sind ein bewährter Einstieg für den Behandler, zumindest so lange, bis die verschiedenen Gefühlszustände durch eigene Erfahrung in ihm selbst so lebendig geworden sind, daß er den Zustand per Resonanz im Patienten intuitiv erfaßt. Um dieses zu erleichtern, wurden weitere charakteristische Symptome in Form typischer Patientenformulierungen wiedergegeben.

„Das könnte dem Behandler zusätzlich auffallen"

Hier werden häufig beobachtete Erfahrungen angedeutet, welche aber auf keinen Fall überbewertet oder gar ausschlaggebend für die Diagnostik werden dürfen. Es ist zu beachten, daß diese Phänomene ***auftreten können,*** jedoch längst ***nicht immer*** auftreten ***müssen***.

„Das kann der Patient gewinnen“

Diese Formulierung beinhaltet die eigentliche und wesentlichste Zielsetzung der Blütentherapie. Sie sollten der inhaltliche Abschluß eines jeden Patientengespräches sein. Ohne eine derartige Motivation, das Aufzeigen der positiven Entwicklungsmöglichkeit, wäre eine Blütentherapie nicht lege artis durchgeführt.

5.1 **Agrimony** (Agrimonia eupatoria/Odermennig)

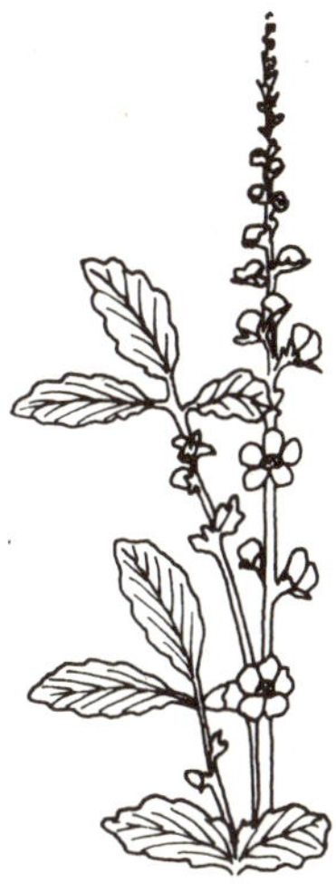

Symptome im blockierten Zustand

Man versucht quälende Gedanken und innere Unruhe hinter einer Fassade von Fröhlichkeit und Sorglosigkeit zu verbergen.

Typische Patientenäußerungen

- „Streit innerhalb der Familie macht mich fast krank"
- „Um des lieben Friedens willen mache ich viele Kompromisse"
- „Wenn Unangenehmes auf mich zukommt, versuche ich mich abzulenken, solange es geht (z.B. Kneipenbesuche, Einkaufsbummel, Geselligkeiten, Wochenendreisen, Fernsehen, das Gläschen Wein, action in jeder Form)"
- „Schon in der Schule war ich der 'Klassen-Clown' ."

Das könnte dem Behandler zusätzlich auffallen

- Bei Frauen: betont höfliche Umgangsformen
- Bei Männern: burschikoses Verhalten, Galgenhumor
- Neigung zu Alkohol, Zigaretten, überhöhtem Tablettenkonsum, heimliche Naschsucht u.ä.

Das kann der Patient gewinnen

- Mehr Aufrichtigkeit gegenüber sich und anderen
- Mehr Konfrontationsfähigkeit bei Konflikten.

5.2 **Aspen** (Populus tremula/Espe oder Zitterpappel)

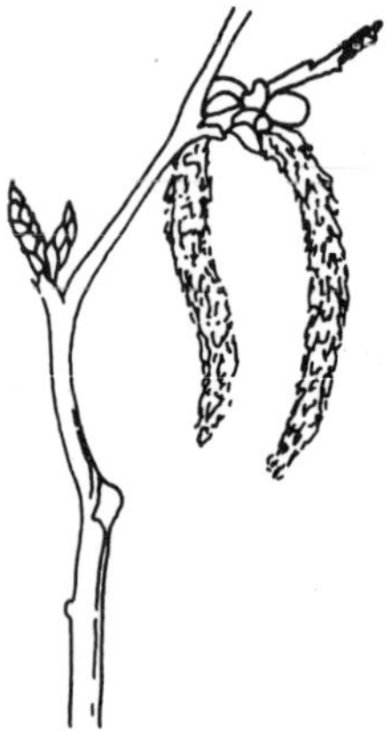

Symptome im blockierten Zustand

Unerklärliche, vage Ängstlichkeiten; Vorahnungen; geheime Furcht vor irgendeinem drohenden Unheil.

Typische Patientenäußerungen

- „Mich überfällt plötzlich grundlose Angst – tagsüber auf der Straße oder sogar nachts im Bett“
- „In fremden Wohnungen kann ich die Atmosphäre oft nicht ertragen und bin froh, wenn ich wieder draußen bin“
- „Wenn ich später ins Geschäft komme, fühle ich es sofort, wenn es dort Ärger gegeben hat“
- „In meiner Kindheit mußte meine Mutter die Schlafzimmertür immer einen Spalt offenlassen, weil ich im Dunkeln Angst vor dem Einschlafen hatte.“

Das könnte dem Behandler zusätzlich auffallen

- Hohe Sensitivität
- Neigung zu Aberglauben und Mystifizierungen
- Patient äußert Kollektiv-Ängste, z.B. Angst vor Raubüberfällen, Vergewaltigungen, Atomkatastrophen, Angst vor Spinnen oder Schlangen.

Das kann der Patient gewinnen

- Seine sensitiven Veranlagungen realistischer einschätzen und besser damit umgehen.

5.3 **Beech** (Fagus sylvatica/Rotbuche)

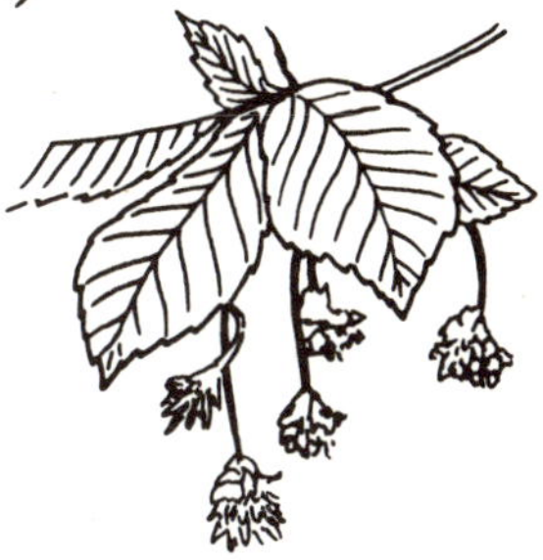

Symptome im blockierten Zustand

Überkritische und intolerante Haltung; man zeigt wenig Mitgefühl und Einfühlungsvermögen.[1]

Typische Patientenäußerungen

- „Ob ich will oder nicht, die Schwachstellen anderer fallen mir sofort ins Auge!"
- „Mein Mann sagt mir immer, ich wäre zu kritisch"
- „Ich habe einfach kein Verständnis für Menschen, die immer drauf losreden müssen, ohne vorher nachzudenken"
- „Man muß die Tatsachen so sehen, wie sie sind, auch wenn es manchmal schmerzlich ist."

Das könnte dem Behandler zusätzlich auffallen

- Gutes Urteilsvermögen; lehrerhafte Ausdrucksweise; strenge Gesichtszüge, gespannte Oberlippenpartie
- Patient klagt über Empfindlichkeit des Magen-Darm-Traktes.

Das kann der Patient gewinnen

- Mehr Mitgefühl und Toleranz.

1 Häufig auch indiziert bei mangelnder Kritikfähigkeit.

5.4 **Centaury** (Centaurium umbellatum/ Tausendgüldenkraut)

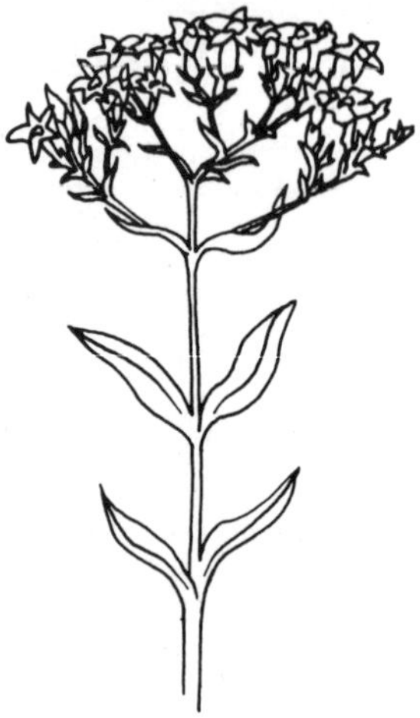

Symptome im blockierten Zustand

Schwäche des eigenen Willens, man kann nicht nein sagen, Überreaktion auf die Wünsche anderer.

Typische Patientenäußerungen

- „Freunde sagen mir immer wieder, ich wäre zu gutmütig"
- „Ich lasse mich leicht zu etwas überreden, was ich im Grunde gar nicht möchte"
- „Ich pflege nun seit Jahren meine kranke Mutter, die sehr egoistisch ist – Zeit für mich selbst habe ich kaum"
- „Schon, wenn mein Freund hereinkommt, fühle ich genau, was er erwartet – meine eigenen Vorstellungen sind in dem Moment wie weggeblasen."

Das könnte dem Behandler zusätzlich auffallen

- Patient wirkt eher schwächlich, zart, blaß oder überanstrengt
- Patient zeigt wenig Interesse an eigener Lebensgestaltung.

Das kann der Patient gewinnen

- Abgrenzung. Eigene Bedürfnisse besser erkennen und zum Ausdruck bringen.

5.5 **Cerato** (Ceratostigma willmottiana/Bleiwurz oder Hornkraut)

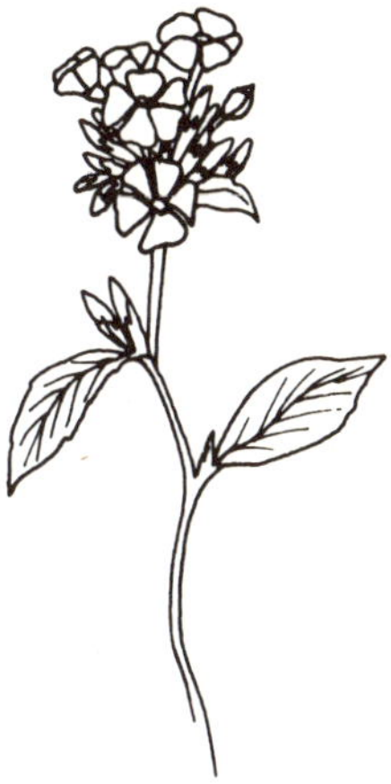

Symptome im blockierten Zustand

Man hat zuwenig Vertrauen in die eigene Meinung, fragt andere ständig um Rat.

Typische Patientenäußerungen

- „Herr Doktor, was würden Sie denn an meiner Stelle machen?“
- „Ich ändere oft meine Meinung – schließlich ist ja an allen Standpunkten etwas Wahres dran“
- „Schon als Kind habe ich im Diktat das Richtige wieder durchgestrichen und dafür das Falsche hingeschrieben“
- „Ich denke oft, so einfach kann es doch nicht sein – und frage noch einmal einen Experten, um mich innerlich abzusichern.“

Das könnte dem Behandler zusätzlich auffallen

- Großer Rededrang
- Betont modische Kleidung
- Stets auf dem aktuellsten Informationsstand
- Starke Autoritätengläubigkeit.

Das kann der Patient gewinnen

- Eigene Intuition erkennen und darauf vertrauen
- Sich seine eigene Meinung bilden und dazu stehen.

5.6 **Cherry Plum** (Prunus cerasifera/Kirsch-Pflaume)

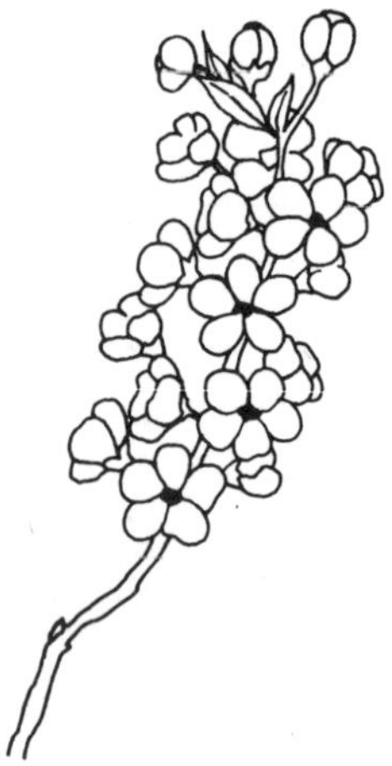

Symptome im blockierten Zustand

Es fällt schwer, innerlich loszulassen; man hat Angst vor seelischen „Kurzschlußhandlungen" und unbeherrschten Temperamentsausbrüchen

Typische Patientenäußerungen

- „In solchen Situationen fürchte ich, die Kontrolle über mich zu verlieren, durchzudrehen, verrückt zu werden..."
- „Ich traue mich kaum noch, etwas Spitzes in die Hand zu nehmen, weil ich dann fast zwanghaft von dem Gedanken besessen bin, damit auf mein Baby einstechen zu müssen..."
- „Es fällt mir schwer, in der Meditation die Augen geschlossen zu halten, wenn jemand anderer im Raum ist"
- „Wenn mir mal der Kragen platzt, sind alle platt. So etwas hat keiner von mir erwartet...".

Das könnte dem Behandler zusätzlich auffallen

- Starke innere Spannung, oft starrer Blick
- Wirkt aufgepumpt und gestaut oder auch künstlich ruhig.

Patient klagt über

- Neigung zur Obstipation
- Psychiatrische Anamnese
- Kinder: Oft Bettnässer.

Das kann der Patient gewinnen

- Inneres Loslassen
- Mehr Gelassenheit in spannungsreichen Situationen.

5.7 Chestnut Bud (Aesculus hippocastanum/ Knospe der Roßkastanie)

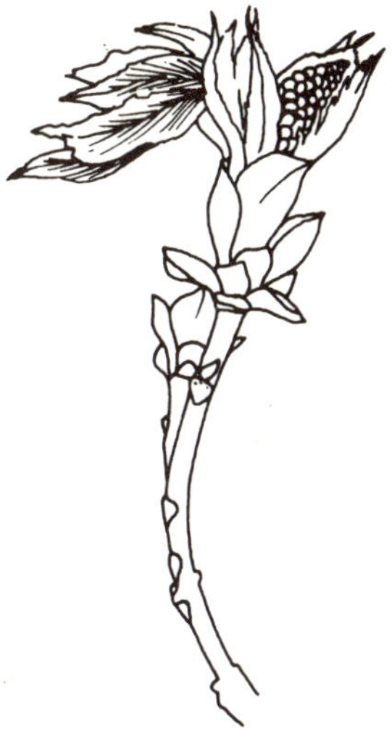

Symptome im blockierten Zustand

Man gerät immer wieder in die gleichen Schwierigkeiten, weil man seine Erfahrungen nicht wirklich verarbeitet und nicht genug daraus lernt.

Typische Patientenäußerungen

- „Ich fahre jedesmal wieder in den gleichen Urlaubsort, obwohl ich mir jedes Jahr schwöre: 'das war das letzte Mal!' "
- „Ich mache immer wieder die gleichen Fehler, baue die gleichen Unfälle, habe die gleichen Auseinandersetzungen...."
- „Es fällt mir schwer, etwas Neues dazuzulernen"
- „Über vergangene Erfahrungen grüble ich nicht lange nach, sondern probiere es lieber aufs Neue"
- „Meine Gesprächspartner werfen mir oft vor, ich wäre unaufmerksam. Aber das liegt daran, daß ich gedanklich schon zwei Schritte voraus bin."

Das könnte dem Behandler zusätzlich auffallen

- Patient wirkt relativ sorglos und naiv
- Anamnestisch: Oft schubweise auftretende Erkrankungen aller möglichen Organsysteme, z.B. Ulcus-Krankheit, Akneschübe, Anfallsleiden, jedoch kann der Patient kaum Beobachtungen oder Erfahrungen dazu mitteilen
- Bei Kindern: Lernprobleme, retardierte Entwicklung.

Das kann der Patient gewinnen

- Konstruktives Umsetzen von Erfahrungen.

5.8 **Chicory** (Cichorium intybus/Wegwarte)

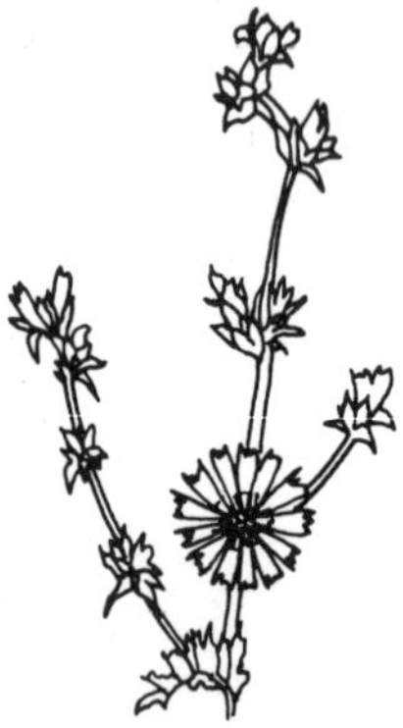

Symptome im blockierten Zustand

Besitzergreifende Persönlichkeitshaltung (bewußt oder unbewußt), die sich viel einmischt oder oft manipuliert.

Typische Patientenäußerungen

- „Ich habe sieben Kinder großgezogen und nun läßt man mich am Muttertag allein hier sitzen!"
- „Wenn ich ein bestimmtes Ziel vor Augen habe, erreiche ich es meist mit Strategie und Taktik; oft auch auf indirektem Wege oder mit kleinen Tricks"
- „Ich bin leicht gekränkt, wenn man meinen Rat nicht sofort befolgt; schließlich will ich ja nur das Beste für alle!"
- „Wenn ich ehrlich bin, handle ich selten spontan, sondern überlege zuerst, welcher Vorteil dabei für mich herausspringt"
- Kinder: „Ich mache meine Hausaufgaben nur, wenn ich dafür morgen nicht zum Turnen muß."

Das könnte dem Behandler zusätzlich auffallen

- Oft starke Persönlichkeiten. Bei Frauen: Oft Typ der „perfekten Mutter und Hausfrau", die alle Fäden fest in der Hand hat
- Anamnestisch: Mutterproblematik oder der Patient wurde schon als Kind in eine Rolle hineingedrängt, der er entwicklungmäßig noch nicht gewachsen war
- Diverse Krankheitssymptome, die Aufmerksamkeit oder Zuwendung hervorrufen sollen: Kleine Unfälle, asthmatische Beschwerden, hysterische Symptome usw.
- Patient ist aktuell in einer Lebenssituation, in der er umständehalber manipulieren und taktieren muß, z.B. beruflich.

Das kann der Patient gewinnen

- Spontanere Gefühlszuwendung
- Besser mit den eigenen Bedürfnissen umgehen.

5.9 **Clematis** (Clematis vitalba/Weiße Waldrebe)

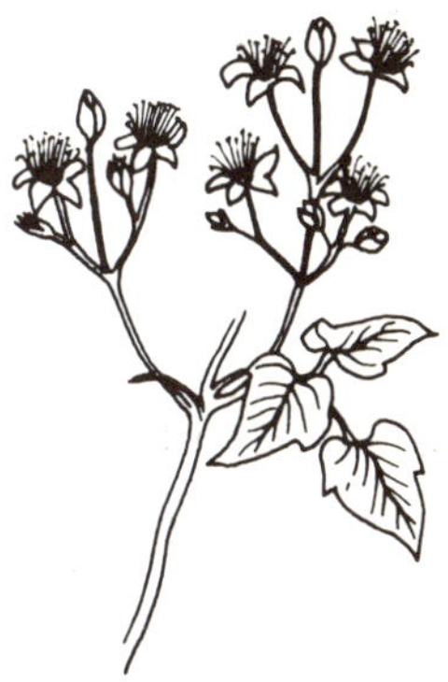

Symptome im blockierten Zustand

Man ist mit den Gedanken ganz woanders, zeigt wenig Aufmerksamkeit für das, was um einen herum vorgeht – Tagträumer.

Typische Patientenäußerungen

- „Ich habe ein schlechtes Gedächtnis, verlege oft Dinge. Aus Unachtsamkeit stoße ich mir oft blaue Flecken"
- „Schon als Kind war ich häufig nicht ganz da, auch jetzt träume ich noch gern mit offenen Augen"
- „Ich kann mich schlecht konzentrieren. Es macht mir viel Mühe, einen Vortrag bis zum Ende anzuhören"
- „Was da gerade passiert (Weltgeschehen, Politik, Sport), interessiert mich nicht. Ich lebe in meiner eigenen Welt"
- „Ich kann mir eine Situation ganz plastisch vorstellen – hinterher glaube ich selbst, sie wäre so passiert."

Das könnte dem Behandler zusätzlich auffallen

- Der Patient wirkt verschlafen, unaufmerksam, zerstreut, fahrig
- Kinder: Blick geht in die Ferne, „Märchenaugen"
- Schwacher Selbsterhaltungstrieb, Patient zeigt im Krankheitsfall wenig Antrieb, schnell wieder gesund zu werden
- Evtl. künstlerische Begabungen, romantische, auch unrealistische oder illusionäre Vorstellungen
- Patient klagt über: Ohnmachtsneigung, Seh- und Hörstörungen, Neigung zur Mangeldurchblutung der Extremitäten.

Das kann der Patient gewinnen

- Mehr in der Gegenwart sein
- Kreative Anlagen praktisch umsetzen.

5.10 **Crab Apple** (Malus pumila/Holzapfel)

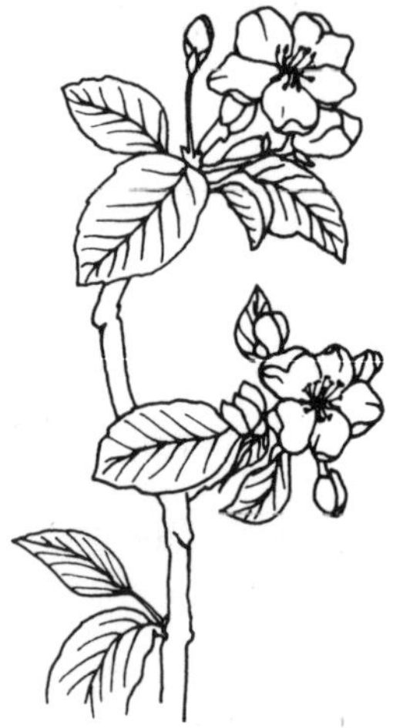

Symptome im blockierten Zustand

Man fühlt sich innerlich oder äußerlich beschmutzt, unrein oder infiziert. Überstarkes Reinheits- und Ordnungsideal – Detailkrämer. Die Reinigungsblüte.

Typische Patientenäußerungen

- „Ich habe häufig das Gefühl, mich innerlich oder äußerlich von etwas reinigen zu müssen“[1]
- „Alles um mich herum muß seine Ordnung haben. Dabei passiert es oft, daß ich mich in Kleinigkeiten verzettele und den roten Faden verliere“
- „Die Ausstrahlung von Punks ist mir körperlich unsympathisch...“.

Das könnte dem Behandler zusätzlich auffallen

- Adrettes gepflegtes Äußeres, „wie aus dem Ei gepellt“
- Starkes Ekelgefühl des Patienten vor sich selbst, z.B. bei Hautausschlägen, Schweißfüßen, Pickeln, Warzen u.ä.
- Starkes Reinigungsbedürfnis (bis zum Waschzwang – dann häufig mit Vine kombiniert)
- Übertriebene Furcht vor Bakterien, Insekten, Schmutz u.ä.
- Starke Ausscheidungstätigkeit des Körpers, z.B. chronischer Schnupfen u.ä.

Das kann der Patient gewinnen

- Sinn für übergeordnete Zusammenhänge
- Ein besseres Verständnis für die eigene Körperlichkeit.

---

1 Tritt auch unbewußt auf nach langer Einnahme von Antibiotika oder ähnlichem.

5.11 **Elm** (Ulmus procera/Ulme)

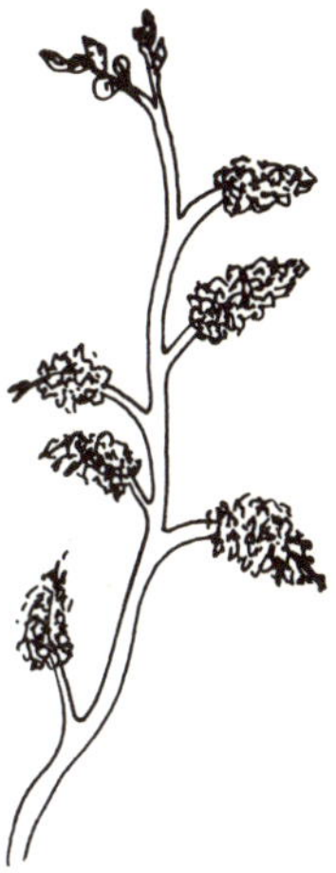

Symptome im blockierten Zustand

Man hat das vorübergehende Gefühl, seiner Aufgabe oder Verantworung nicht gewachsen zu sein. Das „psychologische Riechsalz".

Typische Patientenäußerungen

- „Ich habe mich kräftemäßig zu sehr übernommen, weil ich meine Kollegen nicht hängenlassen wollte"
- „Ich fühle mich meinem Beruf als Arzt zur Zeit nicht gewachsen und möchte am liebsten die ganze Praxis 'an den Nagel hängen' "
- „Obwohl ich weiß, daß ich solche Situationen bisher immer gemeistert habe, traue ich es mir jetzt einfach nicht mehr zu."

Das könnte dem Behandler zusätzlich auffallen

- Starkes Verantwortungsgefühl; Patient identifiziert sich sehr stark mit seinem Beruf oder seiner Aufgabe
- Die derzeitigen Lebensumstände sind objektiv überfordernd (z.B. Krise in der Familie oder im Beruf).

Das kann der Patient gewinnen

- Stärkere Unterscheidung zwischen persönlichen Bedürfnissen und der Identifikation mit einer Aufgabe.

5.12 **Gentian** (Gentiana amarella/Herbstenzian)

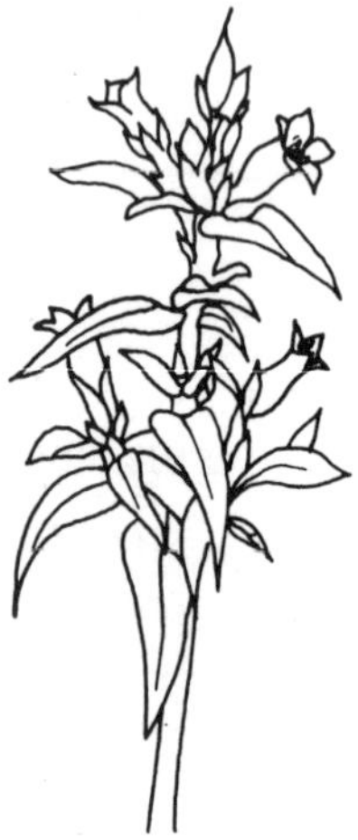

Symptome im blockierten Zustand

Man ist skeptisch, zweifelnd, pessimistisch, leicht entmutigt.

Typische Patientenäußerungen

- „Zunächst bin ich grundsätzlich skeptisch; man kann gar nicht vorsichtig genug sein!"
- „Schon mein Vater hat immer das Schlechtere erwartet – und behielt meistens recht damit!"
- „Diese Enttäuschung hat mich so entmutigt, daß ich am liebsten alles rückgängig machen würde"
- „Ich möchte so gern an Gott glauben, aber es ist mir nicht möglich."

Das könnte dem Behandler zusätzlich auffallen

- Patient stellt im Gespräch immer skeptische Zwischenfragen, zeigt wenig Compliance
- Der Patient hat einen Schicksalsschlag erlitten, von dem er sich noch nicht erholen konnte, z.B. Tod des Ehepartners, Verlust einer langjährigen Arbeitsstelle u.ä. (reaktive depressive Verstimmung)
- Eine eingeleitete Therapie, insbesondere Psychotherapie, bringt keine wesentliche Hilfe. Der Patient erweckt unterschwellig den Eindruck, als ob ihm dieses nichts ausmacht oder sogar recht wäre.

Das kann der Patient gewinnen

- Positivere Erwartungshaltung und Lebenseinstellung.

5.13 **Gorse** (Ulex europaeus/ Stechginster)

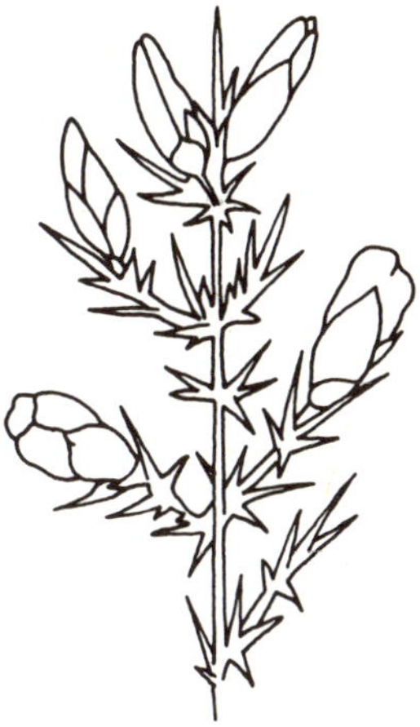

Symptome im blockierten Zustand

Man ist ohne Hoffnung, hat resigniert. „Es hat doch keinen Zweck mehr“-Gefühle.[1]

Typische Patientenäußerungen

- „Ich komme nur in Ihre Praxis, weil meine Tochter mich so dazu gedrängt hat!“
- „Was meine Zukunft anbelangt, habe ich ziemlich resigniert. Ich habe alles versucht, aber ohne Erfolg...“
- „Ich schaffe es nicht, noch einmal einen neuen Anlauf zu wagen. Da müßte schon ein Wunder geschehen!“
- „Ich habe schon daran gedacht, nach Lourdes zu fahren...“

Das könnte dem Behandler zusätzlich auffallen

- Bleich-gelbliche Gesichtsfarbe, dunkle Augenringe
- Chronische Krankheiten in der Anamnese, z.B. Patient hatte als Kind Polio
- Chronisches Geschehen in der Familienanamnese, z.B. Vater kam beinamputiert aus dem Krieg zurück.

Das kann der Patient gewinnen

- Neue hoffnungsvolle Perspektive in schwierigen bis unabänderlichen Lebenssituationen.

---

1 Diese Blüte ist häufig schwer zu diagnostizieren, da der chronische Zustand dem Pat. oft völlig unbewußt ist.

5.14 **Heather** (Calluna vulgaris/ Schottisches Heidekraut)

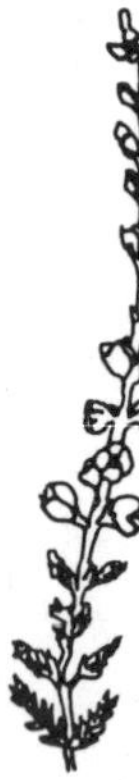

Symptome im blockierten Zustand

Man ist selbstbezogen, völlig mit sich beschäftigt, braucht Publikum; „das bedürftige Kleinkind".

Typische Patientenäußerungen

- „Ich bin zur Zeit so mit mir selbst beschäftigt, daß ich für die Probleme anderer kaum eine Antenne habe" (akuter Zustand)
- „Wenn ich über meine Probleme ausführlich reden kann, fühle ich mich gleich besser"
- „Manche werfen mir vor, mein Denken kreise nur um mich und meine kleinen Sorgen"
- „Ich versuche überall mitzureden; egal, ob ich etwas vom Thema verstehe oder nicht – ich will einfach mit dabei sein."

Das könnte dem Behandler zusätzlich auffallen

- Ausgeprägtes Mitteilungsbedürfnis, das einem beim ersten Gespräch buchstäblich den Atem nimmt
- Rückt dem Gesprächspartner beim Sprechen näher, hält ihn evtl. sogar am Ärmel fest. Oder: Patient spricht betont langsam und deutlich
- Als extrovertierter Typ: der gesprächige Hypochonder
- Im introvertierten Zustand: Patient strahlt große Besorgtheit um seine persönlichen Angelegenheiten aus, auch wenn er dabei nicht viel sagt
- In der Anamnese häufig: der Patient wurde als Kleinkind zu viel sich selbst überlassen, z.B. die Eltern hatten ein Geschäft, „Schlüsselkinder" u.ä. oder der Patient wurde als Kleinkind emotional vernachlässigt, wuchs im Kinderheim auf usw.
- Akut: Patient ist schwer krank, d.h. objektiv in der psychischen Situation des „bedürftigen Kleinkindes."

Das kann der Patient gewinnen

- Seine Aufmerksamkeit von seiner eigenen Problematik abwenden
- Einfühlungsvermögen, mehr Blick für die Situation des Mitmenschen.

5.15 **Holly** (Ilex aquifolium/ Stechpalme)

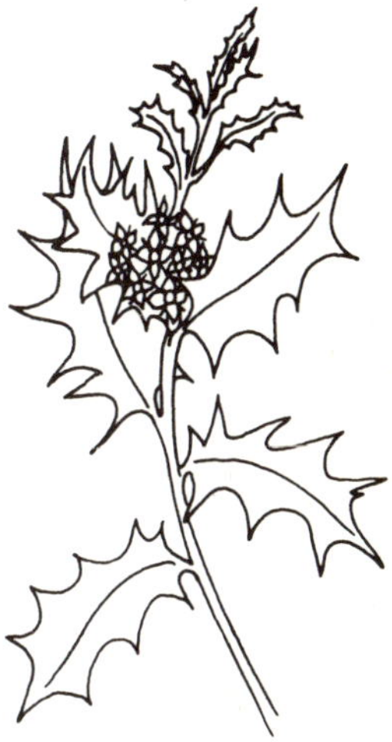

Symptome im blockierten Zustand

Man ist gefühlsmäßig irritiert. Eifersucht, Mißtrauen, Jähzorn, Haß- und Neidgefühle.

Typische Patientenäußerungen

- „Wenn ich in meinen positiven Gefühlen enttäuscht werde, schlagen sie schnell ins Gegenteil um"
- „Gefühle der Eifersucht, Rache und Schadenfreude sind mir bestens vertraut"
- „Wenn man mich hintergeht oder beleidigt, kann ich sehr wütend und sogar jähzornig werden. Ich fühle förmlich, wie die Aggressionen in mir aufschäumen"
- „Meine Freunde sagen, ich wäre zu mißtrauisch..."

Das könnte dem Behandler zusätzlich auffallen

- Gefühlsstarke Persönlichkeit
- Patient ist gefühlsmäßig stark negativ engagiert; äußert z.B. Haß auf die Schwiegermutter
- Bei Kindern: häufig Wut- und Trotzanfälle; evtl. Eifersuchtsgefühle, wenn ein zweites Kind geboren wird
- Neigung zu Entzündungskrankheiten oder schmerzhaften Hautaffektionen
- Akute Situation: z.B. Partnerschaftsproblematik.

Das kann der Patient gewinnen

- Seine Gefühle in neuer Perspektive zu betrachten
- Großherzigkeit
- Tieferes Verständnis für die menschliche Gefühlswelt.

5.16 **Honeysuckle** (Lonicera caprifolium/Geißblatt, Jelängerjelieber)

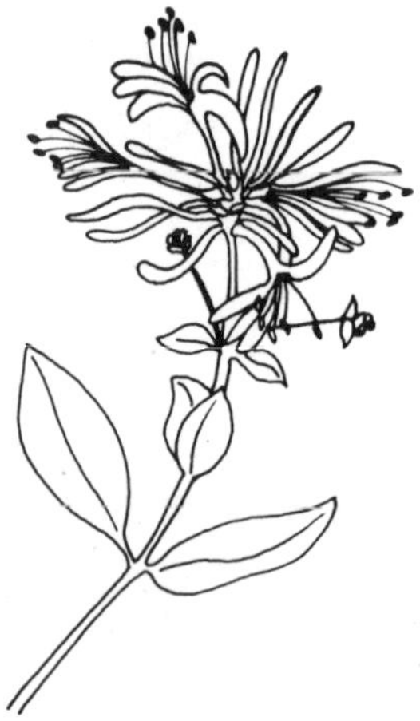

Symptome im blockierten Zustand

Man hat Sehnsucht nach Vergangenem. Bedauern über Vergangenes. Wehmutsgefühle. Oder: Man weigert sich unbewußt, bestimmte Ereignisse seiner Vergangenheit zu „bearbeiten“.

Typische Patientenäußerungen

- „Ich neige dazu, mit meinem Gedanken viel in vergangenen Zeiten zu verweilen, z.B. als mein Mann noch lebte – als wir noch auf dem Land wohnten. Schade, daß diese Zeiten nicht wiederkommen!“
- „Den Autounfall vor zwei Jahren habe ich noch nicht verarbeitet. Oft sehe ich die Situation noch in allen Einzelheiten vor mir“
- „An meine frühe Jugend habe ich so gut wie gar keine Erinnerungen.
- „Ich bedaure, daß ich nicht doch Rechtsanwalt geworden bin, wie mir mein Onkel geraten hatte.“

Das könnte dem Behandler zusätzlich auffallen

- Eher konservativer Menschentyp, auch äußerlich
- Sinn für klassische oder nostalgische Hobbys: Antiquitätensammler, Mitglieder im Oldtimer-Club usw.
- Patient kann sich schwer von etwas trennen: Wohnorte, Freunde, einmal erlebte Gefühle, sentimentale Souvenirs usw.
- Ältere Patienten leben ganz in ihren Erinnerungen, haben kaum noch Interesse an der Gegenwart
- Akute Situation: Patient muß einen Haushalt auflösen, schafft es nicht, etwas wegzuwerfen
- Bei Kindern: Heimweh im Kinderheim.

Das kann der Patient gewinnen

- Konstruktive Auseinandersetzung mit seiner eigenen Vergangenheit.

5.17 **Hornbeam** (Carpinus betulus/ Weißbuche oder Hainbuche)

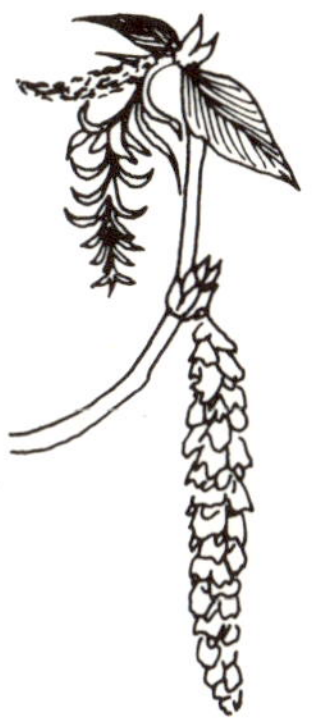

Symptome im blockierten Zustand

Mentale Erschöpfung. Man glaubt, man wäre zu schwach, um die täglichen Pflichten zu bewältigen, schafft es dann aber doch. „Montagmorgen"-Gefühl.

Typische Patientenäußerungen

- „Mir fehlt einfach die seelische Spannkraft, um meine Tagespflichten mit Schwung anzugehen"
- „Ich stehe morgens müder auf als ich mich abends hingelegt habe und kann mich eigentlich zu nichts aufraffen. Ohne Kaffee und Vitamintabletten komme ich gar nicht erst in Gang"
- „Meine tägliche Arbeit ist mehr und mehr zur Routine geworden. Aber – anstatt, daß sie mir nun leichter von der Hand geht, wird es immer mühsamer"
- „Wenn mich jemand aus meiner Routine herausreißt, bin ich plötzlich hellwach."

Das könnte dem Behandler zusätzlich auffallen

- Der Patient lebt einseitig konsumierend und es fehlt die Abwechslung in seinem Leben, z.B. zu viel Lesen, Fernsehen bei gleichzeitiger körperlicher Unterforderung
- Matte bis gelangweilte Ausstrahlung oft auch schon bei Jugendlichen
- Brennen um die Augen. Neigung zur Bindegewebsschwäche.

Das kann der Patient gewinnen

- Seelische Spannkraft. Geistige Frische
- Erkenntnis wichtiger Lebensrhythmen (Spannung/Entspannung).

5.18 **Impatiens** (Impatiens glandulifera/Drüsentragendes Springkraut)

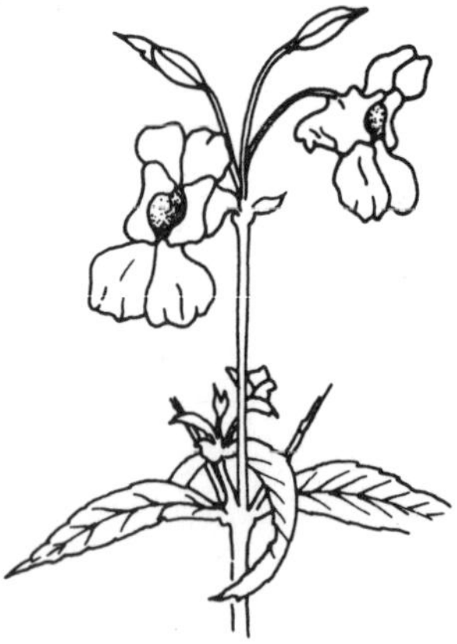

Symptome im blockierten Zustand

Man ist ungeduldig, leicht gereizt, zeigt überschießende Reaktionen.[1]

Typische Patientenäußerungen

- „Es macht mich ganz wahnsinnig, wenn ich im Restaurant darauf warten muß, bis der Ober endlich die Speisekarte bringt"
- „Bei mir muß alles schnell und reibungslos laufen, sonst werde ich sehr ungehalten"
- „Es macht mich ganz kribbelig, wenn andere nicht so schnell begreifen. Deshalb arbeite ich lieber allein"
- „Manchmal nehme ich meinen Mitarbeitern vor Ungeduld das Wort aus dem Mund oder Sachen aus der Hand."

Das könnte dem Behandler zusätzlich auffallen

- Aktive energische Persönlichkeit, die unter Strom zu stehen scheint
- Evtl. nervöse Gesten wie Kopfkratzen, Fingerknacken, Wippen auf dem Stuhl
- Neigung zu plötzlichen Spannungsschmerzen: Hals, Nacken, Rücken, Hände, Kieferpartie
- Evtl. schnell auftretende, nervöse Hautausschläge
- Evtl. nervöse Störungen des Magen-Darm-Traktes.
- Heißhungeranfälle
- Bei Kindern: Hyperkinetische Symptome.

Das kann der Patient gewinnen

- Geduld und Verständnis für andere Menschentypen.

---

1 Diese Blüte hilft oft nur kurzfristig, wenn nicht gleichzeitig die zugrunde liegenden Zustände in der Mischung mit erfaßt werden.

5.19 **Larch** (Larix decidua/Lärche)

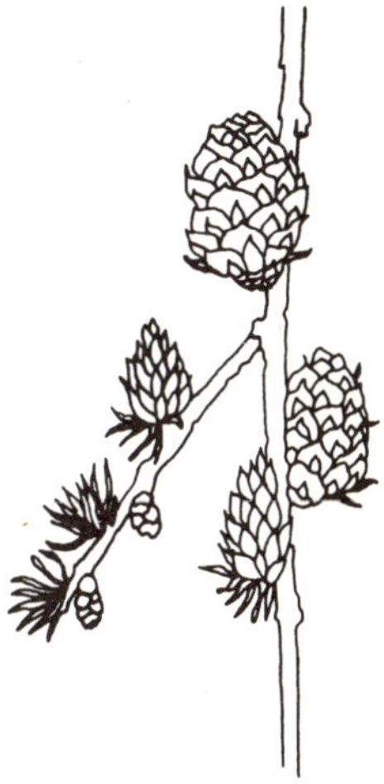

Symptome im blockierten Zustand

Man hat Minderwertigkeitskomplexe. Erwartung von Fehlschlägen durch Mangel an Selbstvertrauen.

Typische Patientenäußerungen

- „Ich habe zuwenig Selbstvertrauen und fühle mich anderen von vornherein unterlegen"
- „Weil ich schon im voraus weiß, daß ich es nicht schaffe, versuche ich vieles gar nicht erst"
- „Was ich an anderen bewundere, traue ich mir selbst nicht zu.
- „Ich fühle es heute noch als Manko, daß mich mein Vater nicht studieren ließ"
- Männer: „Frauen gegenüber habe ich Komplexe."

Das könnte dem Behandler zusätzlich auffallen

- Seelisch feinstrukturierte Persönlichkeiten
- Patient kann Krankheit vorschieben, um eine Sache nicht in Angriff nehmen zu müssen
- Patient hat sehr strenge Erziehung genossen
- Zeitweises Stottern, Potenzstörungen
- Evtl. Alkohol-Anamnese
- Kinder fühlen sich in der Klasse als Versager.

Das kann der Patient gewinnen

- Selbstvertrauen. Gesundes Selbstwertgefühl.

5.20 **Mimulus** (Mimulus guttatus/ Gefleckte Gauklerblume)

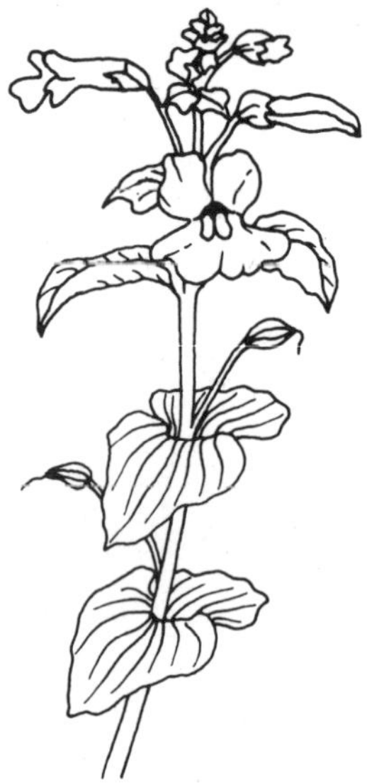

Symptome im blockierten Zustand

Man ist schüchtern, scheu, furchtsam, zurückhaltend; hat viele kleine Ängstlichkeiten.

Typische Patientenäußerungen

- „Ich habe immer Angst vor ganz bestimmten Dingen, z.B. großen Hunden, Fahrstuhlfahren oder Spritzen beim Arzt"
- „Von Haus aus bin ich sehr empfindlich, z.B. gegen Lärm, Kälte und ungehobelte Mitmenschen"
- „Ich werde leicht rot und ganz verlegen, wenn ich es mit fremden Menschen zu tun habe"
- „Ohne mein eigenes Zimmer, in das ich mich zurückziehen kann, wäre ich gar nicht überlebensfähig"
- „Wenn etwas nicht gleich klappt oder ich auf Widerstand stoße, komme ich vor Angst ins Schwitzen
- „Es gibt eigentlich immer irgend etwas, vor dem ich gerade Angst habe."

Das könnte dem Behandler zusätzlich auffallen

- Sehr sensible Menschen, oft auch äußerlich fein und zart gebaut.
- Patient wird leicht krank, wenn Dinge, vor denen er Angst hat, auf ihn zukommen
- Körperliche Ängstlichkeitsmanifestationen: Psychoneurovegetative Störungen aller Art.

Das kann der Patient gewinnen

- Persönliche Tapferkeit
- Besseres Umgehen mit der eigenen Sensibilität
- Hinauswachsen über bestimmte Ängste.

5.21 **Mustard** (Sinapis arvensis/ Wilder Senf)

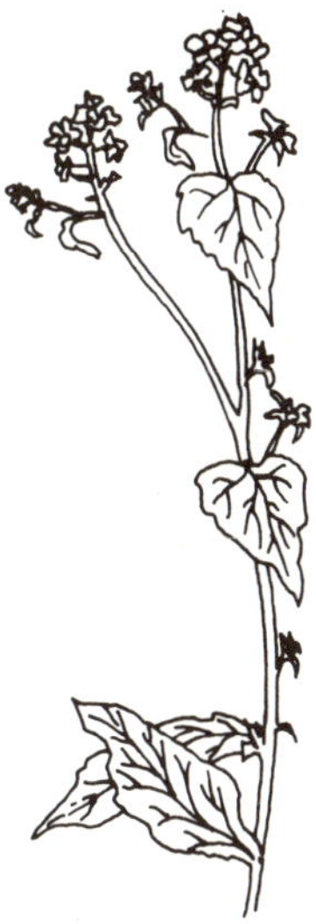

Symptome im blockierten Zustand

Perioden tiefer Traurigkeit kommen und gehen ohne erkennbare Ursache.

Typische Patientenäußerungen

- „Ich fühle mich vollkommen blockiert und vom normalen Leben abgetrennt, ohne daß ich weiß warum“
- „Ich kann dieser niederdrückenden Stimmung nicht mit Vernunftargumenten beikommen – ich kann sie auch anderen Menschen gegenüber nicht überspielen“
- „Ich habe dann das Gefühl 'meine Seele trauert' “
- „So unerwartet, wie mich die Traurigkeit überfällt, verschwindet sie auch wieder. Ob das mit der Natur zusammenhängt?“

Das könnte dem Behandler zusätzlich auffallen

- Patient strahlt „Schwere“ aus, wie man es häufig bei Nordländern und Slaven findet
- Familienanamnese: Endogene depressive Zustände bei einem Elternteil oder in der Großelterngeneration
- Mögliche körperliche Symptome: Antriebsschwäche, Kopfschmerz, verlangsamte Reaktionen, Schlafstörungen, Appetitlosigkeit u.ä.

Das kann der Patient gewinnen

- Heitere Gelassenheit, Seelengröße.

5.22 **Oak** (Quercus robur/Eiche)

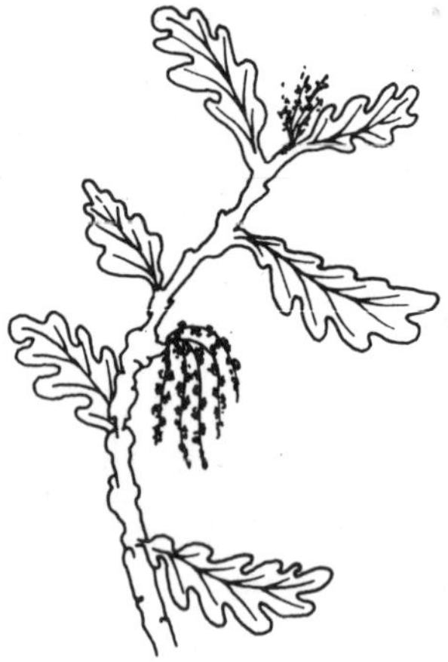

Symptome im blockierten Zustand

Man fühlt sich als niedergeschlagener und erschöpfter Kämpfer, der trotzdem tapfer weitermacht und nie aufgibt.[1]

Typische Patientenäußerungen

- „Andere finden, daß ich mir viel zu viel zumute"
- „Keine Frage, die kommenden neun schwierigen Monate werde ich auch noch durchhalten"
- „Ich sage mir fast täglich: 'Schlapp machen gilt nicht' "
- „In meiner preußischen Familie galt es als selbstverständlich, durchzuhalten und eine Sache zu Ende zu bringen. Das gilt auch für mich."

Das könnte dem Behandler zusätzlich auffallen

- Pflichttreue, zuverlässige Persönlichkeit
- Patient ist zwar sichtlich überarbeitet, beklagt sich aber nicht, sondern übernimmt eher noch die Arbeit von anderen. „Abgerackerte", überarbeitete Ausstrahlung.
- Patient tut im Krankheitsfalle alles, um möglichst schnell wieder gesund zu werden
- Anamnestisch: Nervöser Zusammenbruch oder Kollaps
- Kinder: Es fällt ihnen schwer, den schulischen Alltag durchzuhalten.

Das kann der Patient gewinnen

- Erkennen und Akzeptieren der eigenen Leistungsgrenze.

---

1 Häufig ist der Patient in seiner Situation durch die Umstände gezwungen durchzuhalten, z.B. Schulkind, das für die Versetzung lernen muß.

5.23 **Olive** (Olea europaea/Olive)

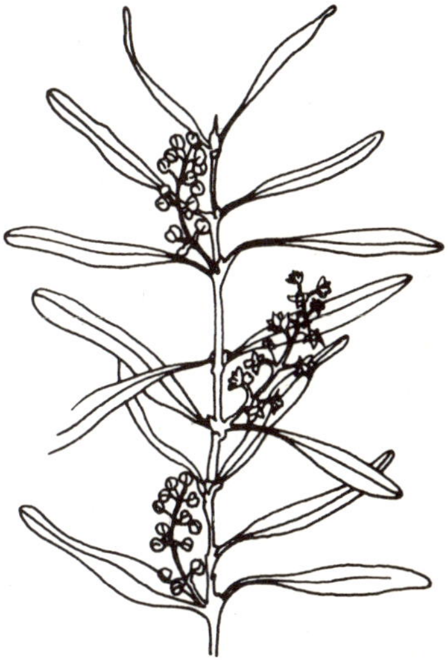

Symptome im blockierten Zustand

Man fühlt sich körperlich und seelisch ausgelaugt und erschöpft: "Alles ist zuviel!"

Typische Patientenäußerungen

- „Ich bin total am Ende meiner Kraft und fühle mich wie ein ausgewrungener Waschlappen"
- „Auch zu Dingen, die mir eigentlich Spaß machen, kann ich mich nicht mehr aufraffen"
- „Ich bin so müde, daß ich keinen Brief mehr öffnen kann. Das Telefon habe ich in den Schrank gestellt"
- „Keine Macht der Welt bringt mich mehr aus dem Haus. Ich will nur noch schlafen"
- „Ich habe immer wieder im Leben totale Erschöpfungsphasen durchgemacht."

Das könnte dem Behandler zusätzlich auffallen

- Patient hat sich energetisch über lange Zeit zu sehr verausgabt, z.B. durch schwere Krankenpflege, Nebentätigkeit, Zweitstudium oder ein starkes persönliches inneres Entwicklungsgeschehen
- Familienanamnese: Schwache nervliche und körperliche Konstitution. Oft ein Elternteil Alkoholiker.

Das kann der Patient gewinnen

- Stärkung. Erholung
- Sorgfältigeres Umgehen mit der Lebensenergie.

5.24 **Pine** (Pinus sylvestris/ Schottische Kiefer)

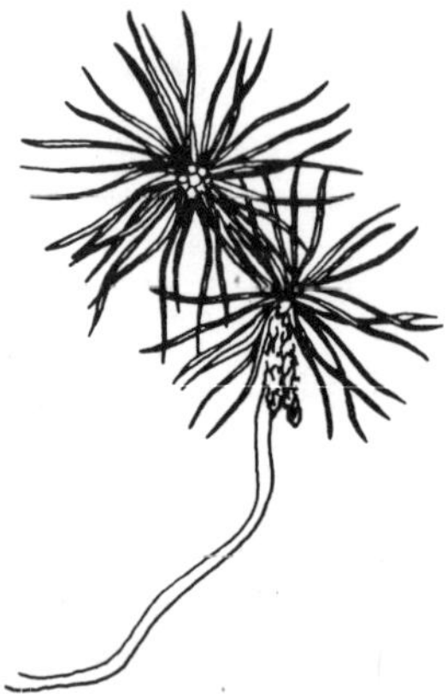

Symptome im blockierten Zustand

Man macht sich Vorwürfe, hat Schuldgefühle. Bedrücktes Lebensgefühl.

Typische Patientenäußerungen

- „Es gibt da etwas, was ich mir nicht verzeihen kann" (akuter Zustand)
- „Ich neige dazu, mich für die Fehler anderer mitverantwortlich zu fühlen"
- „Man kann in mir schnell ein schlechtes Gewissen hervorrufen"
- „Wenn sich andere schlecht benehmen, glaube ich, daß mein Verhalten der Anlaß dazu war"
- „Es fällt mir sehr schwer, Geschenke anzunehmen"
- „Wenn eine Therapie nicht anschlägt, suche ich die Schuld bei mir"
- „Ich habe das Gefühl, mehr leisten zu müssen als andere, um mir meine Existenzberechtigung auf Erden zu verdienen"
- „Wenn ich krank oder erschöpft bin, habe ich das Gefühl, mich bei meiner Umgebung dafür entschuldigen zu müssen."

Das könnte dem Behandler zusätzlich auffallen

- Im Gespräch werden viele entschuldigende Formulierungen gebraucht
- Patienten sind oft in Berufen, in denen Opfer verlangt werden (Krankenpfleger, Sozialarbeiter, Ärzte, Heilpraktiker) oder sind schicksalhaft an einen schwerkranken Partner gebunden
- Patienten neigen zu religiösen Fehlvorstellungen
- Anamnestisch: Patient war unerwünschtes Kind, Interruptio wurde erwogen oder man hatte nicht das erwartete Geschlecht. Meistens ist ihm dieses aber nicht bewußt oder erst in viel späteren Lebensjahren bekannt geworden.

Das kann der Patient gewinnen

- Realistisches Gefühl für Verantwortlichkeiten
- Sich so annehmen können, wie man ist.

5.25 **Red Chestnut** (Aesculus carnea/Rote Kastanie)

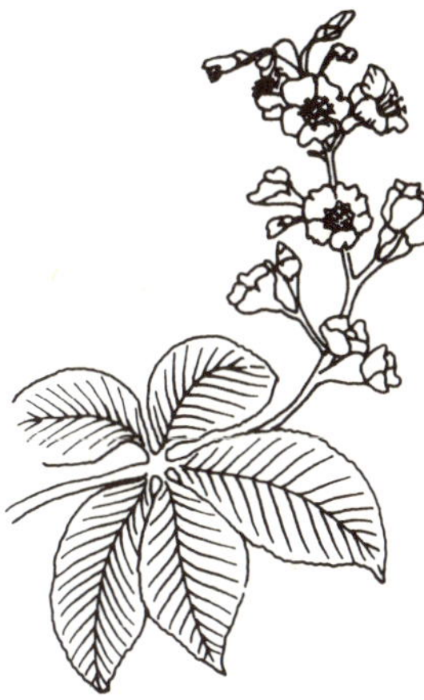

Symptome im blockierten Zustand

Man macht sich mehr Sorgen um das Wohlergehen anderer Menschen als um das eigene. Zu starke innere Verbundenheit mit einer nahestehenden Person auf physischer oder geistiger Ebene.

Typische Patientenäußerungen

- „Wenn mein Mann abends später nach Hause kommt, denke ich gleich, es ist ihm etwas Schlimmes zugestoßen“
- „Ich mache mir mehr Sorgen um meine Tochter als um mich selbst“
- „Ich glaube, ich habe mich von meiner Mutter bis heute noch nicht abgenabelt“
- Ehefrau: „Ich lebe das Leben meines Mannes seelisch so mit, als wäre es mein eigenes“
- Geschäftsmann: „Ich denke bei allen Entscheidungen automatisch 'wie würde sich mein Vater jetzt verhalten' .“

Das könnte dem Behandler zusätzlich auffallen

- Anamnestisch: Überstarke Vater- oder Mutterbindung
- Starke intensive Ausstrahlung des Patienten
- Oft Interesse für geistige Heilweisen oder Hypnose
- Patient scheint unter einer ihm selbst nicht bewußten Beeinflussung zu stehen
- Bei Kindern: Völlig unerklärliche Verhaltensänderung von einem Moment zum anderen.

Das kann der Patient gewinnen

- Wahrung und Abgrenzung der eigenen Persönlichkeit.

5.26 **Rock Rose** (Helianthemum nummularium/ Gelbes Sonnenröschen)

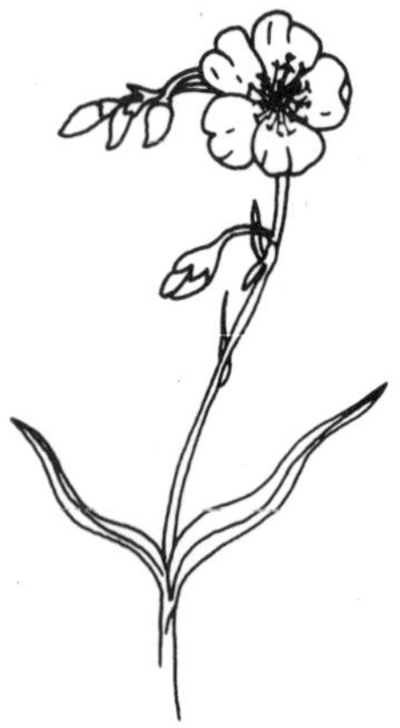

Symptome im blockierten Zustand

Man ist in innerer Panik. Terrorgefühle. Akute Angstzustände nach lebensbedrohenden Ereignissen, z.B. Erstickungsanfällen, hohem Fieber, Autounfall, Lawinenunglück u.ä. – Panik-Syndrom.

Typische Patientenäußerungen

- „Ich gerate häufig in panische Zustände und bekomme dann feuchte Hände, Atembeschwerden, Herzklopfen oder Durchfall“
- „Mein Mann droht jetzt, heimlich das Haus in die Luft zu sprengen. Das löst ungeheure Angst in mir aus, die in jeder Zelle pocht“
- „Ich erwache nachts schreiend aus einem Alptraum und das Herz klopft mir bis zum Hals“
- „Wir sind dem Wirbelsturm gerade noch entkommen – aber die Angst steckt mir noch in den Knochen.“

Das könnte dem Behandler zusätzlich auffallen

- Anamnestisch: Schon in der Kindheit schwaches Nervenkostüm. Patient mußte schon frühzeitig Sedativa nehmen
- Häufig bei: Psoriatikern, Drogensüchtigen
- Schmerzen oder Blockadegefühle im Solarplexus. Nervöse Magenbeschwerden.

Das kann der Patient gewinnen

- Besseres Umgehen mit der eigenen nervlichen Konstitution
- Beruhigung.

5.27 **Rock Water** (Wasser aus heilkräftigen Quellen)

Symptome im blockierten Zustand

Man ist zu hart zu sich selbst, hat strenge oder starre Ansichten, unterdrückt vitale Bedürfnisse.[1]

Typische Patientenäußerungen

- „Ich bin sehr streng mit mir und ertappe mich laufend dabei, mir irgendetwas zu verbieten"
- „Meine Freunde belächeln mich manchmal wegen meiner strengen Lebensprinzipien und meiner Perfektionsbestrebungen"
- „Meine chaotischen Eßgelüste versuche ich durch eiserne Disziplin in den Griff zu bekommen"
- „Eher schlafe ich weniger, als daß ich meine Meditation ausfallen lasse!"

Das könnte dem Behandler zusätzlich auffallen

- Harte oder scharf geschnittene Gesichtszüge
- Neigung zu Nackenverspannungen und Gelenksteifigkeiten
- Bei Frauen: spastische Menstruationsbeschwerden.

Das kann der Patient gewinnen

- Innerliches Lockerlassen
- Sich die eigenen vitalen Bedürfnissen zugestehen
- Innere Freiheit.

---

1 Manche Patienten wählen diese Blüte, um damit unbewußt eine chaotische innere Seelenhaltung zu kompensieren.

5.28 **Scleranthus** (Scleranthus annuus/Einjähriger Knäuel)

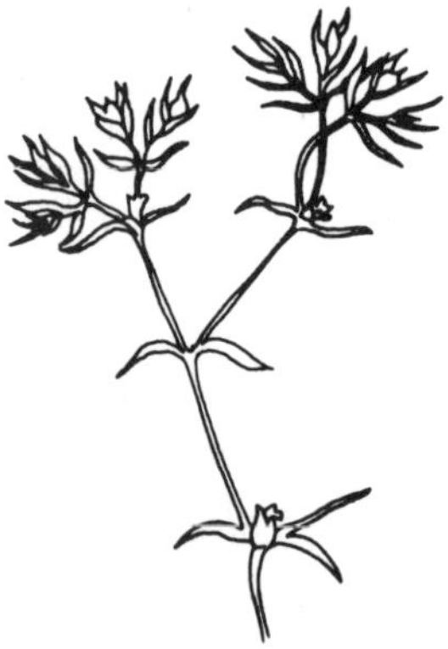

Symptome im blockierten Zustand

Man ist unschlüssig, sprunghaft, innerlich unausgeglichen. Meinungen und Stimmungen wechseln von einem Moment zum anderen.[1]

Typische Patientenäußerungen

- „Ich bin gedanklich zwischen zwei Möglichkeiten hin- und hergerissen, möchte die Entscheidung aber allein finden“
- „Ich reagiere stark auf Außenreize und verliere dabei häufig mein inneres Gleichgewicht“
- „Ich komme sehr leicht aus der Balance; meine Stimmungen wechseln schnell zwischen 'himmelhochjauchzend-zutodebetrübt'.“

Das könnte dem Behandler zusätzlich auffallen

- Häufig: Großer überschlanker Menschentyp (Astheniker)
- Körperliche Symptome als Zeichen der fehlenden energetischen Balance: Schwankungen im Körpergewicht, im Blutdruck, Wechsel zwischen Durchfall und Verstopfung
- Gleichgewichtsstörungen: Schwindel, Reisekrankheiten, Hörstörungen.
- Tätigkeit am Computer wird schlecht vertragen
- Patient ist sprunghaft und unkonzentriert im Gespräch, zerfahrene oder ruckartige Gestik
- Schwangerschaftserbrechen
- Schneller Wechsel aller Symptome.

Das kann der Patient gewinnen

- Innere Ausgeglichenheit und Entscheidungskraft. Standfestigkeit.

---

1 Wird oft unbewußt gewählt, wenn der Patient vor der inneren Entscheidung steht, einen Schritt in Richtung Wachstum zu wählen.

5.29 **Star Of Bethlehem** (Ornithogalum umbellatum/Doldiger Milchstern)

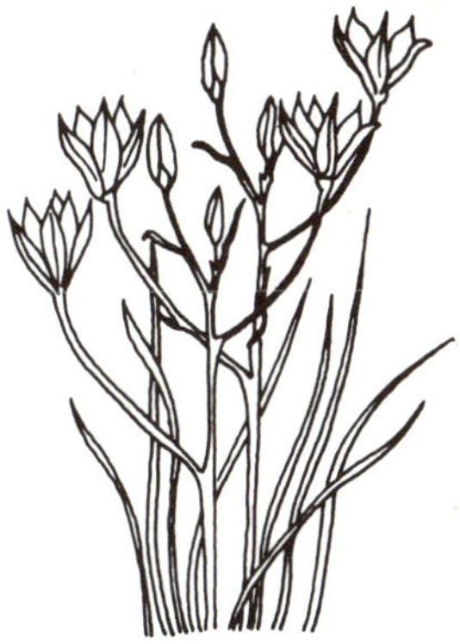

Symptome im blockierten Zustand

Man hat eine seelische oder körperliche Erschütterung noch nicht verkraftet. Der „Seelentröster".

Typische Patientenäußerungen

- „Ich habe etwas erlebt, was mich sehr schockiert hat und das ich noch nicht verkraftet habe"
- „Unschöne Erlebnisse und Gefühle klingen noch lange in mir nach, ich werde sie innerlich schwer wieder los"
- „Ich träume heute noch von meiner Brustamputation, obwohl sie schon fünf Jahre zurückliegt"
- „Die Unverfrorenheit mancher Menschen verschlägt mir die Sprache."

Das könnte dem Behandler zusätzlich auffallen

- Patient ist kaum zugänglich für Trost; zeigt stillen Kummer, aber keine Angst
- Therapieresistenz bei chronischen Krankheiten (z.B. Arthritis, nervöses Asthma, Herzrhythmusstörungen u.ä.)
- Körperlich: Leichte Heiserkeit oder Versagen der Stimme. Gefühllosigkeit, taumelnder Gang. Blasse, mondlichtartige Hautfarbe
- Schilddrüsenerkrankungen
- Stauungen des Lymphsystems
- Starke Monatsblutungen oder das Ausbleiben der Regel
- Der Zustand kann auch als Folge einer zu starken Narkose begonnen haben.

Das kann der Patient gewinnen

- Bessere Erlebnisverarbeitung. Innere Kraft.

5.30 **Sweet Chestnut** (Castanea sativa/Eßkastanie oder Edelkastanie)

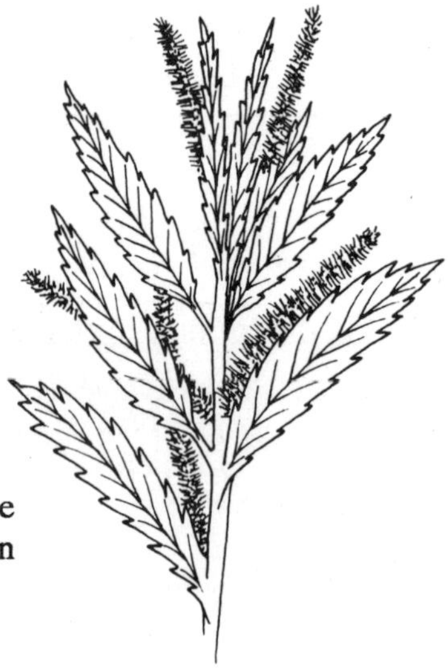

Symptome im blockierten Zustand

Innere Ausweglosigkeit. Man glaubt, die Grenze dessen, was ein Mensch ertragen kann, sei nun erreicht.

Typische Patientenäußerungen

- „Meine Lage ist ausweglos. Ich weiß nicht mehr, wie es weitergehen soll!"
- „Ich stehe innerlich vor einer Mauer – Gott hat mich wohl vergessen"
- „Ich bin völlig verzweifelt; wie soll ich das noch durchhalten?"

Das könnte dem Behandler zusätzlich auffallen

- Oft extremes dramatisches Lebensschicksal des Patienten
- Akut: Schwerste Krisensituationen, z.B. Durchringen zu einer Scheidung oder zur Aufgabe der beruflichen Selbständigkeit u.ä.
- Chronisch: Psychologischer Außenseitertyp, geht seelisch immer bis an die Grenze. Oft ist ihm dieses selbst nicht bewußt.

Das kann der Patient gewinnen

- Selbstfindung. Erkenntnis des „Willen über uns"
- Innere Bereitschaft zur seelischen Wandlung im Rahmen des jeweils Möglichen.

5.31 **Vervain** (Verbena officinalis/Eisenkraut)

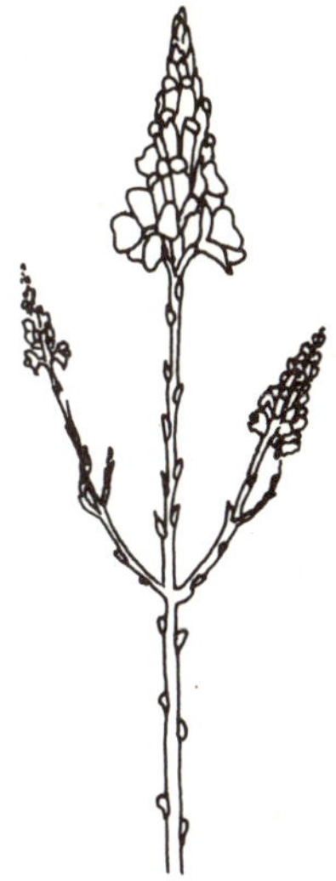

Symptome im blockierten Zustand

Im Übereifer, sich für eine gute Sache einzusetzen, treibt man Raubbau an seinen Kräften; reizbar bis fanatisch.[1]

Typische Patientenäußerungen

- „Manchmal bin ich so unter Spannung, daß ich beim Schreiben den Bleistift abbreche"
- „Ich weiß, daß ich im Umweltschutzbund leicht des Guten zuviel tue und andere mit meiner Dynamik förmlich überrolle"
- „Wenn ich nicht alles hundertfünfzigprozentig mache, fühle ich mich nicht wohl"
- „Solche Ungerechtigkeit kann man doch nicht einfach im Raum stehen lassen!"
- „Wenn ich von etwas begeistert bin, will ich auch andere davon überzeugen, ob sie nun wollen oder nicht."

Das könnte dem Behandler zusätzlich auffallen

- Positive, warme, offene, engagiert wirkende Ausstrahlung
- Oft ehrenamtliche Tätigkeiten/Organisationen
- Als Kinder überaktiv, besonders abends
- Starke Verspannungen, die der Patient auch durch Meditation, autogenes Training oder ähnliches kaum in den Griff bekommt
- Der Zustand kann auch auftreten, wenn der Patient unbewußt seinen Willen überstrapazieren muß.

Das kann der Patient gewinnen

- Mäßigung, Sinn für Relativität.

---

1 Dieser Zustand kann auch auftauchen, wenn der Patient seinen Willen umständehalber überstrapazieren muß, z.B. bei Gehbehinderung nach Unfall.

5.32 **Vine** (Vitis vinifera/Weinrebe)

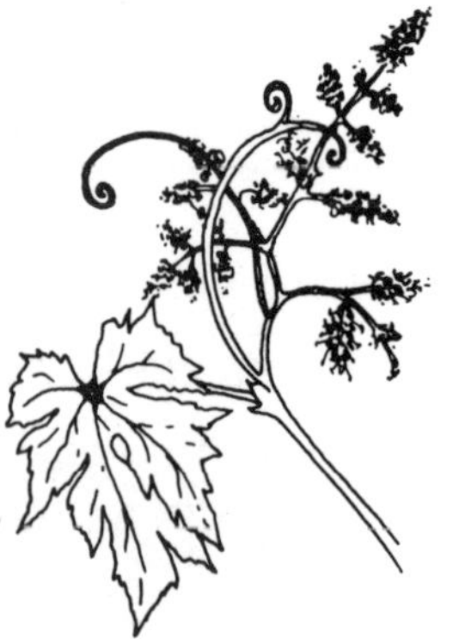

Symptome im blockierten Zustand

Man will unbedingt seinen Willen durchsetzen. Ehrgeizig, dominierend. Der „kleine Tyrann".

Typische Patientenäußerungen

- „Ich habe Probleme, wenn es ums Befehlen und Gehorchen geht, darum kracht es immer wieder zwischen meinem Chef und mir"
- Künstlerin: „Ich bin sehr ehrgeizig, auch wenn man es mir äußerlich nicht gleich anmerkt"
- „Ich weiß gar nicht, was die Leute wollen, es ist doch nur zu ihrem Besten!"
- „In schwierigen Situationen überläßt man mir gern die Führung, weil ich als einziger einen klaren Kopf behalte"
- „Wenn es hart auf hart geht, habe ich mich noch immer durchgesetzt."

Das könnte dem Behandler zusätzlich auffallen

- Sehr starke Persönlichkeiten
- Männer: Selbstsicheres bis autoritär/aggressives Auftreten
- Frauen: Sehr zielstrebig, latent kalte bis harte Ausstrahlung
- Akut: Es besteht ein aktuelles Autoritätsproblem, z.B. Auseinandersetzung mit Handwerkern beim Hausbau
- Der Charakterzug findet sich häufig bei Patienten mit folgenden Krankheitsbildern: Hypertonie, Arteriosklerose, Vasoneurosen, Migräne, MS, Zwangsneurosen (z.B. Waschzwang) sowie bei vielen Krankheiten, die starke Schmerzen verursachen
- Bei Kindern: Neigung zur Grausamkeit.

Das kann der Patient gewinnen

- Innere Großmut; Herzdenken anstelle von Kopfdenken. Unterscheidung zwischen gesundem und ungesundem Ehrgeiz.

5.33 **Walnut** (Juglans regia/Walnuß)

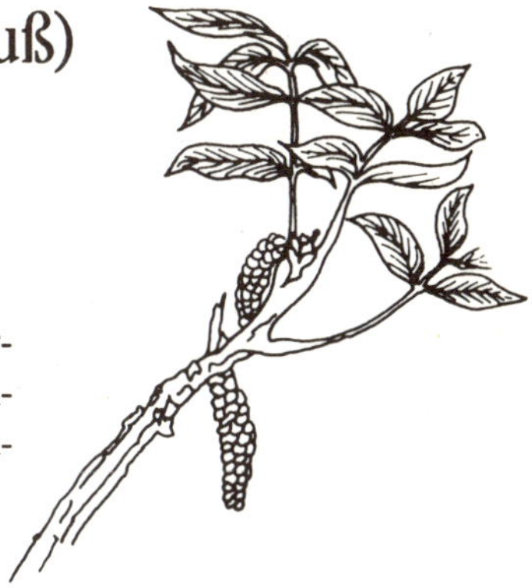

Symptome im blockierten Zustand

Man läßt sich verunsichern; Beeinflußbarkeit und Wankelmut während entscheidender Neubeginnphasen im Leben. „Die Blüte, die den Durchbruch schafft".

Typische Patientenäußerungen

- „Ich fühle innerlich, daß etwas ganz Neues auf mich zukommt, weiß aber noch nicht, was"
- „Obwohl ich jetzt geschieden bin, stehe ich gefühlsmäßig immer noch 'unter dem Bann' meines geschiedenen Mannes"
- „Innerlich ist die Entscheidung gefallen, aber irgend etwas hält mich noch davon zurück, sie in die Tat umzusetzen"
- „Ich denke fortschrittlicher als meine Familie, lasse mich aber immer wieder verunsichern, anstatt mir selbst treu zu bleiben."

Das könnte dem Behandler zusätzlich auffallen

- Patient befindet sich in einer biologischen Veränderungsphase: z.B. Zahnung, Pubertät, Schwangerschaft, Menopause
- Patient steht kurz vor einer Änderung seiner bisherigen Lebensumstände, z.B. Wechsel der Arbeitsstelle, Trennung in einer Partnerschaft, Umzug in einen neuen Wohnort, Umschulung in einen Zweitberuf, Pensionierung usw.
- Patient ist dabei, sein gesamtes Weltbild neu zu überdenken
- Patient hat immer wieder Zahnprobleme.

Das kann der Patient gewinnen

- Charakterstärke
- Bessere Adaption in biologischen und psychologischen Veränderungssituationen.

5.34 **Water Violet** (Hottonia palustris/Sumpfwasserfeder)

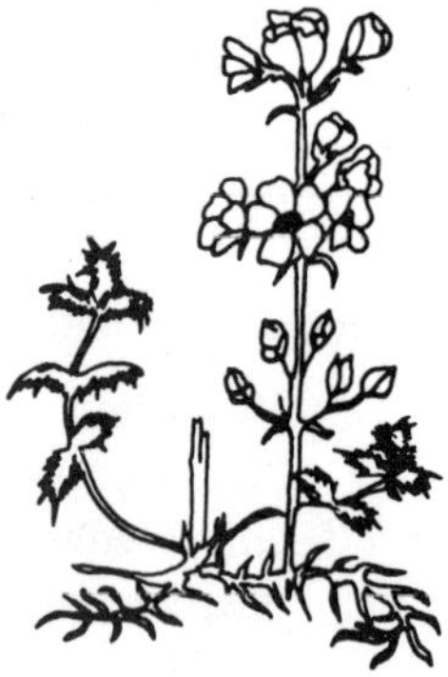

Symptome im blockierten Zustand

Man zieht sich innerlich zurück; isoliertes Überlegenheitsgefühl.

Typische Patientenäußerungen

- „Fast immer versuche ich, allein zurechtzukommen, anstatt andere um Hilfe zu bitten“
- Frau: „Andere werfen mir vor, ich wäre arrogant, dabei bin ich nur zurückhaltend“
- Arzt: „Es fällt mir oft schwer, unbefangen auf meine Patienten zuzugehen“
- „Oft habe ich das Gefühl, anderen überlegen zu sein. Vielleicht finde ich deshalb schwer echten Kontakt?“
- „Innerlich habe ich mich von der Geschäftspolitik meiner Firma völlig distanziert. Ich hoffe, daß man mir das nicht anmerkt.“

Das könnte dem Behandler zusätzlich auffallen

- Patient wirkt souverän und um Haltung bemüht
- Aura des Besonderen oder Elitären umgibt ihn. Typ „englische Lady“ oder „Diplomat alter Schule“
- Der Patient befindet sich in einer Lebensituation, in der er Distanz sucht, z.B. von einer Geschäftsbeziehung oder von einem Freundeskreis
- Anamnestisch oder akut: Steifigkeit der Gelenke, Knieprobleme, Handekzem.

Das kann der Patient gewinnen

- „Miteinander-Gefühl“. Leichtere Kommunikation mit seinen Mitmenschen.

5.35 **White Chestnut** (Aesculus hippocastanum/ Weiße oder Roßkastanie)

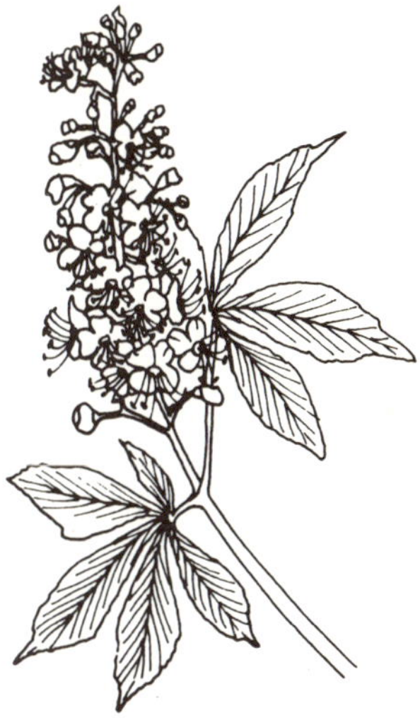

Symptome im blockierten Zustand

Bestimmte Gedanken kreisen unaufhörlich im Kopf, man wird sie nicht wieder los. Innere Selbstgespräche und Dialoge.

Typische Patientenäußerungen

- „Mich verfolgen immer wieder die gleichen Gedanken und Bilder, aber ich kann sie nicht abstellen"
- „Ich bewege mich gedanklich wie ein Hamster im Tretrad, komme dabei aber keinen Schritt weiter"
- „Nach einem Streit denke ich wieder und wieder, was ich hätte sagen sollen oder was ich hätte sagen müssen"
- „Mein Denkapparat ist so überaktiv, daß ich abends nicht einschlafen kann und nachts um drei schon wieder hellwach bin."

Das könnte dem Behandler zusätzlich auffallen

- „Trockene, flirrende" Ausstrahlung
- Patient klagt über Völlegefühl im Kopf, Zähneknirschen, Konzentrationsstörungen, Schlafstörungen
- Anamnestisch: Meningitis.

Das kann der Patient gewinnen

- Geistige Ruhe
- Gedankenklarheit.

5.36 **Wild Oat** (Bromus ramosus/Waldtrespe)

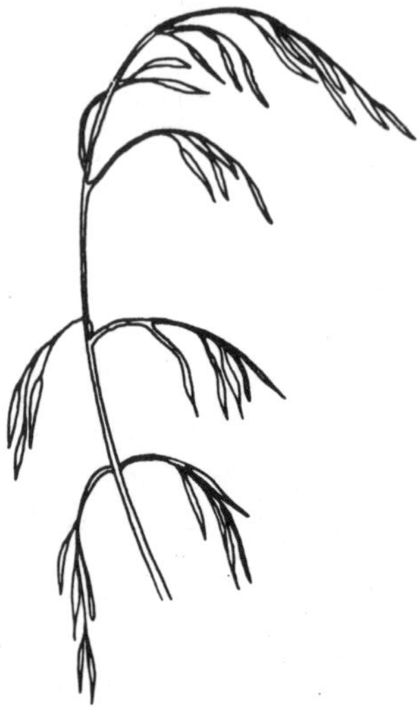

Symptome im blockierten Zustand

Man ist unklar in seinen Zielvorstellungen, innerlich unzufrieden, weil man seine Lebensaufgabe nicht findet.

Typische Patientenäußerungen

- „Ich sehe so viele Möglichkeiten vor mir, daß ich mich für nichts entscheiden kann und mich innerlich zersplittere"
- Junggeselle: „Ich möchte mich innerlich nicht festlegen; ich bin wohl nie so richtig aus der Pubertät herausgekommen"
- Schüler: „Ich möchte gern etwas Besonderes leisten, weiß aber nicht genau, was"
- „Beruflich habe ich schon vieles mit Erfolg ausprobiert, aber nichts hat mich auf die Dauer wirklich befriedigt"
- „Kaum habe ich ein Problem im Griff, tritt wieder die große Langeweile ein."

Das könnte dem Behandler zusätzlich auffallen

- Vielseitig begabte Persönlichkeiten, Typ „Journalisten"
- Oft betont unkonventionell oder „besonders" gekleidet
- Patienten klagen über sexuelle Störungen
- Anamnestisch: Krankheiten, die nie richtig zum Ausbruch kommen
- Patient lebt in nicht seinem Niveau entsprechenden beruflichen oder privaten Verhältnissen
- Akute Situation: Schüler muß sich für eine Berufsausbildung entscheiden.

Das kann der Patient gewinnen

- Zielstrebigkeit, Klarheit in den Zielvorstellungen, innere Konsequenz.

5.37 **Wild Rose** (Rosa canina/Heckenrose)

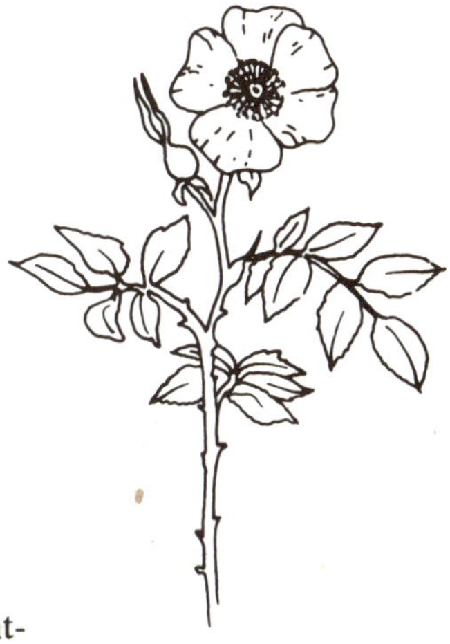

Symptome im blockierten Zustand

Man fühlt sich apathisch, teilnahmslos. Innere Kapitulation.[1]

Typische Patientenäußerungen

- „Neulich fragte mich jemand, ob ich eigentlich noch lebe oder nur vegetiere?"
- „Ich fühle mich immer matt und habe an nichts mehr Freude"
- „Mir hat noch nie im Leben etwas richtig Spaß gemacht"
- „Ich habe mich schon vor Jahren damit abgefunden, daß Tanzen für mich nicht in Frage kommt"
- „ 'Null Bock auf Nichts' - Sie kennen doch diesen Spruch?"

Das könnte dem Behandler zusätzlich auffallen

- Äußerlich: der Patient ist total passiv, spricht nur zögernd mit matter, monotoner Stimme
- Patient wirkt sehr bleich, als ob jede Energie abgeflossen wäre
- Patient strahlt eine ganz unterschwellige Hoffnungslosigkeit oder Traurigkeit aus
- Anamnestisch: Patient hat eine außergewöhnlich schwere Geburt durchlebt
- Patient klagt über therapieresistente Hypotonie
- Akute Situation: Gefühl nach einem Drogentrip
- Chronische Situation: Patient lebt seit Jahren in einer Nervenheilanstalt.

Das kann der Patient gewinnen

- Lebensfreude; neue positive Lebensmotivation.

---

1 Häufig chronischer Zustand; schwer zu diagnostizieren.

5.38 **Willow** (Salix vitellina/ Gelbe Weide)

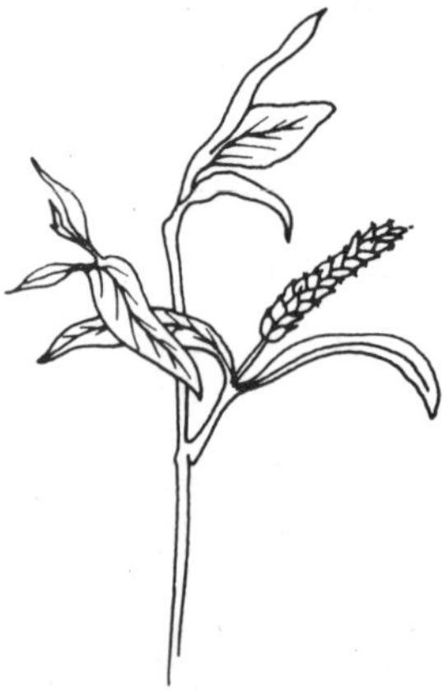

Symptome im blockierten Zustand

Man ist verbittert, grollt; fühlt sich als Opfer des Schicksals.[1]

Typische Patientenäußerungen

- „Mir hat das Leben vieles vorenthalten, das finde ich ungerecht"
- „Schuld an meiner Misere sind die Ärzte, die alle nur an mir verdienen wollen"
- „Das Schicksal hat mir übel mitgespielt; das macht mich bitter"
- „Warum soll es den anderen besser gehen? Wir haben ja auch nichts vom Leben geschenkt bekommen!"

Das könnte dem Behandler zusätzlich auffallen

- Fordernde Grundhaltung des Patienten, oft gemischt mit masochistischen Zügen
- Patient klagt ausgiebig, ist aber nicht wirklich zu einer Umstellung seines Denkens bereit
- Patient klagt über rheumatische Beschwerden und andere sehr schmerzhafte Zustände
- Anamnestisch: Viele Operationen, viele Unfälle
- Patient scheint das Unglück förmlich anzuziehen.

Das kann der Patient gewinnen

- Konstruktives Denken. Eigenverantwortlichkeit.

---

1 Häufig bei chronisch kranken Patienten.

6. Differential-diagnostische Tabelle[1]

Wie reagiert der Patient seelisch auf seine Situation?

I. Angstvoll		
Allgemeine Panik	***26. Rock Rose***	
Vor bestimmten definierbaren Situationen, z.B. Hunde, Fahrstühle etc.:	***20. Mimulus***	
Steht enorm unter Druck; kann nicht loslassen; fürchtet durchzudrehen:	***6. Cherry Plum***	
Kann nicht sagen, wovor; vage Ängste; nimmt Stimmungen auf:	***2. Aspen***	
Erlebt Ängste um andere Personen, da zu sehr verwoben mit ihnen oder noch nicht abgenabelt:	***25. Red Chestnut***	DD 33. *Walnut*

1 Die Anleitung zum Gebrauch der differential-diagnostischen Tabelle ☞ Kapitel 3.2.4 Diagnostische Hilfsmittel (S.45ff). Diese Tabelle ist als Übersichtstafel für den Schreibtisch lieferbar.

Wie reagiert der Patient seelisch auf seine Situation?

II. Verunsichert		
Weil er seiner eigenen Meinung nicht vertraut; braucht die Bestätigung anderer:	***5. Cerato***	DD 19. *Larch*
Weil er innerlich immer wieder hin- und herschwankt; oft zwischen zwei Möglichkeiten:	***28. Scleranthus***	
Weil er durch erlittene Enttäuschungen skeptisch und pessimistisch geworden ist:	***12. Gentian***	DD 21. *Mustard* DD 19. *Larch*
Weil er keine klare Zielvorstellung für sein Leben hat, dadurch unzufrieden:	***36. Wild Oat***	DD 33. *Walnut*
Weil er innerlich schon resigniert hat:	***13. Gorse***	DD 37. *Wild Rose* DD 33. *Sweet Chestnut*
Weil er glaubt, daß ihm die innere Spannkraft fehlt; er glaubt, ohne Stimulantien den Alltag nicht zu meistern:	***17. Hornbeam***	DD 11. *Elm*

Wie reagiert der Patient seelisch auf seine Situation?

III. Interesselos – wenig Gegenwartsbewußtsein		
Da gedanklich anderweitig beschäftigt; träumerisch:	***9. Clematis***	
Da zu sehr an der Vergangenheit orientiert; entweder wird diese überbewertet und idealisiert oder bestimmte Ereignisse sind noch gar nicht bearbeitet worden:	***16. Honeysuckle***	DD 29. *Star of Bethlehem*
Da er nichts vom Leben fordert und sich dem Schicksal ergeben hat; oft nur unterschwellig in bestimmten Lebensbereichen:	***37. Wild Rose (Diagnose oft schwierig)***	DD 13. *Gorse*
Da geistig und körperlich vollkommen verausgabt und überfordert:	***23. Olive***	DD 17. *Hornbeam* DD 22. *Oak* DD 11. *Elm*
Da ständig andere Gedanken im Kopf kreisen, die man nicht abstellen kann:	***35. White Chestnut***	
Da zu naiv, wenig aufmerksam gegenüber tieferen Lebenszusammenhängen; stockende Erfahrungsverarbeitung; Lernprobleme:	***7. Chestnut Bud***	
Da in schwermütiger Traurigkeit befangen, die ohne erkennbare Gründe kommt und geht:	***21. Mustard***	DD 12. *Gentian*

Wie reagiert der Patient seelisch auf seine Situation?

IV. Innerer Rückzug, Einsamkeitsproblematik, Isolation		
Weil er glaubt, mit Schwierigkeiten am besten allein fertigzuwerden; den anderen Menschen nicht zu brauchen:	*34. Water Violet*	DD 27. *Rock Water*
Da er ein anderes inneres Tempo hat; es geht ihm alles nicht schnell genug:	*18. Impatiens*	DD 31. *Vervain* DD 32. *Vine*
Einsamkeit wird nicht gut vertragen, deshalb starkes Mitteilungsbedürnis; wirkt oft egozentrisch:	*14. Heather*	DD 31. *Vervain*

V. Überempfindlich, Abgrenzungsproblematik		
Gegenüber allem, was die Harmonie stören könnte, z.B. sorgenvolle Gedanken, Streit; Oft Flucht in die Ablenkung (Alkohol, Zigaretten u.ä.):	*1. Agrimony*	
Gegen Persönlichkeiten mit stärkerer Willenskraft; Patient wirkt gutmütig, kann nicht "nein" sagen; Oft sensitive Persönlichkeiten:	*4. Centaury*	
Labil in psych. und phys. Umwandlungsphasen, z.B. Zahnen, Klimakterium, Umzug, Berufswechsel; Das Neue kann noch nicht umgesetzt werden:	*33. Walnut*	DD 20. *Mimulus* DD 19. *Larch*
Weil er gefühlsmäßig leicht irritierbar ist; Mißtrauen, Eifersucht, Haßgefühle:	*15. Holly*	

Wie reagiert der Patient seelisch auf seine Situation?

VI. Mutlos bis verzweifelt, Defizit- und Grenzgefühle		
Weil es an Selbstvertrauen mangelt; Minderwertigkeitsgefühl:	***19. Larch***	DD 5. *Cerato*
Weil er ein falsches Schuldbewußtsein hat, sich zuviele Vorwürfe macht und anhängen läßt:	***24. Pine***	
Weil er wider besseren Wissens zur Zeit glaubt, seiner Aufgabe nicht gewachsen zu sein:	***11. Elm***	DD 17. *Hornbeam*
Weil er keinen Ausweg mehr sieht und glaubt, daß die Grenze der Belastbarkeit erreicht sei:	***30. Sweet Chestnut***	
Weil er durch unangenehme Vorfälle noch wie betäubt ist oder einen Schock noch nicht verarbeiten konnte; der "Seelentröster":	***29. Star of Bethlehem***	DD 16. *Honeysuckle*
Weil er verbittert ist, grollt und sich vom Schicksal ungerecht behandelt fühlt:	***38. Willow***	
Weil er ausdauernd mit allen Schwierigkeiten kämpft, und immer wieder neue Schwierigkeiten auftauchen:	***22. Oak***	DD 11. *Elm*
Weil er glaubt, etwas Unreines an oder in sich zu haben; Weil das innere Ordnungsprinzip gestört ist und er dieses schnellstens wieder herstellen möchte; die "Reinigungsblüte":	***10. Crab Apple***	DD 24. *Pine* DD 27. *Rock Water*

Wie reagiert der Patient seelisch auf seine Situation?

VII. Übertrieben – man will zuviel		
Manipulative Haltung; glaubt, Einfluß nehmen zu müssen und ist enttäuscht, wenn es nicht anerkannt wird:	***8. Chicory***	
Im Übereifer, sich für eine Idee einzusetzen, treibt er Raubbau mit seinen Kräften; Kann nicht aufhören; Missionsdrang:	***31. Vervain***	DD 22. *Oak* DD 18. *Impatiens* DD 27. *Rock Water*
Will seinen Willen um jeden Preis durchsetzen, nimmt auf andere wenig Rücksicht:	***32. Vine***	DD 18. *Impatiens*
Erkennt schnell die Schwachstellen einer Situation, kann das aber nicht hinnehmen, sondern reagiert sofort mit Kritik:	***3. Beech***	DD 10. *Crab Apple* DD 27. *Rock Water*
Stellt hohe theoretische Anforderungen an sich und ist hart gegen sich selbst; Unterdrückt vitale Bedürfnisse:	***27. Rock Water***	

7. Falldokumentation Bach-Blütentherapie

Fall 1: Krise nach Verlust des Ehepartners

Patientin 48 Jahre

Beschwerden

Starke Depression.

Anamnese

Patientin kommt nach dem Tod ihres Ehemannes in die neurologisch-psychiatrische Praxis. Der Ehemann hat Suizid begangen, nachdem er zuvor schon jahrelang unter depressiven Verstimmungen und Ängsten gelitten hatte; Ärzte und Medikamente waren fortlaufend erfolglos gewechselt worden. Die Patientin hatte im Laufe der Ehe ihr ganzes Sein auf ihn konzentriert, sich selbst ihm zuliebe völlig zurückgestellt. Erst in der letzten Zeit vor seinem Tode – bereits ziemlich am Ende ihrer seelischen Kräfte und durch ihren behandelnden Arzt ermutigt – hatte dic Patientin begonnen, sich aus dieser einengenden Situation zu befreien und mehr Selbständigkeit zu gewinnen. Der Selbstmord des von ihr sehr geliebten Mannes stürzte sie, abgesehen von der Trauer über den Verlust, in tiefe Schuldgefühle. Auch durch eine hierauf begonnene Einzel- und Gruppengesprächstherapie vermochte sie sich nicht von diesen Gedanken und Gefühlen zu lösen. Obwohl ihr klar war, daß sie den damaligen Zustand heute nicht mehr ertragen könnte, hätte sie am liebsten „alles rückgängig und ungeschehen" gemacht.

Bach-Blüten-Kombination März 1984

Rescue	– Seelische Notsituation
Sweet Chestnut	– Tiefe Verzweiflung, fühlt sich „von Gott verlassen"
Pine	– Schuldgefühle bezüglich des Todes ihres Ehepartners
Wild Rose	– Apathie und Resignation
White Chestnut	– Ständig um die unglücklichen Ereignisse kreisende Gedanken
Olive	– Sowohl psychische als auch körperliche Erschöpfung
Honeysuckle (etwas später zugesetzt)	– Die Patientin ist zu diesem Zeitpunkt geistig völlig von der Vergangenheit „absorbiert".

Verlauf

Langsame, schrittweise Stabilisierung des Zustandes.
Im Juli erhält die Patientin die Nachricht, daß die Fenster ihrer Altbauwohnung im September erneuert werden sollen. Sie plant daraufhin, bei dieser Gelegenheit ihre ganze Wohnung umzuräumen, was inzwischen geschehen ist. Interessant: Frau L. sagt, vorher habe sie immer das Gefühl gehabt, ihr Mann säße auf seinem gewohnten Platz auf dem Sofa, und wenn ein Besucher sich dort hinsetzte, hätte sie „schreien" können, aber jetzt „sitzt da niemand mehr". Sie hätte ein völlig neues Lebensgefühl und müßte auch nicht mehr so häufig wie früher an ihren Mann denken. Auch die Bitterkeit und Schuldgefühle seien fort. Sie hätte sogar schon an eine neue Beziehung gedacht.

Langzeit-Ergebnis

Etwa drei Jahre später konnte ich bei einem Anruf erfahren, daß die Patientin ihr Leben weiterhin aktiv meistert, ihren Lebensunterhalt selbst verdient und sich gerade eine Eigentumswohnung gekauft hat. Sie plant, diese nach ihren eigenen Vorstellungen neu einzurichten und alle alten Möbel zu verkaufen.

Anmerkung

Mir ist dieses Fallbeispiel deshalb wichtig, weil es meine Erfahrungen widerspiegelt, daß häufig dann, wenn sich auf der „inneren Ebene" etwas löst, sich auch auf der „äußeren Ebene" Situationen umgestalten.

Fall 2: Magenbeschwerden nach Kündigung

Patient 45 Jahre, kaufmännischer Angestellter

Situation

Die Ehefrau des Patienten berichtet, ihr Mann klage über starke Magenschmerzen, ihm sei ständig übel, er schlafe schlecht und bekäme bei jeder Kleinigkeit einen Wutanfall. Er schreie sie und die Kinder nur noch an.

Vorgeschichte

Dieser Zustand besteht seit drei Wochen. Vor einem Monat hatte der Patient nach 25 Jahren Betriebszugehörigkeit völlig überraschend seine Kündigung erhalten. Die Firma war verkauft worden. Er behauptete zwar, er sei zuversichtlich, eine neue Stelle zu finden, gab dann aber zu, gekränkt und geschockt zu sein, daß man ihn nach so langer Zeit „einfach auf die Straße setzt".

1. Bach-Blüten-Kombination

Star of Bethlehem	– Tiefe seelische Verletzung durch die Kündigung; durch diesen Schock waren sämtliche Symptome ausgelöst worden
Elm	– Gefühl, den Veränderungen durch einen Arbeitsplatzwechsel nicht gewachsen zu sein
White Chestnut	– Gedanken kreisen unaufhörlich um die Situation der Kündigung.

Verlauf

Nach Einnahme dieser Mischung war er in der Lage, mit seiner Frau über seine Enttäuschung und Ängste zu sprechen; wurde dabei zunehmend ruhiger, die körperlichen Beschwerden ließen nach. Das Gefühl jedoch, den Sprung in eine neue Position und die damit verbundenen Bewerbungen nicht meistern zu können, blieb noch bestehen.

2. Bach-Blüten-Kombination

Mischung wie zuvor, zusätzlich jedoch

Walnut	– Zur Unterstützung, um sich innerlich von der alten Firma lösen und sich auf eine neue Situation einlassen zu können.

Verlauf

Sofort nach Einnahme dieser neuen Kombination trat eine deutliche Veränderung beim Patienten ein. Er wurde selbstbewußter und begann ernsthaft, sich auf Stellenanzeigen zu bewerben.
Während er zuvor immer wieder von seiner alten Stelle gesprochen hatte, betonte er nun, daß dieses Kapitel jetzt für ihn abgeschlossen sei. Er fände es gut, sich noch einmal neu orientieren zu müssen und noch etwas dazuzulernen.

Abschluß der Therapie

Sechs Monate später hatte der Patient eine neue Stelle. Die Zwischenzeit hatte er genutzt, um EDV-Kurse zu besuchen.

Anmerkung

An diesem Fall wird sehr anschaulich, daß durch dic Bach-Blütentherapie konstruktive Energien freigesetzt werden.

Fall 3: Stabilisierung und Entwicklung einer Patientin in der Midlife-Crisis

Patientin 40 Jahre, Labor- und Röntgenassistentin

Beschwerden

Regelmäßig starke Migräneanfälle, Kreuzschmerzen und Magenbeschwerden – besonders am Wochenende; morgens häufig depressive Verstimmungen.

Anamnese

Patientin ist voll berufstätig, geschieden, eine Tochter. Sie fühlt sich sowohl beruflich als auch privat überfordert. Leidet unter Einsamkeit und Minderwertigkeitsgefühlen.
Seit Jahren Beschäftigung mit Yoga und Lebensskriptanalysen sowie Teilnahme an Selbsterfahrungskursen und Gesprächstherapien.

1. Bach-Blüten-Kombination 13.12.1984

Centaury	– Unfähigkeit, „nein“ zu sagen
Clematis	– Häufige Geistesabwesenheit
Scleranthus	– Starke Stimmungsschwankungen
Walnut	– Patientin wünscht, ihrem Leben einen neuen Sinn zu geben.

Verlauf

Nach Einnahme dieser ersten Mischung Auftreten starker Unruhezustände; zeitweilige Schlaflosigkeit und heftige Stimmungsschwankungen.
Zusätzliche Verordnung eines pflanzlichen Beruhigungsmittels.

2. Bach-Blüten-Kombination 11.3.85

Clematis	– Konzentrationsschwäche
Walnut	– Verunsicherung bezüglich der Lebenssituation
White Chestnut	– Quälende Gedanken bezüglich ihres Freundes.

Verlauf

Nach Einnahme der 2. Mischung: „Patientin bemerkt, daß sie jetzt wacher wird.“

3. Bach-Blüten-Kombination 18.6.85

Cerato	– Mangelndes Selbstvertrauen
Oak	– Neigung, sich zu überarbeiten, Müdigkeitsgefühl

Red Chestnut	–	Sorge um die Zukunft ihrer Tochter
Wild Oat	–	Unklarheit über die eigene Lebenssituation.

Verlauf

Nach der 3. Mischung haben die Migräneanfälle fast gänzlich aufgehört.

4. Bach-Blüten-Kombination 28.5.85

Aspen	–	Übertriebene Ängste; mangelnde Abgrenzung gegenüber fremden Einflüssen
Clematis	–	Konzentrationsschwäche
Gentian	–	Gefühl der Entmutigung
Olive	–	Fühlt sich erschöpft und ausgelaugt
Red Chestnut	–	Sorge um die Zukunft ihrer Tochter
Sweet Chestnut	–	Hoffnungslosigkeit in bezug auf partnerschaftliche Situation.

5. Bach-Blüten-Kombination 24.6.85

Aspen, *Clematis*, *Gentian* und *Red Chestnut* wie zuvor.

Verlauf

Nach der 4. und 5. Mischung: Der Patientin geht es allmählich besser; kaum noch Auftreten von Kopf- und Kreuzschmerzen. Hinsichtlich der Tochter mehr Zuversicht und Vertrauen; auch allgemeine Angst und Unsicherheit lassen nach.

6. Bach-Blüten-Kombination 26.7.85

Clematis	–	Konzentrationsschwäche
Elm	–	Gefühl, beruflichen und privaten Anforderungen nicht gewachsen zu sein
Gentian	–	Häufiges Gefühl der Entmutigung
Larch	–	Starke Minderwertigkeitsgefühle.

Verlauf

Nach der 6. Mischung: allgemein physisches Wohlbefinden. Minderwertigkeitsgefühle werden geringer. Manchmal noch Gefühl der Überforderung; es fällt ihr immer noch schwer, „nein“ zu sagen.

7. Bach-Blüten-Kombination 5.9.85

Clematis, *Elm*, *Gentian*, *Centaury* und *Larch* wie vorher. Neu dazu

Pine	–	Häufiges Auftreten von Schuldgefühlen.

8. Bach-Blüten-Kombination 6.10.85 und 7.11.85

Clematis, *Elm*, *Gentian* und *Pine* weiter. Neu dazu

Walnut	– Mangelnde Abgrenzung gegenüber fremder Beeinflussung, hat Probleme, zur eigenen inneren Einstellung zu stehen und auch danach zu handeln.

Verlauf

Nach der 8. Mischung: Die Patientin hat keine Depressionen mehr, fühlt sich „frei und froh", hat Ernährung auf Vollwertkost umgestellt und neue positive Lebenseinstellung gefunden.

9. und letzte Bach-Blüten-Kombination 11.12.85

Cerato	– Für Unabhängigkeit von der Meinung anderer
Holly	– Eifersucht in bezug auf den Freund
Impatiens	– Ungeduld und Gereiztheit
Star of Bethlehem	– Diverse schmerzliche Erfahrungen der Vergangenheit sind noch nicht verarbeitet.

Abschluß der Therapie

Bei Nachfrage im Februar 1986 kann Patientin sagen, es gehe ihr so gut wie nie zuvor in ihrem Leben. Sie fühle sich frei, ihre Welt habe sich zum Positiven hin gewandelt, weil sie ihr Bewußtsein verändert habe.

Anmerkung

Dieses ist ein in jeder Hinsicht sehr typischer Verlauf eines chronischen Falles. Es läßt sich gut verfolgen, wie trotz manchem Auf und Ab – das teilweise durch die Aufarbeitung jahrzehntealter seelischer Verhaltensmuster bedingt war – eine in acht Jahren zuvor nicht erreichte seelische Harmonisierung und Stabilisierung erreicht werden konnte.

Fall 4: Migräne

Patientin 32 Jahre, Buchhalterin

Beschwerden

Migräne, Schlafstörungen.

Anamnese

Schon als Kind oft Kopfschmerzen. War oft jähzornig. Unauffällige Familienanamnese.

Arbeitet als Buchhalterin, hat Konflikte mit Arbeitskollegen und dem Chef. Vor acht Monaten Trennung vom langjährigen Freund, Kontakt aber nicht abgebrochen. Sie sehen sich oft beim Gleitschirmfliegen.

Bisherige Therapie

Homöopathie.

1. Bach-Blüten-Kombination 8.1.92

Clematis	– Ist in Gedanken oft weit weg
Crab Apple	– Übertriebene Ordnungsliebe
Chicory	– Erpreßt den Chef mit Kündigungsdrohungen
Elm	– Fühlt sich überfordert trotz ihrer Fähigkeiten
Rock Water	– Hat sehr strenge Ansichten und Prinzipien
Scleranthus	– Starke Stimmungsschwankungen
Vervain	– Möchte alles perfekt machen, überrennt andere mit ihren Ideen
Wild Oat	– Unklare Zielvorstellung, läßt sich verunsichern
White Chestnut	– Kann ihre Gedanken nicht abstellen, erwacht oft in der Nacht.

Verlauf

Hatte als Erstreaktion 1 Woche lang starke Kopfschmerzen. Sagt selbst, sie wolle immer alles mit dem Kopf machen.
Leidet nicht mehr so stark unter Stimmungsschwankungen. Ist viel gelöster geworden, obwohl die Situation sich nicht verändert hat. Hat für sich Bilanz gezogen: ist entschlossen, das Buchhalterdiplom zu machen. Hat wieder Antrieb bekommen. Kann jetzt durchschlafen.
Aktuelles Problem: Muß sich entscheiden, ob sie kündigen will.

2. Bach-Blüten-Kombination 5.2.92

Crab Apple	– Unordnung regt sie immer noch auf
Honeysuckle	– Ist in Gedanken viel in der Vergangenheit
Walnut	– Steht vor der Entscheidung zu kündigen
Wild Oat	– Will sich nicht festlegen
White Chestnut	– Ab und zu noch quälende Gedanken.

Verlauf

Hat Kündigung eingereicht. Trotz Überredungsversuchen ihres Chefs ist sie standhaft geblieben. Hat ein Angebot in einem Treuhandbüro, Lohn reizt sie (wie bei der letzten Stelle).
Nachdem sich das berufliche Problem gelöst hat, stellt sie fest, daß die Vergangenheit (zerbrochene Freundschaft) noch nicht verarbeitet wurde.

Da sie sich in die Arbeit gestürzt hatte, konnte sie alles andere verdrängen. Sie weint jetzt viel und ist traurig. Spürt, daß die Bindung zu ihrem Exfreund noch sehr stark ist.

3. Bach-Blüten-Kombination 11.3.92

Aspen	– Unbestimmtes Angstgefühl
Chestnut Bud	– Macht immer wieder die gleichen Fehler (Arbeitsstelle)
Chicory	– Möchte Beziehung zum Freund aufrecht erhalten, hat Angst, ihn zu verlieren
Red Chestnut	– Hat sich noch nicht vom Freund gelöst.

Verlauf

Ist im Moment ungeduldig, will, daß etwas geschieht. Ist mit ihrem Exfreund noch gefühlsmäßig verbunden. Entscheidungsschwierigkeiten, ist hin und her gerissen. Will alles allein machen, um niemanden zu belasten. Fühlt sich isoliert.

4. Bach-Blüten-Kombination 15.4.92

Cerato	– Traut ihrer eigenen Urteilsfähigkeit nicht
Chicory	– Möchte Beziehung zum Exfreund nicht aufgeben
Impatiens	– Ungeduldig, alles geht ihr zu langsam
Red Chestnut	– Ist noch in der Ablösung begriffen
Scleranthus	– Hat Entscheidungsschwierigkeiten, ist hin und her gerissen
Water Violet	– Fühlt sich isoliert, will aber niemandem zur Last fallen.

Verlauf und Abschluß der Therapie am 22.6.92

Fühlt sich ausgeglichen, hat wieder Elan. Freut sich darauf, eine neue Stelle anzutreten. Glaubt, sie hätte sich jetzt besser entschieden. Kann sich gut entspannen, keine Verkrampfungen mehr. Hatte seit einem Monat keine Kopfschmerzen mehr. Glaubt, die Beziehung zum Exfreund jetzt richtig eingeordnet zu haben. Kann wieder unbeschwert auf die Menschen zugehen. Sieht ihre Zukunft klar vor sich.

Langzeit-Ergebnis 12.4.94

Zustand wie beim Abschluß der Behandlung. Wenn sie ab und zu ein Problem im Geschäft hat (zuviel Arbeit, Konflikte mit Kollegen etc.), überlegt sie sich, was sie falsch macht und was sie ändern könnte. Um wieder ins Gleichgewicht zu kommen, nimmt sie *Rescue*.

Die Beziehung zum Exfreund hat sich zu einer schönen Freundschaft entwickelt. Ihre Migräne-Zustände sind nicht mehr aufgetreten.

Fall 5: Depressive Verstimmung, Ängste, Magenbeschwerden nach Magengeschwür

Patientin 36 Jahre, Erzieherin

Beschwerden

Magenschmerzen nach abgeheiltem Ulcus duodeni; Depressionen mit starkem Angstgefühl, allgemeine Körperschwäche.

Anamnese

Januar 1988 frisches Ulcus duodeni, das erst im Juli 1988 abgeheilt war (Verlaufskontrolle durch Gastroskopie), trotzdem noch weiterhin Magenbeschwerden.
Patientin seit März 1988 arbeitsunfähig. Seit Juni 1988 Psychotherapie (war einige Jahre zuvor bereits psychotherapeutisch behandelt worden, hatte Behandlung aber abgebrochen).

Diagnose

Chronische Gastritis bei Zustand nach Ulcus duodeni, depressive Verstimmung.

Bisherige Therapie

H_2-Blocker, regelmäßig Sostril®-Tabletten, Wismut-Präparat Jatrox® (3 x 2 Tabl. tägl).
Die bereits vorher schon verordneten Notfalltropfen *Rescue* haben sich bei starkem Angstgefühl als lindernd bewährt.

1. Bach-Blüten-Kombination 15.8.1988

Star of Bethlehem	– Negative Ereignisse in der Vergangenheit sind noch nicht bewältigt
Rock Rose	– Innere Panikgefühle
Aspen	– Unerklärliches Angstgefühl
Larch	– Mangelndes Selbstvertrauen
Olive	– Starke allgemeine Erschöpfung
White Chestnut	– Kreisende Gedanken
Sweet Chestnut	– Gefühl der Ausweglosigkeit.

Zusätzliche Behandlung

Weder Psychopharmaka noch Sedativa; Sostril®-Tabletten 1 x 1 abends fortlaufend, Jatrox®-Tabletten 3 x 1 bis Mitte September 1988; Psychotherapie. Bei Bedarf *Rescue*-Tropfen.

Verlauf

Insgesamt gebessertes Befinden. Patientin ist jetzt eher in der Lage, sich gedanklich zu entspannen, hat nun eine „klarere Linie" gefunden. Daher wurden *White Chestnut* und *Sweet Chestnut* nicht mehr benötigt.

2. Bach-Blüten-Kombination 7.9.1988

Aspen, Rock Rose, Larch, Olive weiter wie zuvor.

Scleranthus	– Starke Schwankungen im Befinden, innerlich „hin und her gerissen"
Pine	– Selbstvorwürfe.

Verlauf

10.10.88: Befinden eher etwas verschlechtert, Ängste erneut aufgetreten, Schlafstörungen. Hat jedoch neue Arbeitsstelle zum 15.11.88 in Aussicht. Mischung wird so beibehalten. Zusätzlich *Rescue* bei Bedarf.

3.11.88: Befinden weiterhin schwankend, jedoch insgesamt ein wenig besser. Mischung wird beibehalten wie zuvor.

20.11.88: Wieder depressiver, neigt zum Grübeln, mußte den geplanten Arbeitsbeginn für vier weitere Wochen aufschieben.

3. Bach-Blüten-Kombination

Larch, Rock Rose, Star of Bethlehem weiter.

Mustard	– Plötzlich auftretende Depressionen
Gentian	– Pessimistisch und skeptisch
Gorse	– Deprimiert und innerlich kraftlos
Hornbeam (anstelle von *Olive*)	– Eher mentale Erschöpfung.

Verlauf

13.12.88: Patientin kommt zur Zeit besser mit sich zurecht; wirkt frischer und ausgeglichener; beabsichtigt ab 2.1.89 endgültig Arbeit aufzunehmen. Magenbeschwerden (mit einer Tablette Sostril® abends) gering. Äußert den Wunsch, sich eine neue Wohnung zu suchen.

4. Bach-Blüten-Kombination

Hornbeam, Mustard, Gentian und *Gorse* wie zuvor.

Walnut	– Hat Mühe, getroffene Entscheidungen durchzuhalten
Mimulus	– Ein wenig Angst vor dem Neubeginn
Rescue	– Weiterhin bei Bedarf.

Abschluß der Therapie Dezember 1989

Relativ stabiler Gesundheitszustand, hat Krise überwunden. Patientin arbeitet wieder in altem Beruf, aber an neuer Arbeitsstelle. Kaum noch Magenbeschwerden. Sostril®-Tabletten nur noch bei Bedarf. *Rescue*-Tropfen bei Bedarf, wenn Angst auftritt.

Anmerkung

Ohne Bach-Blütentherapie hätte sich die Krankheit vermutlich länger hingezogen und es wären weiterhin mehr Medikamente gebraucht worden. Vor allen Dingen ist es fraglich, ob sich die depressive Verstimmung so stark gebessert hätte. Die Patientin ist allerdings weiterhin in Psychotherapie. Sie nimmt jedoch keine Psychopharmaka.

Fall 6: Übersteigerte Angstreaktion nach Operation

Patientin 71 Jahre, Rentnerin

Zustand

Starke Ängste vor dem Verlassen des Hauses und beim Betreten der Straße; Angst vor einem Sturz. Patientin kommt nur per Taxi in die nahegelegene Arztpraxis; fährt mit dem Fahrstuhl in den 1. Stock.

Anamnese

Patientin hat mehrere Knieoperationen hinter sich; beidseitig Knie-Endoprothesen. Später Fraktur einer Kniescheibe durch einen Unfall; Verlauf der Behandlung jedoch problemlos: beide Knie wieder voll beweglich und schmerzfrei.

Bach-Blüten-Kombination

Chestnut Bud	– Kann altes Verhaltensmuster nicht überwinden
Mimulus	– Angst vor erneutem Sturz
Oak	– Typmittel (durch Fragebogen ermittelt)
Crab Apple	– Patientin ist sehr penibel, Kleinigkeiten werden überbewertet.

Ergebnis

Bereits nach zwei Tagen der Bach-Blüten-Einnahme spürbare Veränderung im Wesen der Patientin. Sie erscheint ohne Taxi in der Praxis.

Fall 7: Überwindung von Ängsten durch Vergangenheitsbewältigung

Patientin 65 Jahre, geboren in Rußland, Rentnerin

Beschwerden

Die Patientin kommt wegen starken Herzbeklemmungen in meine Praxis. Sie erzählt, daß sie in den nächsten Tagen wieder ca. 60 km mit dem Zug in die Stadt fahren wolle, um das Grab ihres Mannes zu besuchen. Sie habe immer solche Beklemmungen und schlimme Ängste, die ihr schon Tage vorher „ein Kloß-Gefühl im Halse" machten. Sie sei nervös, könne nicht schlafen, es koste sie sehr viel Überwindung, diese Fahrt zu unternehmen, aber sie hinge noch so an ihrem Mann. Sie müsse einmal im Monat an das Grab fahren. Auch um ihre noch in Rußland lebende Verwandtschaft mache sie sich große Sorgen.

Anamnese

Die Patientin ist seit Jahren sehr gehemmt und in ihrem gesamten Verhalten sehr verunsichert. Sie neigt zu gelegentlichen Atemwegsinfekten und hat Beschwerden durch degenerative Wirbelsäulen- und Gelenkveränderungen.

Diagnose

Für die im Vordergrund stehende psychosomatische Problematik gibt es meines Erachtens keine treffende schulmedizinische Diagnose, ebenso keine sinnvolle schulmedizinische Therapie, da diese bestenfalls in der Blockierung der Symptomatik mit Hilfe von Psychopharmaka, nicht jedoch in der Harmonisierung und Auflösung des Problems bestehen könnte.

1. Bach-Blüten-Kombination (im Gespräch ermittelt) 28.4.1989

Mimulus	– Angst vor der Zugfahrt; Lampenfieber
Mustard	– Weltschmerz, grundlose Schwermut
Honeysuckle	– Ständige Gedanken an ihren Mann und ihre Verwandtschaft in Rußland, Heimweh nach Rußland
Red Chestnut	– Schreibt wöchentlich an ihre 91jährige Mutter in Rußland, gibt ihr Ratschläge und bangt um sie
Rock Rose	– Innere Unruhe, Herzbeklemmungen.

Zusätzliche Behandlung

Die begleitende Behandlung besteht in Sinupret® und Perkamillon-Liquidum®-Tropfen wegen der Atemwegsinfekte und L-Thyroxin® 125 μg wegen Zustand nach Strumektomie.

Verlauf

Am 8. Juni 1989 kommt die Patientin erneut zu mir und berichtet mit einem fröhlichen Gesicht, daß es ihr jetzt prächtig gehe. Sie habe keine Ängste mehr und sei nun sogar entschlossen, eine Reise nach Rußland zu ihrer Mutter und Schwester zu unternehmen. Sie habe sich schon informiert und entsprechende Schritte eingeleitet. Es sei schon seit Jahren ihr größter Wunsch, ihre dort lebende Verwandtschaft zu sehen. Bisher hätte sie nie den Mut aufgebracht, in ihre frühere Heimat zu reisen.

2. Bach-Blüten-Kombination

White Chestnut	– Die Gedanken kreisen ihr im Kopf, ob sie die Reise dorthin auch gut schaffen und was sie dort wohl erwarten wird
Centaury	– Sie kann Freunden gegenüber nicht „nein“ sagen
Olive	– Sie fühlt sich ausgelaugt und erschöpft
Hornbeam	– Sie hat das Gefühl, sie schafft manches nicht, schafft es aber letztlich doch
Holly	– Ärger und Mißtrauen gegenüber Freunden
Heather	– Sie spricht mit jedem über ihr Vorhaben.

3. Bach-Blüten-Kombination 8.8.1989

Mimulus	– Der Reisetermin rückt näher; erneut Ängste vor der Reise
Rock Rose	– Innere Unruhe; hat zeitweise doch keinen Mut zu reisen
Wild Oat	– Patientin weiß nicht, was sie eigentlich tun möchte
Honeysuckle	– Heimweh und Sehnsucht nach Rußland
Aspen	– Sorge, ob alles gutgeht; hat aufregende Träume.

Verlauf 16.10.1989

Die Patientin ist von der Reise zurück, gefühlsmäßig überwältigt von den vielen Eindrücken aus ihrer früheren Heimat.

4. Bach-Blüten-Kombination

Willow	– Sie ist verbittert, daß sie nicht zusammen mit ihrer Verwandtschaft leben kann

Chicory	– Sie zieht sich von ehemaligen Freunden zurück und bemitleidet sich selbst
Sweet Chestnut	– Sie schwankt zwischen Erlösung und innerer Ausweglosigkeit hin und her. Schwankt zwischen Freude und Trauer
Mimulus	– Gelegentlich treten noch Ängste auf, sind aber seltener geworden
Honeysuckle	– Wieder hat sie Heimweh nach Rußland.

Abschluß der Therapie November 1989

Die Patientin ist froh, ihre Familie gesehen zu haben, hat aber mit der Verarbeitung dieser Eindrücke noch zu kämpfen. Ansonsten hat sie sich nach kurzer Zeit wieder in ihrem Freundeskreis zurechtgefunden. Sie erzählt jetzt stolz, daß sie nun jedes Jahr nach Rußland fahren möchte und froh sei, daß sie die Bach-Blüten gefunden hat.

Fall 8: Angst vor Autounfällen (Brasilien)

Beschwerden

Die Patientin leidet unter panischer Angst vor Autounfällen, obwohl sie nie in einen Autounfall verwickelt war. Das negative Gefühl beeinflußt ihre täglichen Aktivitäten; so ist es z.B. schwierig, mit der Familie Reisen zu unternehmen.

Anamnese

Ihre Angst hatte vor 7 Jahren begonnen, unmittelbar nach einer Cornea-Transplantation. Der Spender der Hornhaut war durch einen Autounfall verstorben. Die Angst erwies sich bisher als therapieresistent.

1. Bach-Blüten-Kombination

Mimulus	– Spezifische Ängste
Rock Rose	– Panikattacken.

Verlauf

Nach zwei Monaten sind die panischen Ängste verschwunden, die Patientin empfindet aber noch etwas Furcht.

2. Bach-Blüten-Kombination

Mimulus	– Spezifische Ängste.

Verlauf

Einen Monat später berichtet sie, daß sie nun völlig beschwerdefrei sei.

Anmerkung

Mit Hilfe der Bach-Blüten war die Patientin innerhalb von einem Vierteljahr von einem seelischen Problem geheilt, das sie sieben Jahre lang belastet hatte.

Fall 9: Panische Angst vor Krankheiten (Argentinien)

Patientin 28 Jahre, seit 3 Jahren verheiratet, keine Kinder

Beschwerden

Depressionen, panische Angst vor unheilbaren Krankheiten.

Anamnese und Befund

Die Patientin erzählt, daß sie seit ca. 3 Jahren Depressionen hat. Sie stellt sich vor, daß sie an Krebs erkranken wird. Sie erzählt weiter, daß sie sich auf Krankheiten fixiert, die weit verbreitet sind, und zwei Tanten habe, die beide an Krebs erkrankt sind und operiert werden mußten.
„Vergangenes Jahr erschien es mir, daß ich Darmblutungen habe, und ich befürchtete, daß ich an Darmkrebs erkrankt bin. Nachdem die Frau eines Freundes von meinem Bruder an Krebs verstorben war, dachte ich, daß ich Brustkrebs haben könnte. Später habe ich meine Angst vor Krebs verloren, und ich fing an, mich vor Wundstarrkrampf zu fürchten, und jetzt habe ich Angst vor Aids.
Ich kann mich zu keinem Test aufraffen, weil ich Angst vor dem Resultat habe."
Ein wichtiger Punkt in ihrer Biographie ist, daß sie als drei Monate altes Baby lebensgefährlich erkrankte.
Sie hat Angst, eigene Kinder zu haben, weil sie sich vor den Schmerzen und „Leiden" bei der Geburt fürchtet. Sie identifiziert sich mit Personen der Geschichte, die zu den „Besiegten" bzw. zu den „Verlierern" gehören. Früher fühlte sie sich angezogen von destruktiven Situationen wie Unfällen oder Katastrophen.
Während sie ihre Geschichte erzählt, weint die Patientin. Sie war bereits bei einem Psychiater. Dieser behandelte sie jedoch nur mit Anxiolytika. Die Depressionen wurden durch diese Mittel besser, doch die fixierten Ängste blieben.
Zur Zeit ist sie ohne bisher erkennbaren Erfolg in psychologischer Behandlung.

Bei diesem ersten Besuch wird sie von ihrem Ehemann begleitet. Sie sagt, daß sie es nicht wagt, allein zu kommen. Die Patientin lebt neben dem Haus ihrer Eltern und arbeitet in deren Geschäft.

1. Bach-Blüten-Kombination 7.1.1992

Mimulus	– Angst vor Krankheiten
Aspen	– Unheilserwartung
Holly	– Verfolgungswahn
Crab Apple	– Angst, von einem schmutzigen Gegenstand gestochen oder mit HIV-positivem Blut angesteckt zu werden; Zwang, alles, was sie berührt, zu putzen und zu desinfizieren
Rescue	– Gestörtes Gleichgewicht
Star of Bethlehem	– Auch wenn *Star of Bethlehem* in *Rescue* enthalten ist, empfiehlt sich in diesem Fall diese Blüte für die traumatischen Situationen, welche die Patientin als Kleinkind erlebte, und auch für die aktuelle Situation
Red Chestnut	– Hat sich noch nicht von den Eltern gelöst (die Nabelschnur abgetrennt), außerdem ist es für die Patientin sehr schwer, sich in die „Mutterrolle" hineinzudenken, wenn sie sich immer noch als „Tochter" sieht.

Verlauf

Die Patientin kommt wie immer von ihrem Ehemann begleitet und erzählt, daß sie 1985 (vor 7 Jahren) abgetrieben hat. Sie fühlte sich nicht bereit für ein Kind. Seit diesem Zeitpunkt hat sich ihr Sexualleben verändert. Sobald die Patientin nervös (aufgeregt) ist, kaut sie an ihren Nägeln bis zu den Fingerbeeren oder zerkratzt sich ihr Gesicht.

2. Bach-Blüten-Kombination 19.1.1992

Ich wiederholte die erste Mischung und fügte hinzu:

Vine	– Sado-masochistische Einstellung (Anziehungskraft destruktiver Situationen), Nägelkauen etc.; außerdem fordert sie, daß alle Leute auf sie Rücksicht nehmen.

Verlauf

Der Patientin ist aufgefallen, daß sie weniger Angst hat. „Ich bin zufrieden. Ich gab immer alles für die anderen und fühlte mich dann schlecht. Ich wünschte, daß ich alle Ängste verliere, damit ich wieder wie früher allein ausgehen und meine Kleider allein kaufen kann, ohne Angst zu haben, mich irgendwo anzustecken. Meine Beziehung zu meinem Mann ist schlecht. Anstatt mit mir zusammen zu sein, zieht er seine Freunde vor. Ich verzeihe ihm das nicht und spreche seit einigen Tagen nicht mehr mit ihm.“

3. Bach-Blüten-Kombination 19.3.1992

Crab Apple, Holly und *Mimulus* weiter

Walnut	–	Immer noch zu stark unter dem Einfluß des Ehemannes, Überempfindlichkeit
Gentian	–	Leicht entmutigt
Chicory	–	Verlangen, dauernd begleitet zu werden, Gekränktsein, daß ihr Mann mit seinen Freunden ausgeht.

Verlauf

Während der nächsten Besuche bemerkt man eine Besserung. Sie pflegt, schminkt sich, sie lächelt mehr und hat weniger Ängste. Sie kommt sogar allein in meine Praxis, welche mit dem Auto ca. 1 Stunde weit von ihrer Wohnung entfernt ist.

4. Bach-Blüten-Kombination 4.6.1992

Rock Rose	–	Panische Angst vor Aids
Rock Water	–	Mangelnde geistige Flexibilität
Crab Apple	–	Angst vor Schmutz und Ansteckung
Centaury	–	Kann sich nicht von ihren Ängsten lösen und nicht nein sagen.

Ergebnis

Die Patientin fühlt sich gut, beherrscht ihre Ängstlichkeiten mehr oder weniger; wenn sie noch ab und zu auftreten, verschwinden sie meist ohne Folgeerscheinungen. Vor einigen Tagen war sie im Kino, was sie wegen ihrer Angst vor Aids seit über 1 1/2 Jahren nicht mehr getan hatte. Das Sexualleben hat sich verändert, ist wieder wie vor der Abtreibung. Sie fühlt sich als anderer Mensch.

Fall 10: Prüfungsangst

Patientin 21 Jahre, Krankengymnastik-Schülerin

Beschwerden

Plötzliches Auftreten von heftigen Prüfungsängsten; Panikgefühle; sieht sich nicht in der Lage, den Lernstoff zu bewältigen; häufig nächtliche Schlaflosigkeit und starkes Schwitzen (2-3maliges Wechseln der Bettwäsche pro Nacht). Daraus resultiert tagsüber hochgradige Erschöpfung und Gereiztheit. Schlaftabletten nimmt sie selten und nur im Notfall.

Anamnese

Patientin steht derzeitig vor der Abschlußprüfung in der Krankengymnastikausbildung. Sie erzählt, daß sie auch beim zwei Jahre zurückliegenden Abitur unter sehr großer Prüfungsangst und Panikgefühlen gelitten hätte.

Bach-Blüten-Kombination

Larch	– Mangelndes Selbstvertrauen, Erwartung von Fehlschlägen
Elm und *Hornbeam*	– Müdigkeit und Erschöpfung, Gefühl, den Lernstoff nicht zu bewältigen
Crab Apple	– Abscheu vor dem Schwitzen
Star of Bethlehem	– Die traumatische Erinnerung an das Abitur ist noch nicht verarbeitet.

Verlauf

Nach 2-3 Tagen der Einnahme treten nachts keine Schweißausbrüche mehr auf. Die Versagensängste der Patientin weichen zunehmend einem Gefühl von Stärke, Klarheit und Zuversicht. „Das Lernen macht mir wieder Spaß!" Sie ist zunehmend wieder in der Lage, das Arbeitspensum ruhig und besonnen in Angriff zu nehmen.

Ergebnis

Bereits nach zweiwöchiger Bach-Blüten-Einnahme kann die Patientin wieder tief und erholsam schlafen. Sie sieht der „Herausforderung" geradezu mit Freude entgegen; sie hätte nun wieder zu ihrem „wahren Ich" zurückgefunden!

(Zum Vergleich Fall 11, ähnliche Symptomatik, andere Blütenwahl.)

Fall 11: Leistungsdruck

Patientin 18 Jahre, Schülerin

Beschwerden

Nervosität und Mangel an Konzentration; Schlaflosigkeit; allgemeine Unausgeglichenheit und Gereiztheit.

Anamnese

Patientin war bislang eine gute Schülerin; hat den Wunsch, Tiermedizin zu studieren; ist jedoch durch den in diesem Fach sehr hohen Numerus clausus beunruhigt. Plötzlich lassen ihre schulischen Leistungen nach; sie kann nachts nicht mehr schlafen – steht immer wieder auf, um noch zu lernen. Sie steigert sich immer mehr in Nervosität hinein und ist deshalb während der Klassenarbeiten leicht ablenkbar und unkonzentriert.

Bach-Blüten-Kombination

Cherry Plum	– Hohe Nervosität und Konzentrationsschwierigkeiten beim Lernen
Elm	– Befürchtung, ihr Pensum nicht zu bewältigen – obwohl sie weiß, daß sie den Stoff beherrscht
Hornbeam	– Zur Lern-Unterstützung; für geistige Klarheit
Mimulus	– Angst, bei den Prüfungen zu versagen
White Chestnut	– Tag und Nacht um die Prüfung und das angestrebte Studium kreisende Gedanken.

Verlauf

Vier Wochen nach der Einnahme der obigen Blüten-Kombination sagt sie selbst zwar, sie habe nicht den Eindruck, daß sich etwas verändert hätte – von anderen Menschen hingegen wird sie als zufriedener und ausgeglichener empfunden.
Weitere vier Wochen später hat sie nachts nicht mehr ständig das Gefühl, sie müsse aufstehen, um noch zu lernen. Sie kann wieder durchschlafen.

Langzeit-Ergebnis

Nach weiteren acht Wochen stellt sie selbst fest, daß sie wesentlich ruhiger und gelassener geworden ist. Das verkrampfte „Büffeln" ist einer konzentrierten Arbeitsweise gewichen; ihre alten guten Leistungen haben sich wieder eingestellt.

Anmerkung

Interessant ist hier der relativ langsame Verlauf im Gegensatz zum vorherigen Fall. Das deutet darauf hin, daß die Schwierigkeiten dieser Patientin eher chronischer Natur waren.

Fall 12: Angina pectoris

Patient 47 Jahre, Montageleiter

Beschwerden

Patient hat wiederkehrende Angina-pectoris-Anfälle, mußte im letzten Jahr fünfmal mit Blaulicht vom Arbeitsplatz ins Krankenhaus gebracht werden.

Anamnese

Krankenhaus-Untersuchungen ergaben keinen Herzbefund, nur Übergewicht und Bandscheibenabnutzung im Bereich BWS und LWS.
Patient ist Pykniker, wirkt sehr gealtert, aufgedunsenes Gesicht, gräuliche Hautfarbe, schlaffe Haltung, resignierter Gesichtsausdruck.
Massive Verspannungen im Schulter-Arm-Bereich, ausgeprägte Gefäßlabilität sowie rheumatische Diathese und Tastbefund beider Nierenzonen.

Diagnose

Funktionelle pectanginöse Beschwerden.

Bisherige Therapie

Ausleitungstherapie, Ernährungsumstellung, Schröpfen, paravertebrale Quaddelungen und rhythmische Massage nach Dr. Hauschka brachten beachtliche Minderungen, aber keinen entscheidenden „Durchbruch“ in seinem Befinden. Immer wieder klagte der Patient über „Herzenge“.
Alle Versuche, das Gespräch dahin zu leiten, daß meistens hinter körperlichen Beschwerden seelische Probleme lägen, endeten mit der Bemerkung seinerseits: „Was ich brauche, ist Beschwerdefreiheit, damit ich wieder schaffen kann wie vorher.“

1. Bach-Blüten-Verordnung

Rescue – Als Akutbehandlung.

Verlauf

Nach wenigen Tagen berichtet der Patient, daß er ruhiger geworden sei, weniger oft und intensiv das Herz „spüre“, aber öfter erwache wegen Alp-

träumen, an die er sich aber nicht erinnern könne.
Anruf nach 3 Wochen (Pfingstmontag früh): Stimme klingt gedrängt, ist sehr kurzatmig, spricht stoßweise und hastig: „Es kommt, es kommt wieder!“

2. Bach-Blüten-Verordnung

8 Tr. *Rescue*	– Direkt auf die Zunge, bei seinem Rückruf nach 15 Minuten meldet er sich mit ruhiger Stimme.

2. Termin

Patient wieder sehr unruhig, RR 140/90, Puls 86, unregelmäßig, kräftig.

3. Bach-Blüten-Verordnung

2 Tr. *Cherry Plum*	– Im Wasserglas (weil akut), wegen starkem inneren Druck anschließend Fußreflexzonenmassage, Sedierung des Solar Plexus.

Verlauf

Nach 20 Min. weint der Patient hemmungslos. Anschließend erzählt er, daß er vor genau einem Jahr Zeuge war, als einer seiner Vorarbeiter, 30 Jahre, an Herzversagen starb. Dieser war sehr tüchtig gewesen, hatte aber allzu oft krank „gefeiert“ und sich immer wieder beklagt, daß er das Tempo und den Druck von seiten des Patienten nicht aushalte. Für den Patienten gab es kein Schlappmachen, er fehlte in 20 Jahren keinen einzigen Tag. Als der Vorarbeiter wieder einmal klagte und eine Pause einlegen wollte, „heizte ich ihm nochmals ein“, und kurze Zeit danach brach er zusammen – der Notarzt konnte nur den Tod feststellen.
Vor dieser Begebenheit hatte der Patient sein Herz nie gespürt, seit jenem Tag aber hatte er immer wieder Herzanfälle.

4. Bach-Blüten-Verordnung

Star of Bethlehem	– Unverarbeiteter seelischer Schock
Cherry Plum	– Innerer Druck
Pine	– Schuldgefühle.

Zusätzliche Behandlung

Oxaliswickel auf den Bauch vor dem Einschlafen.

Verlauf

Abstände der Herzsymptome werden immer länger, Beschwerden haben die „Macht“ verloren.

Langzeitergebnis

Der Patient ist seit drei Jahren nicht mehr in Behandlung und weitgehend beschwerdefrei. Bei Bedarf hilft er sich mit wenigen Tropfen *Rescue*.
Er kümmert sich um die Angehörigen des verstorbenen Arbeitskollegen. Dazu sagt er: „Für mich gibt es nichts anderes, als durch die Tat ausgleichend zu wirken."

Fall 13: Lähmungserscheinungen unklarer Genese

Patient 63 Jahre alt, seit 3 Jahren im Vorruhestand

Beschwerden

Der Patient kommt mit wahnsinnigen Schmerzen und einer seit einem halben Jahr zunehmenden Lähmung beider Arme in unsere Praxis.

Anamnese

Das bisher immer noch unklare Krankheitsbild des Patienten begann vor einem halben Jahr mit zunehmenden Schmerzen und zunehmender Lähmung beider Arme. Außerdem besteht ein Diabetes mellitus. Ansonsten keine Besonderheiten in der Anamnese.
Der Patient wurde in einer großen deutschen Klinik in den Abteilungen für Neurologie, Neuro-Chirurgie und Innere Medizin komplett untersucht, Diagnose: beidseitige neuralgische Schulter-Arm-Myotrophie. Während des Klinikaufenthaltes kam es auch noch zu einer Klebsiellen-Sepsis. Da der Patient aufgrund seiner bereits ein halbes Jahr bestehenden Erkrankung, der deutlichen Schmerzen und der zunehmenden Lähmung beider Arme und der damit verbundenen Hilflosigkeit der Verzweiflung nahe war, konnte ein ausführliches Gespräch zunächst nicht durchgeführt werden.

Bisherige Therapie

Diese bestand von seiten der Klinik in hohen Cortison-Dosen, die jedoch keine wesentliche Besserung gebracht haben.

1. Bach-Blüten-Kombination 20.6.1989

Impatiens	– Verzweiflung und Ungeduld bezüglich der gelähmten Arme
Gorse	– Resignation
Beech	– Überkritische, intolerante Haltung

Gentian	–	Entmutigung durch die gesundheitlichen Rückschläge und die Mißerfolge der bisher durchgeführten Therapie
Walnut	–	Seine Lähmung und Hilflosigkeit konfrontieren ihn mit einer völlig neuen Situation.

Zusätzliche Behandlung

1 x eine halbe Tablette Pro-Diaban® wegen des Diabetes mellitus. Die zunächst von der Klinik durchgeführte Behandlung mit 140 mg Decortin H® wurde langsam und schrittweise reduziert unter regelmäßigen Kontrollen des Blutzuckerspiegels, der durch die hohe Kortisondosis angestiegen war.

Verlauf

Nach kurzer Zeit wurde der Patient ruhiger und „therapiefähig". Erst jetzt konnte ich mit naturheilkundlicher Diagnostik und Therapie richtig einsetzen. Aufgrund einer umfangreichen bioenergetischen Funktions- und Regulationsdiagnostik mit Hilfe des Computer-SEGs und der Vega-Test-Methode wurde eine Rezeptur für den Patienten erarbeitet, die aus Nosoden, Meridiankomplexen und einer gezielten ausleitenden homöopathischen Mixtur bestand und seine spezifischen Schadstoffbelastungen, Funktionsstörungen und energetischen Mangelzustände ausgleichen sollte.
Nach rascher Besserung und Rückgang anfangs bestehender unerträglicher Schmerzen konnte auch mit zusätzlicher Krankengymnastik begonnen werden. Durch die Bach-Blütentherapie war der Patient hoffnungsvoller und gefaßter. Er konzentrierte sich auf seine krankengymnastischen Übungen und erzielte dabei kleine Fortschritte. Er ist wesentlich entspannter.

2. Bach-Blüten-Kombination 7.9.1989

Impatiens	–	Die Genesung geht ihm zu langsam voran
Rock Rose	–	Hat ab und zu panische Ängste, die Kräfte in den Armen könnten doch nicht wiederkommen
Beech	–	Des öfteren intolerant gegenüber seinem Therapeuten und auch seiner sonstigen Umgebung
Willow	–	Ist verbittert, fühlt sich als Opfer des Schicksals
Gentian	–	Hat ab und zu noch Zweifel
Cherry Plum	–	Innere Anspannung, da er auf die Hilfe von Mitmenschen angewiesen ist.

Verlauf

25.10.89: Deutliche Besserung der Beweglichkeit der Arme, die Verspannungen und Schmerzen lassen nach.

3. Bach-Blüten-Kombination

Gorse	–	s.o.
Rock Rose	–	s.o.
Crab Apple	–	Der Patient ist überkorrekt
White Chestnut	–	Kreisende Gedanken, des öfteren auch nachts
Sweet Chestnut	–	Hat zeitweise das Gefühl, seine Grenzen sind erreicht und er kann diesen Zustand nicht mehr aushalten
Oak	–	Geht bei den physiotherapeutischen Übungen zeitweise über seine Grenzen hinaus und überfordert sich.

4. Bach-Blüten-Kombination

Sweet Chestnut, Oak, Cherry Plum weiter. Neu dazu

Water Violet	–	Schwierigkeiten, andere um Hilfe zu bitten
Hornbeam	–	Kommt morgens irgendwie nicht richtig in Schwung.

Zwischenergebnis

Die Behandlung ist noch nicht abgeschlossen, denn der Patient hat immer noch Schwächen im Bereich beider Arme und der Schultermuskulatur. Schmerzen hat er keine mehr, deshalb kann er entsprechende krankengymnastische Übungen gezielt durchführen. Trotz seiner äußerst schwierigen Situation ist er ein sehr zufriedener, ausgeglichener und zuvorkommender Patient geworden, der die gesamte Behandlung geduldig und gewissenhaft durchführt. Gelegentlich bemerkte er einmal: „Die Erfolge dürften ruhig etwas schneller kommen“, aber er ist eigentlich nicht mehr ungeduldig und **fordert** keinen schnellen Erfolg, denn das ist letztlich nicht machbar – das hat er schon lange erkannt.

Situation April 93

Patient befindet sich noch immer in Behandlung; er hat keine Schmerzen mehr, Hände und Arme sind wieder frei beweglich, so daß er sich selbst wieder uneingeschränkt versorgen, sowie die normalen Haus- und Gartenarbeiten verrichten kann. Lediglich bei der Feinmotorik und der Sensibilität der Fingerspitzen bestehen noch geringe Defizite.
Insgesamt ist er mit dem erreichten Erfolg sehr zufrieden. Auf die Behandlung mit den Bach-Blüten möchte er jedoch nicht verzichten (Grund dafür

ist im wesentlichen seine krebskranke Schwiegertochter, die im gleichen Haus lebt).

Fall 14: Chronisch rezidivierende Harnwegsinfekte

Patientin 40 Jahre, Atemtherapeutin

Beschwerden

Häufig auftretende grippale Infekte mit Harnblasenbeschwerden.

Anamnese

Seit Jahren bestehende Neigung zu Infektionen der Harnwege; Uro-Cystitis; Neigung zu Nasennebenhöhlen-Entzündungen.

Diagnose

Rezidivierende Harnwegsinfektionen.

Bisherige Therapie

Tee, Wärmebehandlungen, pflanzliche Urologika, selten Antibiotika, Eigenblutinjektionen. Seit etwa zwei Jahren Psychotherapie.

1. Bach-Blüten-Kombination 28.4.1988

Star of Bethlehem	– Unverarbeitete seelische Traumen (begleitend zur Psychotherapie)
Walnut	– Beginn einer neuen Lebensphase
Scleranthus	– Innerlich unausgeglichen und sprunghaft
Centaury	– Läßt sich von anderen zuviel aufbürden
Hornbeam	– Erschöpfung durch Alltagsroutine
Mimulus	– Angst vor neuen Erkältungen.

Zusätzliche Behandlung

Pflanzliche Sedativa (Kytta®); weiterhin Psychotherapie.

Verlauf

20.5.88: Patientin fühlt sich stabiler und insgesamt frischer und leistungsfähiger, obwohl viele Widerstände da sind (Durchsetzung bei der Arbeit, schwierige Lebenssituation).

2. Bach-Blüten-Kombination

Walnut, Scleranthus, Mimulus, Star of Bethlehem weiter. Neu dazu

Cerato	– Unsicherheit bezüglich der eigenen Meinung

Oak – Fühlt sich als erschöpfter Kämpfer, der aber nicht aufgibt.

Verlauf

15.7.88: Seit Beginn der Behandlung keinen Infekt mehr.

3. Bach-Blüten-Kombination

Mischung weiter wie zuvor. Neu dazu:
Larch – Mangelndes Selbstvertrauen in Beruf und Partnerschaft.

Verlauf

24.10.88: Patientin ist unschlüssig in bezug auf einen Berufs- und Wohnortwechsel.

4. Bach-Blüten-Kombination

Larch, Walnut, Oak und *Mimulus* weiter wie zuvor. Neu dazu
Wild Oat – Hat Probleme, eine Entscheidung (Beruf/Wohnort) zu treffen
Crab Apple – „Reinigungsblüte."

Verlauf

28.11.88: Patientin steht unter Druck durch den Umzug (aus Berlin) in die BRD. Zeitweilig erneutes Auftreten der Harnblasenbeschwerden.

5. Bach-Blüten-Kombination

Mischung weiter wie bisher. Neu dazu
Gentian – Mißmutige, leicht depressive Stimmung.

Verlauf

6.3.89: Patientin hat sich wegen des Umzugs von ihrem Partner getrennt und eine neue, bessere Wohnmöglichkeit gefunden. Psychotherapie wurde abgeschlossen. Auch berufliche Veränderung. Patientin hat Anschluß an eine Therapeutengruppe für alternative Heilweisen gefunden. Harnblasenbeschwerden kaum noch. Blüten werden „vorsichtshalber" noch weiter genommen.

Abschluß der Therapie

18.7.89: Generell sehr günstige Entwicklung der Situation, sowohl beruflich als auch privat. Patientin fühlt sich auch physisch wohl – keine Harnblasenbeschwerden mehr. Bach-Blüten werden jetzt weggelassen.

Langzeit-Ergebnis

3.11.89: Weiterhin Wohlbefinden trotz mancher Schwierigkeiten. Patientin hat Probleme jedoch weitgehend im Griff. Nimmt zur Zeit weder Blüten noch andere Medikamente ein.

Fall 15: Allergisches Asthma bronchiale

Patient 35 Jahre

Beschwerden

Seit Jahren Asthma und schwere Allergien (Ei, Schweinefleisch, einige Fette).

Anamnese

Bei Anfällen gelegentliche Klinik-Einweisungen durch den Notarzt. Patient ist sehr ehrgeizig; besteht darauf, am nächsten Tag sofort wieder zur Arbeit zu gehen. Patient ist verheiratet, empfindet Mangel an Verständnis und Aufmerksamkeit von seiten seiner Ehefrau. Seit einiger Zeit Beziehung zu einer anderen Frau; Patient kann sich jedoch nicht entschließen, sich von der Ehefrau zu trennen.

1. Bach-Blüten-Kombination Mai 1985

Impatiens	– Generelle Ungeduld und Gereiztheit
Olive	– Erschöpfung durch jahrelanges Asthma
Rock Water	– Unflexibilität und hohe Ansprüche an sich selbst
Sweet Chestnut	– Verzweiflung, Unfähigkeit, sich aus der belastenden Ehe zu lösen.

2. Bach-Blüten-Kombination Juli 1985

Agrimony	– Zur Stärkung der Fähigkeit zur Konfrontation in unangenehmen Lebenssituationen
Centaury	– Märtyrerhaltung, Patient weicht Auseinandersetzungen aus
Chestnut Bud	– Patient ertappt sich fortlaufend bei den gleichen Gedanken und Reaktionen
Water Violet	– Zieht sich mit seinem Problem eher zurück, will andere nicht damit belasten
Wild Oat	– Generelle Unzufriedenheit mit seinem Leben und Unfähigkeit, eine befriedigende Entscheidung zu treffen.

Verlauf

Während der ersten beiden Einnahme-Phasen stellte Patient seine Ernährung auf Vollwertkost um. Zunächst keine Änderung der physischen Beschwerden, aber Patient ist aufgeschlossener und mit Therapieverlauf recht zufrieden.

3. Bach-Blüten-Kombination 9.12.1985

Walnut – Notwendigkeit für tiefgreifende Klärung seiner privaten Situation ist akut geworden. Patient ist wegen Rücksichtnahme (familiär/gesellschaftlich) nicht in der Lage, den entscheidenden Schritt zu tun.

Ergebnis

Nach Einnahme der 3. Mischung (Walnut) fällt Entschluß, sich scheiden zu lassen; Patient führt klärendes Gespräch mit Ehefrau. Von diesem Zeitpunkt an sowohl Asthma wie auch Allergien nahezu verschwunden; nur noch in Belastungssituationen gelegentlich abgeschwächt auftretende Anfälle.

Langzeit-Ergebnis

Telefonische Nachfrage Januar 1989: Patient geht es sehr gut. Beabsichtigt Heirat mit seiner Freundin. Nur noch selten leichtes Auftreten von Asthma bei besonderen Belastungen.

Fall 16: Tinnitus

Patientin 29 Jahre, seit drei Jahren verheiratet

Beschwerden

Patientin leidet unter Ohrgeräuschen.

Anamnese

Hörsturz im November 1990. Die Patientin ist sehr sensibel, nimmt sich alles sehr zu Herzen. Sie kann sich weder in ihrer Ehe noch am Arbeitsplatz abgrenzen. Sie ist von einem starken Pflichtgefühl geprägt, kann nicht „nein“ sagen und hat ständig das Gefühl, überfordert zu werden. Der Hörsturz trat in einer akuten Überforderungssituation (Arbeitsplatz/Ehe) auf.

1. Bach-Blüten-Kombination

Centaury	– Abgrenzungsproblematik
Oak	– Starkes Pflichtgefühl
Mimulus	– Empfindlichkeit und Sensibilität
Elm	– Hörsturz wurde durch Verantwortungsstreß ausgelöst.

Zusätzliche Therapie

Akupunktur.

Verlauf

Nach einer Woche gibt die Patientin an, daß sich der Tinnitus in der Tonlage verändert hat und jetzt intervallmäßig auftritt. Die Ohrgeräusche lösen bei ihr ein Gefühl der Bedrohung aus.

2. Bach-Blüten-Kombination

Aspen	– Fühlt sich bedroht
Mimulus	– s.o.

Verlauf

Die Patientin nahm diese Mischung einen Monat lang, der Tinnitus trat seltener auf.
Es gab dann ein Bewerbungsgespräch für eine neue Arbeitsstelle. Vor diesem Gespräch hatte die Patientin Ängste, da sie befürchtete, ihre Wünsche nicht artikulieren zu können.

3. Bach-Blüten-Kombination

Mimulus	– Angst vor dem Vorstellungsgespräch
Cerato	– Zuwenig Vertrauen in die eigene Meinung
Larch	– Mangelndes Selbstwertgefühl
Centaury	– Sorge, sich unter Wert zu verkaufen.

Verlauf und Abschluß der Therapie Sommer 1992:

Zu dieser Mischung sagt die Patientin „meine Blüten".
Nach Ferien und Stellenwechsel im April 1991 keine Ohrgeräusche mehr.
Die früheren Ängste vor Autoritäten haben sich stark vermindert, es gelingt der Patientin, sich im neuen Arbeitsbereich besser abzugrenzen, den eigenen Wert zu sehen und Befriedigung aus dem eigenen Tun zu ziehen.
Die gesamte psychische Problematik hat sich verändert, Konflikte können jetzt angegangen werden.

Fall 17: Krebs-Nachbehandlung

Patientin 45 Jahre

Anamnese und Befund

Mamma-Carcinom Frühjahr 1991, Rezidiv Anfang 1992.
Ist bewegt von den Themen: Angst, Tod, Sterben, Hoffnungslosigkeit.

Bisherige Therapie

Operation und Strahlentherapie, danach biologische Nachsorgetherapie.

1. Bach-Blüten-Kombination Februar 1992

Sweet Chestnut	–	Ausweglosigkeit
Willow	–	Hadert mit dem Schicksal: „Warum ich?“
Star of Bethlehem	–	Unverarbeiteter Schock.

Verlauf

Die erste Mischung wurde einen Monat lang genommen. Die Patientin hat sich körperlich stabilisiert und formuliert: „Ich mache immer die gleichen Fehler, obgleich ich begreife, daß mein Krebs etwas mit meinem Leben zu tun hat.“

2. Bach-Blüten-Kombination

Star of Bethlehem	–	s.o.
Chestnut Bud	–	Lernt nicht aus ihren Fehlern
Walnut	–	Entscheidung zum Leben
Aspen	–	Vage Ängste, „meine Krankheit ist mir unheimlich.“

Verlauf

Nach der Nachricht über den Tod einer Freundin, die an einem metastasierenden Brustkrebs gestorben ist, empfindet die Patientin sehr stark ein Gefühl der Bedrohung und Todesangst und sieht sich gefangen von der Erkrankung.

3. Bach-Blüten-Kombination

Mimulus	–	Angst vor Metastasen
Star of Bethlehem	–	s.o.
Rock Rose	–	Panik durch den Tod der Freundin
Sweet Chestnut	–	Ausweglosigkeit, Gefangensein von der Krankheit.

Verlauf:

Nach zwei Wochen, kurz vor dem Sommerurlaub, wollte die Patientin diese Mischung nicht mehr nehmen. Sie hatte mit einer Psychotherapie begonnen.
Durch die Gespräche während der Bach-Blütentherapie wird ihr deutlich, daß sie entscheidende Veränderungen in ihrem Leben verwirklichen muß, sie kann das aber emotional noch nicht in allen Konsequenzen nachvollziehen (Trennung von dem eigentlich nicht geliebten Ehemann).

4. Bach-Blüten-Kombination

Cerato	– Ungeklärte innere Situation
Red Chestnut	– Emotionale Ablösung fällt schwer
Walnut	– s.o.
Mimulus	– s.o.

Langzeit-Ergebnis Frühjahr 1994

Im Verlauf der zweijährigen Bach-Blütentherapie lernte die Patientin, psychisch belastende Situationen und Gegebenheiten zu erkennen und sich ihnen zu entziehen, beispielsweise sich Ansprüchen von seiten des Ehemannes und der Kinder zu verweigern und mehr für sich selbst zu tun (Meditation, Visualisierung und Psychotherapie).
Keine neuen Krebsbefunde.

Anmerkung

Wie viele Patientinnen nach einer Krebserkrankung nimmt auch diese Frau regelmäßig bis heute Bach-Blüten ein, wodurch ihr Leben an Vielfalt und Kraft gewonnen hat.

Fall 18: Globus hystericus

Patient 26 Jahre, Architekt

Beschwerden

Fremdkörpergefühl im Hals, Rückenschmerzen nach Motorradunfall.

Anamnese

Der Patient leidet seit ca. 1 Jahr an Halsbeschwerden, d.h. er hat das Gefühl, einen Splitter oder ein Glasstück im Hals zu haben. Mit 17 Jahren Mandeloperation. Vor 2 Jahren Motorradunfall, seither immer noch Rückenschmerzen. Oft saures Aufstoßen.
Der Patient arbeitet als Architekt in der Firma seines Vaters, zu dem er

ein gutes Verhältnis hat. Er ist ein Einzelkind, hat eine unauffällige Jugend gehabt. War schon als Kind ein Tagträumer, lebt auch heute viel in der Phantasie.

Diagnose

Rückenschmerzen nach Schleudertrauma, Fremdkörpergefühl im Hals (schulmedizinische Abklärung ohne Befund).

1. Bach-Blüten-Kombination am 13.11.90

Clematis	– Ist abgelenkt, träumt oft vor sich hin
Chestnut Bud	– Kommt fortwährend in die gleichen Schwierigkeiten (gerät immer wieder an die falschen Freunde)
Holly	– Wittert hinter vielem etwas Negatives
Impatiens	– Starkes Unabhängigkeitsbedürfnis
Mustard	– Zeitweise depressive Stimmungen, weiß aber nicht, warum
Vervain	– Kann Ungerechtigkeiten nicht verkraften.

Verlauf

In der ersten Woche der Einnahme turbulente Träume, dabei ein Durcheinander verschiedener Trauminhalte. Nach jeder Tropfeneinnahme ein paar Stunden keine Halsbeschwerden mehr, dann ein starkes Kitzeln im Hals. Seine negativen Gefühle haben sich aufgelöst.

2. Bach-Blüten-Kombination vom 26.11.90

Clematis	– Tagträumer
Impatiens	– Ist etwas ungeduldig, auch das Unabhängigkeitsbedürfnis besteht noch
Mustard	– Melancholische Stimmungen
Elm	– Fühlt sich überfordert im Geschäft
Beech	– Dummheiten anderer Leute regen ihn auf
Gorse	– Schlechte Erfahrungen haben ihn resignieren lassen.

Auf Wunsch des Patienten nochmalige Gabe von Kombination 1 ab 10.12.90.

Verlauf

Weniger Tagträume, ist realitätsbewußter geworden. Mehr Verständnis für andere, denkt nicht mehr nur negativ. Nur noch selten depressive Stimmungen. Kann jetzt Berufspflichten und eigene Bedürfnisse unterscheiden, fühlt sich dadurch nicht mehr überfordert.

3. *Bach-Blüten-Kombination vom 3.1.91*

Chestnut Bud	–	Hat immer noch das Gefühl, dauernd in die gleichen Schwierigkeiten zu geraten
Impatiens	–	Der Patient fühlt sich ruhiger, aber noch nicht ruhig genug.

Spontan durch den Patienten gewählt:

Gorse	–	Resignierte Stimmungen
Cerato	–	Mangelndes Vertrauen in die eigenen Fähigkeiten
Centaury	–	Patient fühlt sich ausgenützt, zu gutmütig.

Verlauf

Der Patient ist nun in der Lage, aus seinen Fehlern zu lernen. Von seinem bisherigen Freundeskreis hat er sich weitgehend distanziert, um von diesen „Freunden" nicht mehr ausgenützt zu werden. Macht sich große Sorgen um seinen Vater, der zu einer größeren Operation ins Spital muß.

4. *Bach-Blüten-Kombination am 21.1.91*

Red Chestnut	–	Übertrieben große Sorge um seinen Vater
Agrimony	–	Konfliktscheu, verbirgt quälende Gedanken hinter übertriebener Fröhlichkeit
Gorse	–	Resignierte Stimmungen
Cerato	–	Mangelndes Vertrauen in das eigene Urteil.

Verlauf

Sorge um den Vater hat sich normalisiert. Versucht sich gegenüber anderen durchzusetzen. Hat mehr Selbstvertrauen, fühlt sich weniger ausgenützt. Ist sich darüber im klaren, daß sich einige Dinge in seinem Leben ändern müssen, und packt diese Veränderungen voller Optimismus an.

4. *Bach-Blüten-Kombination am 18.3.91*

Crab Apple	–	Ringt um Neuordnung
Walnut	–	Zur Unterstützung des Neubeginns
Hornbeam	–	Gegen „Kopfmüdigkeit."

Verlauf

Fühlt sich sehr gut, kann sich besser durchsetzen, nimmt alles gelassener. Weiß jetzt, wo er im Leben steht, ist mit seinem „seelischen Zustand" sehr zufrieden. Hat insgesamt positivere Lebenseinstellung. Die Halsbeschwerden haben sich gebessert, sind aber noch nicht ganz verschwunden. Es ist anzunehmen, daß die Beschwerden parallel zur Entwicklung des seelischen Gleichgewichts weiter abklingen werden.

Abschluß der Therapie

Kontrolle am 9.4.91: Patient hat keine Halsbeschwerden mehr, und es geht ihm sehr gut. Die Rückenschmerzen sind nur leicht gebessert, aber der Patient nimmt sie nicht mehr so wichtig – er klagt nicht mehr darüber.

Fall 19: Einsatz von Rescue in 10 Beispielen

Autounfall

Eine sensible Patientin, 38 Jahre, Lehrerin, begab sich nach einer Vorlesung abends spät auf den Heimweg auf die Autobahn von Kiel nach Hamburg. Ein Schneegestöber hatte eingesetzt; sie fuhr langsamer und sehr konzentriert.
Plötzlich wurde sie von einem anderen Wagen überholt. Dieser geriet kurz vor ihr ins Schleudern, prallte zweimal gegen die Leitplanke, drehte sich um die eigene Achse und kam dort zum Stehen. Die Patientin war einen Moment lang vor Schreck wie erstarrt. Es war der erste Autounfall in ihrem Leben. Sie hielt an, holte ein Fläschchen *Rescue* aus ihrem Handschuhfach und nahm einige Tropfen daraus.
Nur wenige Minuten später war sie völlig ruhig, klar und handelte sicher und selbstverständlich. Sie markierte den Unfallort, kümmerte sich um den leicht verletzten Fahrer und ließ von einem anderen vorbeifahrenden Wagen Polizei und Abschleppdienst informieren. Nach dem Eintreffen der Polizei war sie problemlos in der Lage, ihren Heimweg fortzusetzen.
Sie selbst beschrieb dieses Erlebnis als „ein Wunder". Von ihrem Typ her hätte sie sonst nicht so besonnen reagiert.

Sportunfall

Ein 13jähriger Schüler erleidet einen Sportunfall mit Schulterprellung und Commotio. Im Krankenhaus während des Röntgens und danach immer wieder Erbrechen – noch nach 3 Stunden. Er bekommt von der Mutter *Rescue*-Tropfen aus der Konzentratflasche auf die Zunge geträufelt. Das Erbrechen hörte nach kurzer Zeit auf. Der Junge konnte sich entspannen und auf die Station in sein Bett gebracht werden.

Herzanfall auf dem Friedhof

Ein stark übergewichtiger 86jähriger Patient bekam unmittelbar vor einer Beerdigung einen Herzanfall mit massiver Atemnot und Zyanose. Eine einmalige Gabe von 10 – 15 Tropfen *Rescue* unmittelbar in den geöffneten

Mund unter die Zunge führte zur Normalisierung der Herz-Kreislauf-Tätigkeit, die Atmung verbesserte sich, es war eine deutliche Rückbildung der Zyanose zu beobachten.

Speiseröhrenkrampf

Während eines Fluges von Lissabon nach Frankfurt geschah einer meiner Patientinnen folgendes Mißgeschick:
Sie hatte ihr Kind, einen Säugling, bei sich und hielt diesen auf dem Schoß. Die Maschine war sehr voll, und es herrschte beträchtliche Enge. In der Aufregung schlang sie das im Flugzeug servierte Mittagessen etwas zu schnell herunter. Ein Bissen blieb ihr im Hals stecken. Es schmerzte stark und schnürte ihr den Atem ab; sie geriet in Panik und Todesangst. Offensichtlich handelte es sich um einen Speiseröhrenkrampf. Glücklicherweise hatte sie ein Fläschchen *Rescue* bei sich, nahm einige Tropfen direkt aus der Konzentratflasche. Der Krampf hörte fast schlagartig auf.

Sturz im Treppenhaus

Beide Hände und Füße verletzt. Das Schienbein schmerzt so stark, als sei es gebrochen. Der linke Fuß schmerzt ebenfalls, beide Hände haben leichtere Prellungen.
Sobald ich aufstehen kann, hole ich aus der Wohnung *Rescue* und träufle es auf die schmerzenden Stellen. Augenblickliche Linderung. Zu meinem Erstaunen bekomme ich weder Schwellungen noch Bluterguß. Nur auf Druck hin weiß ich überhaupt noch, wo die Verletzungen waren.

Hornissenstich

23jähriger Patient wird von einer Hornisse in das linke Schulterblatt gestochen, der Stachel wird entfernt. Er bekommt *Rescue*-Tropfen auf die Stichstelle und gleichzeitig oral verabreicht. Es entsteht lediglich ein kleiner roter Fleck an der Einstichstelle, ansonsten bleibt der Patient beschwerdefrei.

Bienenstich

Eine Patientin wurde auf dem Weg in meine Praxis von einer Biene in den Hals gestochen. Sie hatte noch einen Weg von etwa 10 Minuten zurückzulegen, trug jedoch die *Rescue*-Tropfen bei sich und gab mehrmals auf dem Weg einige Tropfen auf die Einstichstelle, in welcher sich noch der Stachel befand. In meiner Praxis angekommen, konnte der Stachel entfernt werden, und ich stellte fest, daß die gefährliche Stelle kaum angeschwollen und völlig schmerzfrei war.

Betriebsunfall

Eine Patientin, die ich auf *Rescue* hingewiesen hatte, schrieb mir folgendes (Briefauszug/Zitat):
Mir fiel eine 20 kg schwere Schreibmaschine mit der hinteren Kante so unglücklich auf den Fuß, daß ich glaubte, die Zehen seien alle zerquetscht und gebrochen. Der Schmerz war kaum auszuhalten, der Atem wie abgestellt. Ich begann zu schreien und zu weinen. Doch dann kam mir der Gedanke, daß hier *Rescue* angezeigt sein könnte. Ich nahm die ersten Tropfen ein und mußte ganz fest auf die Zähne beißen, als ich Schuhe und Strümpfe auszog: Der Fuß war sehr stark geschwollen, und der Bluterguß auch schon sichtbar.
Ich tröpfelte 3 – 4 Tropfen auf die Zehenansatzstelle. Momentan wurde der Schmerz stark intensiviert; ich spürte ein Brennen, obwohl keine offene Wunde am Fuß war.
Dann, nach wenigen Minuten, hörte der Schmerz fast vollständig auf, d.h. wenn ich den Fuß hochlagerte und nicht belastete, war ich völlig schmerzfrei. Immer, wenn nach einiger Zeit die Schmerzen wieder auftraten, tröpfelte ich erneut *Rescue* auf die schmerzende Stelle – Ergebnis wieder: Gefühl von Brennen, dann wohliges Nachlassen des Schmerzes.
Kein Umschlag, keine Salbe, kein Schmerzmittel waren nötig. Nach ca. 4 Tagen war ich fast völlig wiederhergestellt; nach einer Woche war auch die Schwellung völlig verschwunden.

Nachbarschaftshilfe

Ich besuche eine 95jährige Nachbarin. Sie ist vor ein paar Tagen gefallen und hat noch stark blaue Flecken an Händen und Armen. Zudem liegt sie mit besorgniserregenden Hustenanfällen im Bett, von denen sie sich jeweils kaum wieder erholen kann. Der Hausarzt befürchtete den Beginn einer Lungenentzündung. Frau B. scheint sehr geschwächt.
Ich hole *Rescue*. Sofort 2 Tropfen aus der Stock bottle auf die Zunge und nach 15 Minuten nochmals. Auf den einen Handrücken tropfe ich ebenfalls *Rescue* und verreibe es leicht. Weniger als 30 Minuten nach Einnahme werden die Hustenanfälle schnell merklich schwächer. Man höre und staune: Abends ist Frau B. aufgestanden, um sich einen Krimi im Fernsehen anzuschauen. Der Husten ist verschwunden.
Am anderen Tag sehe ich mir die Hand an. Die blauen Flecken sind nur noch schwach vorhanden, im Gegensatz zum Arm, der noch immer dun-

kelblaue Stellen aufweist. – Ich hatte *Rescue* nämlich nur auf dem Handrücken verrieben!!

Wundheilung

In meiner Eigenschaft als Krankenschwester bekam ich Gelegenheit, einen afghanischen Widerstandskämpfer kurzfristig zu betreuen. Er war nach einer schweren Kriegsverletzung in der Schweiz chirurgisch versorgt worden und hatte noch eine leicht infizierte, schmerzhafte und juckende Wundstelle. Ich nahm, wie üblich, außer dem Verbandsmaterial meine *Rescue*-Creme mit und behandelte damit die Wundumgebung.
Verständigen konnte ich mich mit dem Patienten leider nicht; das Allernötigste wurde übersetzt. Bereits beim 2. Verbandswechsel ließ er mir sagen, er hätte gut geschlafen – seit Wochen zum ersten Mal – und verspüre weniger Schmerzen. Die Wunde sah erstaunlich gut aus. Am letzten Abend vor seiner Heimkehr griff der Patient nach der *Rescue*-Creme, hielt sie fest an sein Herz gedrückt und fragte mit leuchtenden Augen, ob er diese Salbe behalten dürfe.
Das glückliche Gesicht des alten Mannes werde ich nie vergessen!

Ekzem

Bei einem neunjährigen Jungen, seit über sechs Jahren an rezidivierenden Bronchitiden leidend, entwickelten sich zwei kinderhandgroße massive Ekzeme im Bereich beider Ellenbogen.
Über eine Dauer von zwei Wochen wurden die massiven Ekzeme zweimal täglich mit *Rescue*-Salbe eingerieben. Nach zwei Wochen war die Schwellung deutlich zurückgegangen, nach Ablauf von vier Wochen war alles gut abgeheilt.

Weitere Fallbeispiele zu Rescue finden sich in: Scheffer, Erfahrungen mit der Bach-Blütentherapie, Hugendubel, 1984, und Vlamis, Die heilende Kraft der Bach-Blüten, Aquamarin-Verlag, 1987.

Fall 20: Bach-Blüten und Homöopathie in 5 Beispielen

Streitsucht

Eine 24jährige Patientin kam wegen häufiger Streitereien mit ihrem Partner zur Behandlung. Verträgt keinen Widerspruch, Aufstoßen nach dem Essen, Blähungen im Unterbauch und Vorliebe für Süßes wiesen auf Lycopodium hin. Eine Dosis von Lycopodium C 10.000 hatte schon nach einem Tag eine Änderung im Befinden bewirkt, jedoch traten drei Tage später unerträgliche Kopfschmerzen auf, wie sie die Patientin vor Jahren gekannt hatte. Nach Eincremen des Halses und der schmerzhaften Kopfpartien mit *Rescue*-Creme ließen die Schmerzen innerhalb einer halben Stunde nach, die Patientin schlief ein und war am nächsten Tag beschwerdefrei.

Selbsthaß

Eine 30jährige Patientin mit starker Salzabneigung und Selbsthaß nach Liebeskummer bekam Natrium muriaticum C 10.000. Am nächsten Tag ging es ihr viel besser, jedoch nach weiteren zwei Tagen verfiel sie in eine neuerliche Depression mit stiller Verzweiflung. Auf die Gabe einer Mischung *Sweet Chestnut* (stille Verzweiflung) mit *Walnut* (Neubeginn) wurde sie innerhalb von 10 Minuten so müde, daß das therapeutische Telefongespräch beendet werden mußte und sie bis zum nächsten Morgen tief schlief. Nach dieser einmaligen Blüteneinnahme konnte Nat. mur. drei Monate ohne neuerlichen Rückfall wirken.

Chronische Polyarthritis

Eine 23jährige Patientin mit einer chronischen Polyarthritis bekam Phosphor LM 6 als Simile. Nach anfänglicher Besserung erfuhr die Patientin wahrscheinlich durch zu frühe Wiederholung eine starke Verschlimmerung mit Schwellung und Schmerz vor allem der Fußgelenke. Nach Auftragen von *Rescue*-Creme klangen die Beschwerden innerhalb von 20 Minuten ab. Eine Wiederholung war nach 4 – 6 Stunden noch zweimal nötig und wirksam.

Totale Erschöpfung, von Depressionen begleitet

Bei einer 21jährigen Patientin konnte Lycopodium, LM 6 bis C 1.000 depressive Episoden mit totaler Erschöpfung nur unbefriedigend behandeln. Es kam immer wieder zu Rückfällen, da sich die Patientin permanent überarbeitete, an Schlafentzug litt und trotzdem das Gefühl, zu wenig zu leisten, nicht überwinden konnte. Die Einnahme einer Mischung von *Oak* (Durchhaltezwang), *Pine* (schlechtes Gewissen) und *Hornbeam* (Erschöpfung) – jeweils bei Bedarf bis zu 1 Woche eingenommen – gab ihr immer wieder neue Kraft und vor allem die innere Gelassenheit auszuspannen und genügend zu schlafen. Erst jetzt konnte Lycopodium tiefer und länger wirken, und nach weiteren 2 Monaten zeigten neue Symptome das tiefer wirkende Simillimum Medorrhinum, das nach einjähriger Therapie eine totale Änderung bewirkt hatte, mit großer Leistungsfähigkeit bei gesunder Einstellung zu Arbeit und Erholung. Auch in der Zeit, als Medorrhinum C 200 schon wirkte, konnte obige Bach-Blütenmischung noch öfters als kurzzeitige Therapieunterstützung helfen.

Tinnitus und Ekzem

Ein 50jähriger Patient wird wegen eines schon lange bestehenden Ohrgeräusches, chronisch verstopfter Nase und einem trockenen Ekzem seit über einem Jahr mit dem durch die Geistessymptome bestimmten Simile Lycopodium von der LM 6 bis zur C 1.000 ohne größeren Erfolg und ohne Arzneireaktion behandelt. Wegen starrer Prinzipien, Kritiksucht, schnellen und häufigen Ärgersituationen wird für mehrere Monate eine Mischung von *Vine* (diktatorisch), *Rock Water* (Prinzipien), *Beech* (Kritiksucht), zeitweise *Holly* (Ärger) oder *Wild Rose* (Resignation) verordnet. Unter dieser Therapie begann der Patient, mehr von den ihn belastenden Problemen zu sprechen, und hatte erstmals stärkere Reaktionen auf das homöopathische Mittel. Aber sicher ist in derart chronischen Fällen jede Aussage über eine Therapiewirkung fraglich, da man die spontanen Veränderungen nicht ausschließen kann.

Fall 21: Seelischer Schock nach Hauseinbruch

Patientin 6 Jahre

Anamnese

Nach nächtlichem Einbruch im Hause ist dieser Vorfall ständiger Gesprächsstoff bei dem Kind; es leidet unter panischer Angst, massiven Schlafstörungen, Alpträumen. Außerdem besteht bei dem Mädchen schon seit längerem die Angewohnheit einzukoten.

Bach-Blüten-Kombination 20.7.1989

Star of Bethlehem	– Unverarbeiteter Schock durch den Einbruch
Mimulus	– Angst vor Einbrechern
Pine	– Schuldgefühle wegen des Einkotens.

Verlauf

Das Einkoten hört schlagartig auf. Lediglich eine Woche nach der Einschulung einmaliger Rückfall. Seit September scheint der „Einbruchsschock“ überwunden; das Kind schläft ruhig.

Abschluß der Therapie Ende September

Die auffälligen und störenden Symptome sind bei dem Mädchen verschwunden.

Fall 22: Verdauungs- und Kreislaufbeschwerden bei zu erwartendem Familienzuwachs

Patientin 6 Jahre

Beschwerden

Spastische Magen-Darm-Koliken, Übelkeit mit drohendem Kreislaufkollaps.

Anamnese

Renate ist das zweite Kind einer sehr einfühlsamen Mutter, die sich sehr viel Zeit für ihre Kinder nimmt, eigentlich ständig für die Familie im Einsatz ist. Nun ist Renates Mutter wieder schwanger. Zunächst war die Patientin sehr glücklich über den erwarteten Familienzuwachs, nahm ihrer Mutter Arbeit ab und sorgte sich in jeder Weise um sie. Im fünften Schwangerschaftsmonat traten plötzlich die obengenannten Beschwerden so stark auf, daß mehrmals der Notarzt geholt werden mußte. Konsultationen verschiedener Kollegen ergaben keinen organischen Befund.

Bach-Blüten-Kombination

Agrimony	– Versucht ihre quälenden Gedanken und ihre Unruhe zu verbergen: immer gleichbleibend freundlich ihrer Mutter und anderen Mitmenschen gegenüber, scheint ein zufriedenes, ausgeglichenes kleines Mädchen zu sein
Chicory	– Fordert weiterhin viel Aufmerksamkeit als „Mamas Baby“
Holly	– Unbewußte Eifersucht auf das neue Baby; Angst, nun weniger geliebt zu werden
Mimulus	– Empfindsames Kind, das die neue Situation ängstigt
Red Chestnut	– Zu starke energetische Bindung zwischen Mutter und Tochter.

Verlauf

In der ersten Zeit nach der Blüten-Einnahme „drohte“ Renate der Mutter noch gelegentlich, es würde ihr schlecht werden oder die Bauchschmerzen könnten wiederkommen. Die Mutter ließ sich jedoch nun nicht mehr davon beeinflussen, blieb freundlich, aber fest. Nach ca. 14 Tagen traten die Beschwerden nicht mehr auf.

Fall 23: Ringförmige Kopfschmerzen

Patientin 8 Jahre, Schülerin

Beschwerden

Seit ca. 2 Monaten starke ringförmige Kopfschmerzen, welche bisher therapieresistent waren. Organische Abklärung ohne Befund.

Anamnese

Patientin ist die jüngere von zwei Töchtern eines Lehrer-Ehepaares; ruhiger und ehrgeiziger Typ. Die ältere Schwester ist wesentlich lebhafter und weniger gewissenhaft. Beide Elternteile achten auf „gerechte Verteilung" ihrer Aufmerksamkeit und Zuneigung.

Bach-Blüten-Kombination

Star of Bethlehem – Das Mädchen scheint die verschiedenen Untersuchungsprozeduren zur Abklärung des Kopfschmerzes nicht verkraftet zu haben

Elm – Hat das Gefühl, den Aufgaben in der Schule nicht gewachsen zu sein

Rock Water – Übertrieben starker Ehrgeiz, möchte den unbewußten strengen Anforderungen des Vaters genügen

Heather – Bedürfnis nach Zuwendung, besonders vom Vater.

Verlauf

Die Kopfschmerzen klingen im Laufe von ca. 2 Wochen ab, das Mädchen ist spontaner, lebhafter, selbstbewußter. Der Vater sagt: „Sie hat sich herausgemacht."

Ergebnis

Die Kopfschmerzen sind in den folgenden Monaten nicht mehr aufgetreten.

Fall 24: Schreib- und Leseschwäche

Patientin 8 Jahre, Schülerin

Situation

Patientin hat erhebliche Schwierigkeiten beim Lesen und Schreiben. Nach Aussage der Lehrerin könnte leichte Legasthenie vorliegen.

Bach-Blüten-Kombination

Clematis	– Allgemeine Konzentrationsschwäche
White Chestnut	– Gedanken kreisen immer wieder um ihren Fehler
Chestnut Bud	– Es scheinen immer wieder die gleichen Verhaltensmuster abzulaufen.

Verlauf

Nach ein paar Tagen stellt die Mutter fest, daß die Eintragungen im Tagebuch des Mädchens fast fehlerfrei geschrieben sind. Eine Woche später liest die Patientin freiwillig ihr erstes Buch: „Die kleine Hexe". Zur Freude der Eltern kann die Patientin fast fehlerlos laut vorlesen.

Ergebnis

Nach drei Wochen Bach-Blüten-Einnahme erklärt die Patientin selbst, sie habe diese Tropfen nicht mehr nötig. Kommentar der Lehrerin: „Sie hat sehr große Fortschritte im Lesen und Schreiben gemacht."

Fall 25: Schulangst

Patientin 10 Jahre

Beschwerden

Schulphobie.

Anamnese

Das Mädchen ist ein Nachkömmling, seine 5 Geschwister sind deutlich älter. Sie gilt als selbständig, willensstark, ehrgeizig und hat bisher unkompliziert gewirkt. Während eines Amerikaurlaubs in den Herbstferien, den sie mit ihrer Mutter bei der älteren Schwester verbrachte, begann sie Ängste zu äußern, wurde sehr anhänglich, wirkte zu Hause dann kraftlos, traurig, verstimmt. Wurde oft von der Schule zurückgeschickt wegen Kopfschmerzen, Bauchschmerzen, Übelkeit und dergleichen, bis sie schließlich den Schulbesuch verweigerte mit der Begründung, es sei ihr zu laut. Ein erneuter Schulbesuch nach den Weihnachtsferien scheiterte schon am ersten Tag. Man erwägt, das Mädchen aus der lauten unruhigen Klasse in eine andere Grundschule umzuschulen.

1. Bach-Blüten-Kombination 27.1.1993

Hornbeam	–	Erschöpfung, relative Willensschwäche
Heather	–	Kleinkindhaftes Verhalten und Mittelpunktstreben
Holly	–	Gefühlsmäßige Irritation
Gorse	–	Gefühle der Resignation
Mimulus	–	Massive Schulangst
Chicory	–	Manipulationsverhalten.

Verlauf

Es ist offensichtlich, daß seit der Erstvorstellung mit dem Mädchen eine Wandlung vorgegangen ist: Sie blickt mit munteren, lebhaften Augen, Mutter und Tochter wirken entspannt aufeinander bezogen. Mittlerweile ist das Mädchen auf einer anderen Grundschule und geht dort ohne Probleme hin, kommt fröhlich nach Hause. Ihr Leistungsvermögen hat nicht gelitten.

2. Bach-Blüten-Kombinatin 1.3.1993

Heather	–	s.o.
Mimulus	–	s.o.
Hornbeam	–	s.o.

Verlauf und Abschluß 28.4.1993

Die Patientin ist in der neuen Klasse gut integriert und geht gern zur Schule. Sie ist ausgeglichener Stimmungslage und fröhlich. Monate später höre ich wieder von ihr: Sie geht jetzt ins Gymnasium, hat dort gute Noten, und die Schule macht ihr weiterhin Freude.

Fall 26: Beschwerden bei Angst vor dem Lehrer

Patientin 11 Jahre, Schülerin

Beschwerden

Heftige Bauchschmerzen mit Übelkeit und Erbrechen. Auftreten der Beschwerden regelmäßig nur abends vor dem Schlafengehen und morgens vor der Schule. Ansonsten, z.B. nachmittags nach der Schule, sind die Symptome verschwunden; das Mädchen kann alles essen und ist „quicklebendig".

Bei Befragung stellt sich heraus, daß sie nach den Sommerferien einen neuen, als sehr autoritär bekannten Englisch-Lehrer bekommen hat, vor dem sie sich fürchtet.

Bach-Blüten-Kombination

Rescue	– Wegen der starken Aufregung, die für das Mädchen mit dem Schulbesuch verbunden ist
Aspen	– Neigt dazu, sich Gerüchte und die negativen Meinungen anderer sofort zu eigen zu machen
Mimulus	– Konkrete Angst vor dem Lehrer.

Regelmäßige Einnahme der Mischung 4 x täglich und einmal zusätzlich direkt vor dem gefürchteten Englisch-Unterricht.

Verlauf

Patientin geht jetzt wieder regelmäßig in die Schule. Vor der ersten Englisch-Klassenarbeit nimmt sie einige Nachhilfestunden, um Versäumtes nachzuarbeiten. Sie schreibt eine glatte 2 und hat keinerlei Angst mehr vor dem strengen Lehrer.

Langzeit-Ergebnis

Auch nach ca. einem Jahr sind die Beschwerden nicht mehr aufgetreten. Es geht ihr sehr gut.

Fall 27: Alpträume

Patient 2 1/2 Jahre

Beschwerden

Nächtliche Angstanfälle.

Anamnese

Der Junge sieht seit einiger Zeit jede Nacht „grauenvolle Gespenster". Er erwacht laut schreiend; die Mutter muß ihn aufnehmen und beruhigen. Da sich diese Vorfälle in jeder Nacht ereignen, war die Mutter nach einigen Wochen wegen des Schlafmangels völlig erschöpft.

Bach-Blüten-Verordnung

Aspen	– Unbestimmte Ängste.

Verlauf

In der ersten Woche nach der Einnahme wachte der Junge nur noch einmal schreiend auf. Danach trat die Erscheinung nie wieder auf.

Fall 28: Schlafstörung mit Angst vor Monstern

Patient 8 Jahre

Beschwerden

Schlafstörungen.

Anamnese und Befund

Der Junge kann nicht einschlafen aus Angst vor Monstern und Gespenstern in seinem Zimmer. Die Mutter berichtet, der Junge sei in seiner Entwicklung etwas langsam, genau wie sein 3 Jahre älterer Bruder.
Der Patient ist ein kreatives, phantasievolles Kind, manchmal etwas schwerfällig.

Diagnose

Angstbedingte Einschlafstörungen.

Bisherige Therapie

Erfolgloser Versuch mit Calc. phos. D 6.

1. Bach-Blüten-Kombination 20.1.92

Heather – Spontanwahl durch den Jungen
Mimulus, – Ausgesucht durch die Mutter.
Star of Bethlehem,
Chestnut Bud
(Anmerkung: Mutter wählte auch für sich selbst *Chestnut Bud.*)

Ergebnis

18.2.92: Patient schläft ohne Schwierigkeiten ein. Hat die Monster gemalt und dem Arzt mitgebracht.
17.3.92: Schläft weiter gut.

Langzeit-Ergebnis Juni 94

Es sind keine Ängste mehr aufgetreten.

Anmerkung

Zu beachten ist, daß hier die für diese Beschwerden bewährte Blüte (*Aspen*) nicht verwendet wurde, da diese Art von Ängsten alterstypisch sind. Interessant ist hier die Verarbeitung des Kindes: Durch das Malen der Monster drückt es seine Ängste aus und gibt sie ab – bringt das Bild dem Arzt.

Fall 29: Juckendes Ekzem durch pränatalen Schock

Patientin 8 Monate

Beschwerden

Juckendes Ekzem im Gesicht, starke Unruhe.

Anamnese

Schulmedizinische und naturheilkundliche Behandlungen blieben erfolglos. Auf Fragen nach dem Verlauf der Schwangerschaft bekennt die Mutter, daß diese für sie sehr problematisch gewesen sei und sie sich zeitweilig mit Selbstmordabsichten getragen habe.
Hypothese: Das Kind hat pränatal auf die negativen Gefühle der Mutter reagiert und dieses seelische Trauma noch nicht verarbeitet.

Bach-Blüten-Kombination

Star of Bethlehem	– Unverarbeiteter seelischer Schock aus der pränatalen Phase
Willow	– Fühlt sich als Opfer.

Ergebnis

Innerhalb einer Woche Verschwinden des Ekzems.

Langzeit-Ergebnis

Auch zehn Monate später ist das Ekzem nicht wieder aufgetreten.

Fall 30: Hausstaubmilben- und Katzenhaarallergie

Patientin 11 Jahre, Gymnasiastin

Beschwerden

Seit 2 Monaten Rhinosinusitis (zunächst eitriges, z.Z. weißes Sekret), Augenbrennen, verschlagene Ohren.

Anamnese

Seit dem 3. Lebensjahr Atemwegsinfekte, Hausstaubmilben- und Katzenhaarallergie, mehrere Jahre erfolglose Therapie mit Intal® (cromoglicinsaures Dinatriumsalz 20 mg).
Das Mädchen erscheint sehr empfindlich und sensibel, bagatellisiert aber ihre Beschwerden und lacht über sie. Auffällig ist eine große Sorge um die Mutter.

Diagnose

Rhinosinusitis bei allergischer Diathese

1. Bach-Blüten-Kombination 12.10.92

Mimulus	– Empfindlich, ängstlich
Agrimony	– Überspielt ihre Beschwerden
Crab Apple	– Reinigungswunsch
*Red Chestnut**	– Sorge um die Mutter
*Star of Bethlehem**	– Unverarbeitete seelische Erschütterung
*Cherry Plum**	– Unterdrückte Gefühle, „Druck im Kopf", „gestautes Gefühl."

* spontan gewählt

Zusätzliche Therapie

Sinupret gtt 3 x 20, Luffa D 6 2 x 5 Globuli

Verlauf

Nach 3 Wochen körperliche Symptome wesentlich gebessert, nur noch gelegentlich morgens etwas Nasensekret. In der Schule steht die Patientin sehr gerne im Mittelpunkt, wenn sie nicht beachtet wird, flüchtet sie gerne in eine Traumwelt – Konzentrationsprobleme.

2. Bach-Blüten-Kombination

Heather	– Ich-Bezogenheit
Clematis	– Konzentrationsprobleme
Agrimony	– s.o.
Red Chestnut	– s.o.
Mimulus	– s.o.

Kontrolle am 4.3.1993

Die Patientin fühlt sich rundum wohl, das Tagträumen hat nachgelassen, ebenso die große Sorge um die Mutter. Es sind in den letzten vier Monaten keinerlei allergische Reaktionen mehr aufgetreten.

Fall 31: Allergisches Asthma bronchiale

Patientin 7 Jahre

Beschwerden

Chronisch erkältet, häufig Asthma-Anfälle.

Anamnese

Hausstaub- und Tier-Allergie seit etwa 2 Jahren, Test vor einem Jahr. Auffallend ist ihr aggressives, feindseliges Verhalten; sie grollt und gibt kaum Antwort.

Diagnose

Allergisches Asthma bronchiale.

1. Bach-Blüten-Kombination 5.6.91 (z.T. Spontanwahl)

Holly	– Haßgefühle der kleinen Schwester gegenüber
Star of Bethlehem	– Vermuteter Schock durch Geburt der jüngeren Schwester
Larch	– Erwartet zu versagen, z.B. in der Schule
Willow	– Fühlt sich als Opfer und zieht sich grollend zurück.

Verlauf

Die Wutanfälle hatten in der Zwischenzeit zugenommen, wurden aber aufgrund der gemeinsam angenommenen Zusammenhänge von den Eltern kaum mehr beachtet; zusätzlich wurden Notfalltropfen gegeben.

2. Bach-Blüten-Kombination 31.7.91 (Spontanwahl)

Holly	– s.o.
Star of Bethlehem	– s.o.
Mimulus	– Angst, die Liebe der Eltern zu verlieren
Chicory	– Fordert Beachtung, flüchtet sich sonst in Krankheit.

Zusätzlich Behandlung mit Aroma-Therapie

Verlauf

Anfang September 1991 rief sie mich an, ihre Tropfen seien ausgegangen, ob sie dieselbe Mischung nochmals haben könne.
Dies wiederholte sich noch einmal.

Verlauf und Ergebnis

Anfang Oktober 1991-erfahre ich von der Mutter, daß die Familie weiteren Zuwachs bekommen hat: einen Hund.
Dezember 1991: Allergische oder asthmatische Symptome sind nicht mehr aufgetreten.

Fall 32: Bettnässen

Patient 12 Jahre

Beschwerden

Bettnässen.

Diagnose

Enuresis nocturna. Die organische Abklärung hatten keinen krankhaften Befund ergeben.

Bisherige Medikation

Tofranil® mite.

1. Bach-Blüten-Kombination 5.7.85

(Die meisten Blüten wurden vom Patienten intuitiv und spontan selbst herausgesucht.)

Impatiens	– Extreme innere Ungeduld
Rock Water	– Zu hohe Anforderungen durch den strengen Vater
Cherry Plum	– Unterdrückte Angst vor dem Vater
Clematis	– Abgelenktheit, Konzentrationsprobleme
White Chestnut	– Grübeleien, Konzentrationsprobleme
Larch	– Mangelndes Selbstwertgefühl.

Es wird besprochen, die Tofranil®-Tabletten wegzulassen, selbst auf die Gefahr hin, daß es „noch mal daneben geht".

Verlauf

20.7.85: Die Mutter berichtet, daß der Junge trotz Weglassens der Tofranil® nachts trocken geblieben sei. Die Mischung wird weiter verabreicht.

14.8.85: Erneuter Besuch des Patienten in der Praxis. Er ist weiterhin trocken geblieben; im Wesen erscheint er mutiger und zeigt mehr Aufgeschlossenheit.

2. Bach-Blüten-Kombination

Agrimony	– Überspielt Ängste in der Schule mit Kaspereien
Water Violet	– Zuwenig Kontakt zu den Mitschülern
Chestnut Bud und *Mimulus*	– Furcht vor einem Rückfall
Impatiens	– Extreme Ungeduld.

Langzeit-Ergebnis

Ein Anruf etwa 2 1/2 Jahre später bestätigt: Er ist nicht wieder rückfällig geworden. „Die Blütentropfen haben ihm sehr geholfen.“ Gutes Allgemeinbefinden.

Fall 33: Therapieresistente chronische Zystitis

Patientin 8 Jahre

Beschwerden

Chronische Zystitis.

Anamnese und Befund

In Behandlung seit 27.4.1989 wegen damals chron. Zystitis, die 1987 erstmals aufgetreten ist. Vom Pädiater antibiotisch (auch mit Langzeittherapie) vorbehandelt.
Wesentlicher Befund im Urin: mass. Nitrit, Leukos bis 500, Stäbchen- und andere Bakterien 3- bis 4fach positiv, regelmäßig gemessen von April 1989 bis Januar 1992.
Deutliche psychosomatische Überlagerung: reaktive, depressive Verstimmung aufgrund langdauernder Beziehungskrise der Eltern.

Diagnose

Chronische Zystitis.

Vorbehandlung

Von April 1989 bis März 1992 durch homöopathische Einzelmittel nach dem Arzneimittelbild, Nosoden Eigenurin und Eigenblut, Colivaccinen oral und perkutan, Immunmodulation durch homöopathisierte Pilz- und Bakterienmittel, Behandlung mit Darmsymbionten.

Phytotherapeutische Behandlung sowie diverse Nosoden.
Die Bach-Blütentherapie erfolgte als „letzter Versuch“ ab März 1992, weil sämtliche bisher angewandten Therapieformen bei der Patientin versagt hatten.

1. Bach-Blüten-Kombination März 1992

Heather	–	Fremden gegenüber schüchtern, fordert Zuwendung von der Mutter.

Begleitbehandlung

Die Patientin bekam den Auftrag, die sog. „Familie in Tieren“ zu malen.

Verlauf

Erstreaktion: Anruf der Mutter nach wenigen Tagen Einnahme: Die Patientin sei „so böse“, sie habe Wutanfälle nach der Schule, sei besonders auf die Mutter sehr wütend, deshalb habe sie die Medikamente seit 2 Tagen abgesetzt. Gleichzeitig bestand Appetitlosigkeit. Ich empfahl, die Erstreaktion abzuwarten und nach Abklingen der Symptome die Mischung erneut zu geben.
Urinbefund am 17.4.1992: ph 8, seit mehreren Jahren erstmals ohne Bakterien, ohne Nitrit und ohne Leukos. Die Mutter der Patientin berichtet, die Reaktion auf die zweite Einnahme sei nicht mehr so extrem ausgefallen wie auf die erste. Gleichzeitig erfolgte die Interpretation des ersten Bildes „Familie in Tieren“ und der Wunsch der Patientin, mit der Mutter etwas „ganz allein zu machen“.

Wiedervorstellung am 18.5.92

Die Mutter berichtet über ein völlig ausgeglichenes Kind, Appetit gut, allerdings diesmal nach Beendigung der Einnahme „unausstehliches“ Verhalten.
Die Behandlung mit Heather und therapeutischen Gesprächen dauert an. Harnwegsinfekte sind seither nicht mehr aufgetreten.

Langzeit-Ergebnis April 1994

Die Patientin hatte einen passageren Harnwegsinfekt, der sich unter Gabe eines einfachen homöopathischen Komplexmittels spontan zurückbildete – somit ist sie weiterhin beschwerdefrei.

Fall 34: Familientherapie wegen rezidivierender Infekte der vier Kinder

Beschwerden

Mutter kommt mit ihren 4 Kindern in die Sprechstunde; die 4 Kinder sind erkältet; die Mutter fühlt sich überfordert und leidet unter Verspannungen in der Nackenmuskulatur.

Anamnese der einzelnen Familienmitglieder

Mutter:
Ekzem mit urtikariellen Schüben. Wechselnde Therapieversuche mit Bach-Blüten und homöopathischen Hochpotenzen, jeweils ohne eindeutige Behandlungserfolge. Die persönliche Problematik besteht in einer allgemeinen Unzufriedenheit mit der Rolle als Hausfrau und Mutter, einem unterdrückten Ärger darüber, daß der Ehemann so wenig Zeit für die Familie hat. Setzt sich mit den damit verbundenen Gefühlen nicht auseinander und überspielt nach außen. Außer den Hauterscheinungen besteht eine gewisse Antriebslosigkeit und ein sexuelles Desinteresse. Die daraus resultierenden Frustgefühle reagiert Frau G. durch Essen, Rauchen und Fernsehen ab, will ihre Probleme nicht wahrnehmen. Im Gespräch wirkt sie immer sehr freundlich und kooperativ, ist selbst bei einfachen Fragestellungen aber relativ schnell ratlos und überfordert.

Vater:
KFZ-Mechaniker, der den Betrieb seiner Eltern übernehmen soll, sich damit aber überfordert fühlt, insbesondere mit der notwendigen Büroarbeit. Neigt dazu, Problemen aus dem Wege zu gehen oder sie länger vor sich her zu schieben. Konzentrationsschwäche mit der Tendenz, geistig abzuschweifen.
Drei Bach-Blütenverordnungen in Abständen, Feb. 92 – Okt. 92, infolge derer er sich deutlich selbstsicherer und ausgeglichener fühlt.

Sohn (6 Jahre alt):
Sehr verschlossen wirkender Junge, der in der Sprechstunde auf keine Frage antwortet und sich verhält, als sei er völlig unbeteiligt. Ähnlich verhält er sich auch gegenüber der Kindergärtnerin und Personen, die er nicht kennt. Mit vertrauten Gleichaltrigen ist er jedoch wie verwandelt und tobt ganz unbefangen herum. Macht auch im Sprechzimmer mit seinen Geschwistern Unsinn, sobald er nicht mehr im Mittelpunkt steht.
Unter wiederholten Bach-Blütenverordnungen entwickelte er sich immerhin soweit, daß er nach der Einschulung etwas gelöster wurde, blieb aber im Kontakt mit der Lehrerin, dem Arzt und mit Fremden weiterhin sehr gehemmt.

Tochter (5 Jahre alt):
Stilles und sanftes Kind ohne nennenswerte Probleme.

Sohn (3 Jahre alt):
Seit einem Jahr leichte Neurodermitis, generalisiert, ansonsten unauffälliger, problemloser Junge.
Unter Therapie mit homöopathischen Hochpotenzen monatelange symptomfreie Phasen und immer selteneres Auftreten der schwächer werdenden Schübe.

Sohn (1 Jahr alt):
Von Geburt an ständig erkältet. Vom Typ her ein fröhliches, draufgängerisches Kerlchen, ohne Scheu, dem offenbar die ständigen Erkältungen nicht viel ausmachen.
Therapie mit homöopathischen Konstitutionsmitteln, jedoch ohne durchgreifenden Erfolg.

Die 4 Kinder waren seit Ende September 1992 ständig abwechselnd oder gleichzeitig erkältet, mit rezidivierenden Durchfällen, Mittelohrentzündungen und Bronchitiden, kaum eine Arzneiverordnung (in der Regel homöopathisch) zeigte einen nennenswerten Erfolg.
In den folgenden 2 Monaten erschien die Mutter mit allen Kindern immer wieder in der Praxis, ohne daß das Problem gelöst werden konnte, und war schließlich mit den Nerven und den Kräften völlig am Ende.

Da ich die Idee hatte, daß die Problematik tiefer liegen müsse, versuchte ich, die Gesamtsituation der Familie genauer zu erfassen. Dabei ergab sich folgendes Bild:
Wegen einer beruflichen Weiterbildung mußte der Ehemann ab Okt. 92 für 3 Monate in eine andere Stadt, 600 km weit entfernt, so daß er nur noch am Wochenende zu Hause sein würde. Der Ehefrau stand dies schon lange bevor, und sie fühlte sich eigentlich mit dieser auf sie zukommenden Situation überfordert, was sie sich jedoch nicht eingestand, zumal die Notwendigkeit dieser Weiterbildung außer Frage stand. Sie fühlte sich zunehmend antriebslos und unzufrieden, rauchte exzessiv und rastete zwar selten, dann aber sehr heftig aus. Es bestand keinerlei sexuelles Interesse mehr, und sie empfand teilweise regelrechte Haßgefühle gegen Ehemann und Kinder, auf die sie mit Schuldgefühlen reagierte. Hinzu kam eine quälende Zunahme des Hautausschlages. Unter der Bach-Blütentherapie kam es zwar zu einer gewissen Besserung bei der Mutter, die Kinder blieben jedoch weiterhin erkältet.

Es war anzunehmen, daß die ständigen Krankheiten der Kinder stark mit der unausgeglichenen Lebenslage der Mutter zusammenhingen. Da diese aber weiterer Therapie nicht sehr aufgeschlossen gegenüberstand, wurde eine Mischung zusammengestellt, um die Kinder zu stabilisieren.

Bach-Blüten-Kombination für alle vier Kinder am 10.12.92

Aspen	– Diffuse Angstgefühle durch die unkontrollierten Ausbrüche der Mutter und die kritische familiäre Situation
Gentian	– Entmutigung durch die ständigen Erkältungen
Heather	– Andauerndes Kranksein als Appell um Hilfe und Zuwendung in einer subjektiv bedrohlichen Situation
Hornbeam	– Seelische Überforderung der Kinder durch die Situation
Red Chestnut	– Starke Sorge um die Mutter
Willow	– Gefühl, der Situation ausgeliefert zu sein.

Verlauf

Nach dieser Verordnung erschien die Familie für längere Zeit nicht mehr. Im Feb. 93 erschien die Mutter wieder in der Praxis mit dem Ältesten wegen eines banalen Infektes. Sie berichtete, daß alle vier Kinder nach Einnahme der Familienmischung innerhalb kurzer Zeit gesund geworden seien. Seitdem sei ein vergleichbares Erkältungsproblem nicht mehr aufgetreten. Besonders erstaunlich erscheint mir, daß der Jüngste, Joseph, bei dem vorher eine intensive homöopathische Konstitutionstherapie keine Änderung der Infektionsanfälligkeit bewirkt hatte, seitdem weitgehend frei von Infekten ist.
Die Mutter hat inzwischen anderweitige Versuche unternommen, ihre gesundheitlichen Probleme loszuwerden, ist aber bisher offenbar noch nicht sehr erfolgreich gewesen.

Fall 35: Verhaltensauffälligkeit in Heimsituation

Patient 8 Jahre

Anamnese und Befund

Das Kind wuchs bei seinen Eltern verwahrlost auf und wurde körperlich mißhandelt. Nach Trennung von den Eltern durchlief es verschiedene Institutionen, da es wegen hochgradiger Verhaltensauffälligkeiten mehrfach nicht tragbar war. So kam es in ein heiltherapeutisches Heim.
Der Patient leidet unter Enuresis nocturna, Konzentrationsmangel, Realitätsflucht, diversen Tics. Außerdem fällt es ihm schwer, sich in die Gruppe und die neue Schule einzugewöhnen.

1. Bach-Blüten-Kombination 31.10.87

Star of Bethlehem – Unverarbeitete Schockerlebnisse
Walnut – Eingewöhnung in die neue Situation fällt schwer.

Zusätzliche Maßnahmen

Die gesamte Heimsituation ist eine therapeutische Maßnahme (heiltherapeutisches Heim); Spieltherapie (Axline-Methode).

Verlauf

Der Patient war zunächst sehr skeptisch, was die Einnahme betraf. Er ist ein überaus intellektuelles Kind, deshalb wurde ihm die Einnahme auch erklärt. Ihm wurde die Verantwortung übertragen, auf die pünktliche Einnahme (3x tgl.) zu achten.
Schon nach 2 Tagen waren ihm die Tropfen sehr wichtig, und er achtete genau darauf, sie richtig einzunehmen.
Er konnte sich bereits nach einer Woche gut in die Gruppe integrieren.
In der Schule mangelt es allerdings noch an Leistungswilligkeit und Aufmerksamkeit.

2. Bach-Blüten-Kombination 15.11.87

Star of Bethlehem – s.o.
Walnut – s.o.
Clematis – Unaufmerksamkeit, Abgelenktheit.

Verlauf

Die Lehrerin berichtet, daß der Junge jetzt reger am Unterricht teilnimmt und die Abschriften von der Tafel schnell erledigt.
Anfang Dezember ließ das Einnässen nach, Mitte Dezember verschwand es ganz.

Abschluß der Einnahme 23.12.87

Der Patient hat sich mit seiner neuen Lebenssituation, mit den Heimgeschwistern, Pflegern, Erziehern und Lehrern vertraut gemacht und diese akzeptiert. Durch die angstfreie Situation kann er sich jetzt geborgen und „zu Hause“ fühlen. Somit ist das Einnässen unnötig geworden. Er trennt Vergangenheit und Gegenwart, erkennt also Realität, weshalb es ihm möglich ist, im Jetzt zu leben und den Anforderungen gerecht zu werden. Er ist jetzt auch öfter bereit, aus seiner Vergangenheit zu berichten, also Geschehenes aufzuarbeiten.

Fall 36: Chronisch- rezidivierende Candida-Infektion

Patientin 29 Jahre, seit etwa zehn Jahren verheiratet, 2 kleine Kinder

Beschwerden/Diagnose

Chronisch-rezidivierende Candida-Infektion der Scheide.

Anamnese

Bei intensiver Befragung der Patientin zeigte sich hinter den chronischen Infektionen ein Sexualitätskonflikt: Seit sich die Ehepartner kennen, möchte ihr Mann jeden Tag Sexualverkehr, was sie völlig überfordert. Sie ist nicht in der Lage, diese Situation mit ihrem Ehemann zu klären; sie gibt ständig nach, um Streit zu vermeiden. Dadurch starke Erschöpfung – verstärkt durch die Belastung mit den beiden kleinen Kindern.

Bach-Blüten-Kombination

Centaury	– Willensschwäche, kann nicht „nein“ sagen
Chicory	– Überforderung als Frau und Mutter; die „bedürftige Mutter“
Crab Apple	– Die „Reinigungsblüte“; Abneigung gegen die ständigen Candida-Infektionen
Elm	– Gefühl, ihrer Aufgabe nicht gewachsen zu sein
Oak	– Der „erschöpfte Kämpfer“; sie steht diese Situation schon zehn (!) Jahre durch.

Verlauf

Nach sechs Wochen berichtet die Patientin, daß sie zum ersten Mal in der Lage war, mit ihrem Partner über ihre Gefühle (sexuelle Überforderung/Erschöpfung/Unlust) zu sprechen, und erstaunlicherweise hätte ihr Mann sogar Verständnis dafür gezeigt. Es ginge ihr gut, auch der Erschöpfungszustand hätte erheblich nachgelassen.
Nativ-Scheidenabstrich ohne krankhaften Befund.

Fall 37: Chronischer Fluor vaginalis

Patientin 31 Jahre, verheiratet, Hausfrau

Beschwerden/Diagnose

Seit acht Jahren unspezifischer chronischer Fluor vaginalis.
Spekulum-Untersuchung und gynäkologisch palpatorisch unauffällig. Nativ-Präparat und Untersuchung auf Soor: negativ.

Anamnese

Im Gespräch werden von der Patientin selbst psychosomatische Zusammenhänge angedeutet. Problematische Beziehung zur Mutter; strenge Moralerziehung.

1. Bach-Blüten-Kombination am 27.4.89

Crab Apple	– fühlt sich durch ihre Sexualität „beschmutzt".
Larch	– Mangelndes Selbstwertgefühl
Olive	– Fühlt sich geistig und körperlich erschöpft; Familie ist in den letzten Jahren berufsbedingt 8 Mal umgezogen
Wild Rose	– Ist resigniert; hat keine Freude am Leben; hat sich mit vielen Einschränkungen im Leben schon frühzeitig abgefunden.

Zusätzliche Behandlung

Allium sativum: drei Einlagen in die Scheide zur Konsolidierung einer gesunden Vaginal-Flora. Affirmationen nach Scheffer: „Bach-Blütentherapie, Theorie und Praxis".

Verlauf

Etwa einen Monat später berichtet die Patientin, sie würde sich seit der Einnahme der Blüten erstmalig geistig mit ihrer Sexualität bzw. ihrer Einstellung dazu auseinandersetzen können. Die Mutter war sehr streng in bezug auf Sexualerziehung, im Sinne von: „Sex ist nur für Männer da", „wehe, wenn du mit einem unehelichen Kind nach Hause kommst", „Sexualität ist schlecht, auch Onanie ist schlecht". „Ausfluß" oder das subjektive Empfinden des Ausflusses ist das „kleinere Übel". Interessant: häufige Träume mit Angst vor Spinnen – Symbol für weibliche Sexualität.

2. Bach-Blüten-Kombination

Crab Apple	– Sie fürchtet jetzt, eine Scheideninfektion zu haben, die sich medizinisch nicht nachweisen läßt
Red Chestnut	– Sie fühlt sich noch heute von ihrer Mutter „geistig beeinflußt"
Pine	– Schuldgefühle bzgl. ihrer eigenen Sexualität
Star of Bethlehem	– Unverarbeitete unangenehme Gefühlserlebnisse der Vergangenheit.

3. Bach-Blüten-Kombination

Crab Apple	– s.o.
Red Chestnut	– s.o.

Cherry Plum – Angst, sexuelle Gefühle zuzulassen
Mimulus – Angst vor Schwangerschaft (obwohl sie auf eigenen Wunsch die Pille abgesetzt hat)
Holly – Neid auf „sexuelle Freiheiten" der Wohnungsnachbarin.

Danach weitere Kombinationen in ähnlicher Zusammensetzung.

Verlauf

Der Verlauf zum Positiven geht bei dieser Patientin immer zwei Schritte vor, einen Schritt zurück. In Abständen muß ich sie durch Kontrollabstriche davon überzeugen, daß wirklich keine akute Infektion in der Scheide vorliegt. Wir bearbeiten im Gespräch ihren Konflikt zwischen Lust und Unlust. Sie erkennt, daß sie zwischen Faszination und Abstoßung hin- und hergerissen ist. Wenn sie sich nicht traut, zu ihrer Lust zu stehen, wird die Scheide trocken, juckt und brennt. Ihr wird auch deutlich, daß die Ausflußbeschwerden an Wochenenden – wenn die Möglichkeit zur Sexualität gegeben ist – stärker sind oder subjektiv als stärker empfunden werden.
Insgesamt fühlt sich die Patientin wesentlich zufriedener als noch vor sechs Monaten und hat das Gefühl, ein längst fälliger seelischer Entwicklungsprozeß sei in Gang gekommen. Die Patientin hat viel von ihrer Mutter geträumt. Das Verhältnis zum Ehemann ist deutlich entspannter. Sie ist zuversichtlich, den Ausfluß ganz loszuwerden.

Langzeitergebnis (1992)

Die Patientin wurde später noch mit Lachesis-Hochpotenz konstitutionell behandelt. Außerdem begann sie, psychotherapeutische Gespräche zu führen. Ihr Sexualempfinden ist gebessert, sie hat keinen Fluor vaginalis mehr.

Anmerkung

Wenn man bedenkt, daß dieser Fluor seit acht Jahren therapieresistent bestand, so muß ich diese Veränderungen innerhalb von sechs Monaten als großen Erfolg werten. Die Behandlung dauert an. Im weiteren Verlauf hat die Patientin eine erstaunliche Entwicklung durchgemacht.

Fall 38: Psychische Schwierigkeiten im Klimakterium

Patientin 47 Jahre, Hausfrau (zeitweilig als Verkäuferin tätig), 2 erwachsene Kinder

Beschwerden

Wechseljahre, psychisch und physisch aus dem Gleichgewicht, Angstzustände, traut sich nichts mehr zu, Gefühl der Leere, „nicht mehr gebraucht zu werden", Traurigkeit, Unruhe, kann nicht schlafen, leidet unter Platzangst bis zu Panikgefühlen.

Anamnese

Patientin hat der Erziehung und Entwicklung ihrer Kinder den Hauptanteil ihres Lebens gewidmet. Nun, da die Kinder erwachsen und „aus dem Hause" sind, bemerkt sie erst, daß mit dem Ehepartner kaum noch Gemeinsamkeiten bestehen. Im Dezember 1986 scheitert ihr Versuch, wieder berufstätig zu werden. Danach traten erstmalig Platzangst und o.g. Beschwerden auf.

Diagnose

Depressive Verstimmung und z.T. phobisch organisierte Ängste in den Wechseljahren.

Bisherige Therapie

Nach Abklärung der Körpersymptomatik vom prakt. Arzt Verordnung von Tranquilizern, welche die Patientin jedoch aus Angst vor Abhängigkeit ablehnte.

1. Bach-Blüten-Kombination 6.5.87

Rescue	– Augenblickliche seelische Notsituation
Rock Rose	– Panikgefühle
Scleranthus	– Mangelndes Gleichgewicht auf seelischer sowie körperlicher Ebene
Mimulus	– Vielfältige Ängste und Überempfindlichkeit
Larch	– Mangel an Selbstvertrauen
White Chestnut	– Gedankliche Unruhe und Schlaflosigkeit
Gentian	– Zweifel und negative Erwartungshaltung.

Zusätzliche Therapie

Autogenes Training.

Verlauf

14 Tage später empfindet die Patientin mehr innere Ruhe, kann besser schlafen. Sie akzeptiert ihre (bisher unbewußt abgelehnte) Sensitivität als etwas Kostbares und reflektiert über die „Macht der Gedanken". Physisch jedoch weiterhin starke Schwankungen (z.B. Blutdruck), sich noch vertiefende Traurigkeit und das Gefühl, in ihrem Leben einen Mangel an Liebe erfahren zu haben; außerdem Anzeichen einer – nach eigener Aussage – für sie typischen Ungeduld.

2. Bach-Blüten-Kombination 20.5.87

Gleiche Mischung wie zuvor, zusätzlich

Mustard	– Tiefe Schwermut
Heather	– Seelische Bedürftigkeit
Impatiens	– Ungeduld.

Verlauf

Verstärktes Gefühl von Ruhe und Ausgeglichenheit (Patientin beginnt sich mit Yoga zu beschäftigen); hat viel Liebe erfahren, z.B. vom Sohn einen Hundewelpen geschenkt bekommen; Ungeduld bessert sich, generell verbesserte Stimmungslage.

3. Bach-Blüten-Kombination

Holly	– Zeitweilig heftige Aggressionen gegen den Ehemann
Vine	– Tendenz zu „Herrscher-Rolle" innerhalb der Familie
Rock Water	– Ist zu streng mit sich und unterdrückt eigene Bedürfnisse
Walnut	– Zur Unterstützung bei der Neuorientierung.

Ergebnis und Abschluß der Therapie

15.4.88: Positiver Zustand der Patientin hat sich stabilisiert. Sie kann das Leben wieder genießen und freut sich, „aus dieser Krise sehr viel gelernt und sich weiterentwickelt" zu haben.

Langzeit-Ergebnis

Bei Nachfrage etwa ein Jahr später hat ihre neue positive Lebenseinstellung noch immer Bestand.

Fall 39: Klimakterische Beschwerden (Brasilien)

Patientin 47 Jahre

Anamnese und Befund

Patientin muß oft weinen, hat Hitzewallungen, Zyklusintervalle sind verkürzt, Blutungen dauern länger und sind stärker.
Das Klimakterium weckt Ängste bei ihr: Angst vor der Menopause, vor vermindertem Lustempfinden und mangelnder sexueller Erfüllung, Angst, keinen Orgasmus zu erreichen und deshalb den Ehemann zu verlieren. Im Gespräch wird deutlich, daß die Patientin sich nicht als Partnerin des Mannes, sondern als von ihm abhängig empfindet. Sie unterdrückt ihre Persönlichkeit und unterwirft sich ständig dem Ehemann, ist dadurch unglücklich und unsicher. Versucht dem egoistischen und dominanten Mann zu gefallen, um sich seine Liebe zu sichern, ist eifersüchtig und hat Angst ihn zu verlieren, gerade jetzt im Klimakterium. Hat wegen der Heirat die Schulausbildung abgebrochen, was sie heute sehr bereut.
In ihrer übertriebenen Mütterlichkeit verwöhnt sie ihre Kinder (27 und 19 Jahre) übermäßig.

Diagnose

Klimakterische Funktionsstörungen mit relativem Hyperöstrogenismus durch LH-Insuffizienz oder durch Anovulation, reaktive Depression.

1. Bach-Blüten-Kombination 29.12.92

Walnut – Neue Lebensphase
Mimulus – Angst vor Ehemann
Larch – Mangelndes Selbstwertgefühl
Gentian – Schnell entmutigt
Chicory – „Bedürftige Mutter“
Centaury – Willensschwäche.
Zusätzliche Behandlung: Sepia D 10, 6x4 Tropfen.

Verlauf

Das Angebot, zwischenzeitlich anzurufen, nahm sie häufig wahr. Bei der nächsten Konsultation sieht die Patientin elegant aus, ist aktiv geworden, so daß ihr Ehemann eifersüchtig ist. Er verbringt jetzt viel mehr Zeit mit ihr als vorher.
Sie hat die Angst vor der Menopause verloren. Ihre Menstruation hat sich normalisiert und die Hitzewallungen sind verschwunden. Achtet darauf, etwas für sich zu tun. Sie bestimmt jetzt ihren Menueplan selbst und überwacht die Zubereitung des Essens (was früher die Köchin selbständig und

alleine gemacht hatte) und ist zufrieden mit dieser neuen Aufgabe.
Es besteht eine versteckte Unsicherheit und Vereinnahmungsgefühle gegenüber Ehemann und Kindern, sie wünscht sich ein kameradschaftlicheres Verhältnis zu ihnen.

2. Bach-Blüten-Kombination 31.3.93

Walnut – s.o.
Larch – s.o.
Chicory – s.o.
Centaury – s.o.

Verlauf

Die Patientin hat eine verspätete Menstruation, macht sich darüber aber keine Sorgen, da sie die Angst vor der Menopause verloren hat und weiß, daß sie nicht schwanger ist (bei der Geburt ihres jüngsten Kindes wurden die Eileiter unterbunden).
Mit wachsendem Selbstvertrauen, größerer Zielstrebigkeit und harmonischer Grundstimmung hat sie weiterhin ihre Beziehungen und ihre Rolle in der Familie verbessert. Körperlich geht es ihr gut.

3. Bach-Blüten-Kombination 5.7.93

Wiederholung der Mischung vom 31.3.

Verlauf

Der Patientin geht es sehr gut. Sie fährt allein in die Hauptstadt, um Weihnachtseinkäufe zu machen. Nach den Festtagen will sie den Sommerurlaub in ihrem Ferienhaus am Strand (Brasilien) verbringen. Im Mai will sie sich ein Klavier kaufen und Unterricht nehmen, um einen alten Traum zu verwirklichen.

Anmerkung

Es ist ganz erstaunlich, wie schnell diese Frau mit Hilfe der Bach-Blüten ihre klimakterische Krise überwunden hat und auch jahrzehntelange Verhaltensmuster aufgibt. Darüber hinaus nutzt sie diese Phase, um neue Perspektiven für ihre Zukunft zu finden.

Fall 40: Bauchkrämpfe während Schwangerschaft

29jährige Patientin, MTA, im 6. Monat schwanger

Beschwerden

Die Patientin klagt über Bauchkrämpfe bei Aufregung.

Anamnese

Die Schwangerschaft verläuft komplikationslos, das Kind ist ein Wunschkind.
Die Patientin versucht, vor allem am Arbeitsplatz, allen Konflikten auszuweichen, sie kann sich schwer abgrenzen, fühlt sich durch andere Menschen ausgelaugt und schluckt ihren ganzen Ärger. Sie ist vor allem mit sich selbst beschäftigt, sucht Zuwendung. Bei der Arbeit ist sie sehr angespannt, erfolgsorientiert.

Diagnose

Tenesmen bei psychosozialer Belastung, Gravidität im 6. Monat.

Therapie

Magnesium phosphoricum D 12 (Schüssler), 3 x 2, bei Bedarf mehr.

1. Bach-Blüten-Kombination November 1991

Agrimony	– Fehlende Konfliktfähigkeit (Spontanwahl)
Rescue	– (Spontanwahl)
Centaury	– Mangelnde Ich-Stärke
Walnut	– Steht der neuen Lebenssituation unentschlossen gegenüber (Spontanwahl)
Vervain	– lebt unter großer Anspannung
Heather	– Nimmt die eigenen Probleme zu wichtig (Spontanwahl)

Verlauf

Die Patientin fühlt sich sehr wohl, die Krämpfe haben sich stark reduziert, sie fühlt sich entspannter. Zur Zeit ist sie sehr ungeduldig, alles geht ihr zu langsam.

2. Bach-Blüten-Kombination nach 3 Wochen

Bis auf *Rescue* wird die erste Mischung weitergegeben. Dazu noch:

Impatiens	– Starke Ungeduld.

Verlauf

Die gute Entwicklung setzt sich fort, die Patientin hat keine Krämpfe mehr. Sie spürt nur mehr selten eine innere Spannung bei Konfrontationen; z.Z. fehlt ihr der Antrieb und die Motivation, etwas mehr zu leisten – und die fehlende Leistung läßt sie mit sich unzufrieden und unruhig sein. Konkrete Ängste vor der Geburt treten auf.

3. Bach-Blüten-Kombination

Impatiens – s.o.
Vervain – s.o.
Agrimony – s.o.
Walnut – s.o.
Wild Rose – ohne Antrieb
Mimulus – Viele kleine Ängste.

Verlauf

Die innere Spannung hat sich völlig gelöst, die Patientin sieht der Geburt positiv entgegen.

4. Bach-Blüten-Kombination

Agrimony – s.o.
Walnut – s.o.
Mimulus – s.o.
Vervain – s.o.
Zur Geburt werden *Rescue*-Tropfen und *Rescue*-Salbe zusätzlich empfohlen.

Weiterer Verlauf

Laut telefonischer Auskunft im November 1993 hat die Patientin Ende Januar 1992 einen gesunden Sohn geboren. Die Geburt ist allerdings etwas protrahiert verlaufen, und wehenfördernde Mittel wurden eingesetzt. Das Baby war rosig und gut entwickelt. Inzwischen hat die Patientin einen zweiten gesunden Sohn geboren.
Ihre Stimmung ist ausgeglichen, und die seelischen Schwierigkeiten sind seither nicht mehr aufgetreten. Die Patientin führt dies auf ihre veränderte Lebenssituation und die Zufriedenheit mit ihrem Leben als Hausfrau und Mutter zurück.
Wenn sie allerdings in einem Jahr wieder arbeiten gehen wird, möchte sie bei Bedarf auf die Bach-Blüten zurückgreifen.

Fall 41: Vorzeitige Wehen

Patientin 24 Jahre, Krankenschwester, verheiratet, erste Schwangerschaft (22. Woche)

Situation

Die Patientin will in der 22. Schwangerschaftswoche den Frauenarzt wechseln.

Anamnese

Juli 1989: Soorkolpitis, die behandelt wurde. Im August bekam die Patientin vorzeitige Wehen und mußte krankgeschrieben werden.
Während meines Urlaubs im September mußte sie stationär aufgenommen werden und wurde wegen vorzeitiger Wehen tokolytisch (Partusisten® 6 x 1 und Magnesium Verla® 3 x 2) behandelt.
Da dies schlecht vertragen wurde, versuchte ich am 5.9.89 die Dosis von Partusisten® um die Hälfte zu reduzieren, was nicht gelang. Weiterhin Uterus-Kontraktionen und beginnende Cervix-Verkürzung; Gefahr einer Frühgeburt.

1. Bach-Blüten-Kombination

Gentian	–	Skeptisch-zweifelnder Typ
Impatiens	–	Hektische Ausstrahlung, wohl durch Partusisten® verstärkt
Mimulus	–	Mißbildungsängste; Angst vor der Geburt
Pine	–	Schuldgefühle gegenüber dem Kind wegen der Einnahme von „schweren" Medikamenten
Scleranthus und *Star of Bethlehem*	–	Unausgeglichenheit der Wehentätigkeit.

Verlauf

Patientin verliert Schritt für Schritt die Angst vor einer Frühgeburt. Partusisten® kann um die Hälfte reduziert werden. Ab Mitte November wird Partusisten® ganz abgesetzt, da die Phase der Frühgeburtsgefahr jetzt überwunden ist.

2. Bach-Blüten-Kombination (zur Geburtsvorbereitung)

Gentian	–	s.o.
Mimulus	–	Angst vor der Geburt
Walnut und *Scleranthus*	–	Als Entscheidungshilfe für das Kind (intuitiv verordnet)

Larch und *Elm*	–	Typischer Gemütszustand vor einer Geburt: das vorübergehende Gefühl, der Aufgabe nicht gewachsen zu sein.

Ergebnis

Patientin teilt mit, daß die Geburt am 23.11.89 völlig problemlos in der – für eine Erstgebärende – sehr kurzen Zeit von viereinhalb Stunden verlaufen ist. Ein Dammschnitt war nicht nötig, es kam nur zu einem unbedeutenden kleinen Scheidenriß. Die Patientin meinte, daß ihr die Bach-Blüten auch zur Geburt sehr gut getan hätten.

Fall 42: Drohende Schwangerschaftsgestose

Patientin 26 Jahre, Arzthelferin, schwanger

Anamnese und Befund

Ein Schwangerschaftsabbruch 1983, mens II.
Verlauf der derzeitigen Schwangerschaft relativ unauffällig, aber immer wieder leicht erhöhte Blutdruckwerte (über 140/85), gleichzeitig eine relativ starke Gewichtszunahme.
Psychische Hintergründe nahm die Patientin nicht bewußt wahr.
14.3.90: RR 150/85
28.3.90: RR 125/80
09.4.90: RR 140/95
24.4.90: RR 130/90
02.5.90: RR 130/95 (38. Schwangerschaftswoche)
Das Kind ist normal groß (laut Ultraschall), es dürfte kommen.
Entschluß zu einem Versuch mit Bach-Blüten im Hinblick darauf, daß eine Geburt nicht verhindert werden muß.

1. Bach-Blüten-Kombination 2.5.90

Cherry Plum	–	Hoher psychischer Druck, aus dem erhöhter Gefäßdruck resultiert
Gentian, Elm, Walnut, Wild Oat	–	Für den bevorstehenden Geburtsverlauf
Rock Rose	–	Innere Angstgefühle und Panik.

Verordnung: 4 x tgl. 4 Tr.

Verlauf

3.5.90: RR 120/80, Muttermund von Fingerkuppengröße auf 2 cm geweitet.
4.5.90: 13.00 Uhr: Geburt eines Jungen, 2950 g, 50 cm.

14.6.90: Übliche 6-Wochen-Nachsorge: RR 105/60 (hatte die Blüten weiter eingenommen).

Anmerkung

Für mich war es ganz erstaunlich zu sehen, wie sich der seit Wochen erhöhte Blutdruck auf die Bach-Blüteneinnahme hin so frappierend veränderte und sogar nach der Entbindung stabil blieb!
Außerdem war der schnelle Geburtsfortschritt für mich sehr beeindrukkend und meines Erachtens eindeutig auf die Wirkung der Bach-Blüten zurückzuführen!

Fall 43: Schwangerschaftserbrechen

Patientin 29 Jahre, schwanger Anfang 5. Monat

Anamnese und Befund

Übelkeit/Erbrechen mit Kopfdruck, teils gallig, seit 4. Schwangerschaftsmonat, besonders morgens.
Übelkeitsanfälle traten nach einem Seminar auf, wo sie sich erstmals mit der Tatsache auseinandersetzte, ihre jetzige Tätigkeit unterbrechen zu müssen: Sie macht sich Sorgen, wer ihre jetzige Arbeit machen soll.
Außerdem hat sie im Seminar die Erinnerung an ihren Vater thematisiert.

1. Bach-Blüten-Kombination 16.6.93

Cerato	– Starke innere Unsicherheit, auch bezogen auf die Schwangerschaft
Willow	– Fühlt sich ihrer körperlichen Situation ausgeliefert
Pine	– Schuldgefühle, weil sie ihre Arbeit bald nicht mehr weitermachen kann
Walnut	– Kann noch nicht uneingeschränkt zur neuen Situation (Schwangerschaft, Mutterschaft) ja sagen
Red Chestnut	– Starke innere Verbundenheit mit dem Vater
Chicory	– Überfürsorgliche Gedanken um ihre Chefin
White Chestnut	– Die Gedanken kreisen um ihre Schwangerschaft
Vervain *	– Beschäftigt sich sehr stark mit der neuen Rolle als Mutter, setzt sich damit unter Druck
Agrimony *	– Es fällt ihr schwer, nach außen zu zeigen, wenn es ihr schlecht geht, und dazu zu stehen
Oak *	– Erschöpfter Kämpfer, muß aber durchhalten.

* = auch Spontanwahl

Zusätzliche Behandlung

Schüssler-Therapie, Lebertee, Vitamine, Symbioselenkung

Verlauf

Litt weiterhin ab und zu unter Übelkeit/Erbrechen (mußte sich zeitweise deswegen hinlegen) – sehr empfindlicher Magen.
Seelisch fühlt sie sich allgemein besser, hat sich stabilisiert; momentan träumt sie viel, braucht viel Schlaf.

2. Bach-Blüten-Kombination 21.7.93

Cerato *	– Sehr unsicher und unentschlossen, fragt ständig andere um ihre Meinung
Pine	– s.o.
Centaury	– Kann anderen schwer Wünsche abschlagen
Honeysuckle *	– Ist noch intensiv mit der Vergangenheitsbewältigung (Vater) beschäftigt
Walnut	– Hat Probleme, die Mutterrolle anzunehmen
Rock Water *	– Zwingt sich zu täglichen Meditationsübungen, was ihr momentan sehr schwerfällt
Hornbeam	– Fühlt sich morgens schon erschöpft.

Verlauf

Hat das Gefühl, der Wandlungsprozeß (im Zusammenhang mit der Schwangerschaft) hat sich harmonisiert, auch wenn sie immer noch Schuldgefühle hat. Sie leidet nicht mehr unter Übelkeit. Zwar besteht noch ein erhöhtes Schlafbedürfnis, aber die Morgenmüdigkeit hat sich gegeben.
Der Patientin ist bewußt geworden, daß sie sich zu den Meditationen nicht zwingen darf – ist nicht mehr so hart gegen sich selbst, sondern hört mehr auf ihren Körper.
Möchte die Einnahme der Bach-Blüten fortsetzen.

3. Bach-Blüten-Kombination 25.8.93

Centaury	– s.o.
Cerato	– s.o.
Honeysuckle	– s.o.
*Walnut**	– s.o.
Aspen	– Starke Empfindsamkeit
*Crab Apple**	– Unordnung macht sie nervös.

Verlauf

Die Patientin meldet sich erst nach der Geburt des Kindes wieder: Anfang Dezember war unter schwierigen Bedingungen (ohne Anwendung von Bach-Blüten) eine gesunde Tochter geboren worden. Die Patientin hatte mehrere Tage heftige Wehen, am Ende mußte ein Kaiserschnitt durchgeführt werden.

Anmerkung

Typisch bei diesem Fall war die Auseinandersetzung mit der neuen Rolle als Mutter, wobei die Bach-Blüten der Patientin halfen, ein neues Selbstverständnis zu finden. Interessanterweise war mit dem Abschluß dieses Prozesses auch die Übelkeit (die untypischerweise ja erst nach dem ersten Trimenon einsetzte) verschwunden.

Fall 44: Angst-Neurose

Patientin 27 Jahre, Lehrerin

Beschwerden

Die Patientin mußte ihre Lehrtätigkeit krankheitsbedingt immer wieder unterbrechen. Seit drei Monaten ist sie berufsunfähig.

Anamnese

In der Vorgeschichte keine deutlichen pathologischen Erscheinungen, jedoch eine Reihe wiederkehrender physischer Symptome wie Katarrh, Halsschmerzen, Schmerzen im Unterleib, Blutdruckschwankungen.
Die Eltern waren starke Persönlichkeiten, die ihr starre Lebensmaßstäbe vermittelten. Pflichterfüllung und gutes Benehmen waren oberstes Gebot, nichts was die Patientin tat, war gut genug.
Die Patientin erwähnt mit Besorgnis ihre Ängste (Hintergrund ihrer körperlichen Beschwerden). Sie begreift kaum, daß der Verlust ihrer Arbeit ihr Leben zunächst erleichtert.

Diagnose

Angst-Neurose.

Bisherige Therapie

Behandlung bisher überwiegend symptomatisch, verschiedene Schmerzmittel, Rachendesinfizienzien, selten Benzodiazepine. Zum Einschlafen je eine halbe Tablette Noctamid® und Lexotanil®.

Seit Dezember 92 ist die Patientin in psychiatrischer Behandlung, wöchentliche Gesprächstermine.

Erstgespräch am 15.3.1993

Zu diesem Zeitpunkt macht die Patientin wenig Fortschritte in ihrer Therapie. Sie hat große Schwierigkeiten, ihren Gefühlsbereich wahrzunehmen. Viele ihrer Reaktionen sind ihr selbst unverständlich, ihre Probleme glaubt sie von anderen Menschen oder ungünstigen Lebensumständen verursacht. Über ihre Ängste spricht sie kaum, sie hat sich innerlich auf die Frage fixiert, wie sie es schaffen könne, einer geregelten Arbeit nachzugehen.

1. Bach-Blüten-Verordnung 15.3.93:

Rescue – Erkennt nicht, was für sie wichtig ist
zwei Wochen lang

Rock Water – Starre innere Struktur, mangelnde Flexibilität im täglichen Leben.

Sechs Wochen lang.

Verlauf

Am 17.5. begeisterter Anruf von dem behandelnden Psychiater der Patientin. Sie hat in der Therapie enorme Fortschritte gemacht und beginnt endlich, über sich selbst zu sprechen anstatt an den ihr vermittelten rigiden Prinzipien festzuhalten. Allmählich gelingt es ihr, Kontakt mit ihren eigenen Gefühlen aufzunehmen. Sie erkennt ihre Angst, Entscheidungen zu treffen, und ihren Wunsch, vor Problemen einfach wegzulaufen. Der Kontakt zwischen Patientin und Psychiater hat sich entscheidend verbessert. Die physischen Symptome sind erstmals so selten, daß sie in den Hintergrund treten.

2. Bach-Blüten-Verordnung 2.6.93:

Chestnut Bud – Erfahrungen werden noch nicht ausreichend verarbeitet

White Chestnut – Endlos kreisende Gedanken.

Verlauf

Die Patientin wirkt stark verändert, eine bisher unentdeckte Seite ihrer Persönlichkeit kommt zum Vorschein. Eine junge Frau, die über sich selbst spricht und begreift, daß sie ihren eigenen Weg im Leben wählen kann. Sie hat nun erkannt, daß ihr Leiden mit der ungelösten Beziehung zu ihren Eltern zusammenhängt.

Langzeit-Ergebnis

Seit drei Monaten ist sie frei von körperlichen Beschwerden, so daß der Hauptgrund für ihre vorübergehende Berufsunfähigkeit beseitigt ist. Ihr alter Leitsatz „Ich mache meine Arbeit ausgezeichnet, nur die körperlichen Beschwerden verhindern es“ hat seine Geltung verloren. Für das kommende Schuljahr plant sie neue Projekte, allerdings nicht als Lehrerin. Ihre Ängste haben sich wesentlich verringert, so daß ihr Leben nun insgesamt leichter ist.

Anmerkung

Die Bach-Blütenkonzentrate haben bei dieser Patientin eine ebenso entscheidende wie rasche Veränderung bewirkt. Die junge Frau hat auf diese Weise Zugang zu einer ihr bislang verschlossenen Bewußtseinsebene gefunden. So konnte sie allmählich ihren seelischen Schmerz erkennen und beginnen, sich von ihren Eltern zu lösen. Damit hat sie auch den physischen Symptomen „erlaubt“, sich aufzulösen, und der Level ihrer Angst konnte deutlich reduziert werden. Seit Jahren hat sich das gesamte Befinden der Patientin erstmals gebessert, was hier auf die Kombination von Psychotherapie und Bach-Blütentherapie zurückzuführen ist. Die wöchentlichen therapeutischen Gesprächstermine werden beibehalten, um die Patientin in ihrer Entwicklung noch weiter zu unterstützen. Die Bach-Blütenbehandlung wird in etwa dreimonatigen Intervallen weitergeführt, um die in der Psychotherapie erarbeiteten Ergebnisse weiterzuentwickeln.

Fall 45: Enuresis nocturna

Patientin 34 Jahre

Beschwerden

Bettnässen seit früher Kindheit, unregelmäßige Regelblutungen mit migräneartigen Kopfschmerzen und depressiven Verstimmungen.

Anamnese und Befund

Seit 4 Jahren geschieden, einen Sohn.

Patientin leidet seit frühester Kindheit unter nächtlichem Einnässen, etwa jede 2. Nacht, im Grunde „nie richtig trocken“ gewesen; seit Pubertät Einnässen nur noch während der Menstruation. Seit Trennung vom Ehemann und Scheidung wieder jede Nacht Einnässen.

Weiterhin klagt die Patientin über unregelmäßige Regelblutungen bzw. Zwischenblutungen mit migränoiden Kopfschmerzen, teils mit verstärkten depressiven Verstimmungen und Verstärkung des Einnässens. Insgesamt

zeigt sich eine deutliche Fixierung auf die Regelbeschwerden.
Nachts schreit die Patientin öfters und wacht dann total zerschlagen aus Alpträumen auf. Sie schildert eigentümliche nächtliche Angstgefühle, paranoid getönt, mit mißtrauischer Angst vor Männern, Eindringlingen im Zimmer, körperlicher Bedrohung – alles diffus und schwer faßbar.

Darüber hinaus werden „Depressionen“ und Einsamkeitsgefühle bis hin zu Isoliertheitsempfinden angegeben, was die Patientin auf ihre Enuresis zurückführt – sie traue sich dadurch auch nicht den Aufbau einer neuen Partnerschaft zu.
Es besteht bei der Patientin eine sehr hohe Sensibilität gegenüber jeglichen (auch phantasierten) äußeren Einflußnahmen und eine überdurchschnittliche Empfindsamkeit.
In der früheren Anamnese findet sich ein Suizidversuch durch Tabletten im Rahmen einer revoltierenden Auseinandersetzung mit dem Vater. Biographisch ergeben sich deutliche Hinweise auf eine inzestuös gefärbte, möglicherweise auch reale inzestuöse Beziehung zum Vater, die mit erheblichen Vergewaltigungs- und Überwältigungsphantasien einhergeht, die bis heute wirksam sind.
Organisch ist kein pathologischer Befund feststellbar, auch nicht neurologisch.

Diagnose

Primäre Enuresis nocturna. Depressives Syndrom im Sinne einer neurotischen Depression, Störung der sexuellen Erlebnisfähigkeit, Alpträume. Überwiegend depressiv-hysterische Persönlichkeitsstruktur.

Bisherige Therapien

Während Kindheit mehrere erfolglose neurologische und pädiatrische Behandlungsversuche; mehrere erfolglose homöopathische Behandlungen.
August 91 bis Januar 92: stützende Gespräche zur Vorbereitung einer Psychotherapie.
Januar bis April 92: stationäre Psychotherapie: Enuresis seither nur noch sporadisch aufgetreten und dann mit deutlichem psychischen Zusammenhang; Depression, Alpträume und Angstgefühle nicht nachhaltig gebessert.
April 92: tiefenpsychologisch fundierte Einzelpsychotherapie begonnen, deren wöchentliche Sitzungen fortgeführt wurden bis Frühjahr 94.

Gründe für die Bach-Blütentherapie

Die somatische Symptombildung konnte im Rahmen der psychotherapeutischen Behandlung erstaunlich rasch und relativ vollständig abgebaut werden, aber es entwickelte sich eine zunehmende psychische Symptomatik im

Sinne einer „Psychifizierung" der seelischen Grundkonflikte.
Da die Patientin sehr motiviert, sensibel und bemüht erschien, eine seelische Entwicklung zuzulassen, wurden 6 Monate nach Beginn der Einzelpsychotherapie zusätzlich Bach-Blüten gegeben.

1. Bach-Blüten-Kombination November 92 (bis Frühjahr 93)

Aspen	–	Vage Ängste, die wie irrationale „Ahnungen" wirken und diffuser Art sind
Rock Rose	–	Anfallartiges Auftreten der Ängste, die die Patientin oftmals, besonders nachts, in Panik versetzen, übersteigertes Sicherheitsbedürfnis.

Zusätzliche Behandlung

Wöchentliche tiefenpsychologisch fundierte Einzelpsychotherapie.

Verlauf

Nach kurzer initialer Verstärkung hysterischer nächtlicher Angstvorstellungen (muß vor dem Zu-Bett-Gehen das Zimmer nach dunklen Gestalten absuchen) geht es zunächst tagsüber (ab 4. Woche nach Behandlungsbeginn) und dann auch nachts (ab 5. Woche) besser. Fühlt sich „weniger blockiert", dadurch energetisch kräftiger, nicht mehr so depressiv.
Einen deutlichen Hinweis für das veränderte Vermögen im Unbewußten, sich dem Thema Sexualität und Männer zu nähern, auch dem starken Beziehungswunsch näherzukommen, sehe ich in den Träumen der Patientin, die (lustvolle) Begegnungen mit Männern thematisieren.
Erste körperliche Begegnung mit dem Vater in der Realität seit der Kindergartenzeit (Tanzabend bei einem Fest) wird von der Patientin „ganz ruhig" erlebt.
Zwischenbefund: subjektiv und objektiv gut gebessert hinsichtlich der Ängste.

2. Bach-Blüten-Kombination September 93 (bis Ende 93)

Holly	–	Nach Besserung der Ängste deutlich fühlbare Aggressivität insbesondere Männern gegenüber. Zeitweilig hatte die Patientin selbst das Gefühl, nicht mehr Herr ihrer Emotionen zu sein
Star of Bethlehem	–	Traumacharakter der Ängste und der daraus resultierenden Aggressionen.

Verlauf

Nachdem sich die Patientin erstmals seit Jahren wieder verliebt hatte (Ende August), kommt es nach drei Jahren wieder zum ersten Geschlechtsver-

kehr. Sie erlebt jetzt äußerst quälend ihre eigene Aggressivität gegenüber diesem Mann, der sich letztlich von ihr trennt.
Es kommt zu sehr wertvollen Einsichten über ihre bislang projizierten aggressiven Anteile: „Ich bin wirklich sadistisch und drehe den Spieß herum, will nichts geben, nur nehmen, als Reaktion auf meine Kindheit und meine Ehe." Die Beziehungserfahrung wird produktiv verarbeitet: „Es liegt an mir und nicht an den Männern." Ihre aggressiven Ausbrüche tun ihr retrospektiv „leid", und sie empfindet Bedauern, auch dem kurzzeitigen Freund gegenüber.

Abschluß der Therapie Januar 94

Der Erkenntnisgewinn führt zu einer ersten, von der Patientin selbst gewünschten Therapiepause, dies sehe ich als Ausdruck des von ihr gewünschten Neubeginns, „ich will jetzt nicht mehr nach hinten blicken, ich muß jetzt endlich handeln, um mich zu verändern".

Anmerkung

Im Verlauf der Behandlung traten phasenweise Gefühle von Stagnation und Hoffnungslosigkeit auf, erlebbar auch von Therapeutenseite in der sogenannten Gegenübertragung. Hierbei dürfte es sich, bei fortbestehender bewußter Kooperation und Reflexionsbereitschaft der Patentin, um sog. Widerstände gehandelt haben, welche durch die rein verbale Behandlungsmöglichkeit nicht ausreichend auflösbar erschienen.
An zwei solchen Behandlungspunkten wurden Bach-Blütenkonzentrate eingesetzt. Erstaunlich war, daß der Zeitpunkt des ersten Einsatzes von Therapeutenseite und fast zeitgleich und unabhängig hiervon auch von der behandelten Patientin, die sich für alternative Heilmethoden zu interessieren begann, erwogen wurde.
Der zusätzliche Einsatz von Bach-Blüten während einer tiefenpsychologisch fundierten Einzelbehandlung konnte in diesem Falle zu einer sehr kreativen und Impulse gebenden seelischen Weiterentwicklung beitragen.

Fall 46: Schizoaffektive Psychose

Patient 35 Jahre, Türke

Anamnese

Der Patient wurde am 2.8.1991 von seiner Frau erstmals in meine Praxis gebracht. Er war kaum in der Lage, auf Fragen selbst zu antworten, und stand offensichtlich unter starken Psychopharmaka. Sprachliche Verständigungsschwierigkeiten gab es nicht, seine Frau ist Deutsche (Lehrerin), er selbst spricht auch sehr gut Deutsch.

Die Anamnese ergab nun, daß er seit Jahren zunehmend an Verfolgungsängsten leidet (gegenüber seinen Landsleuten – es gäbe Telefonterror, persönliche Bedrohung, aber nie seiner Frau gegenüber).
Mehrere Aufenthalte in psychiatrischen Kliniken, jeweils mit hochdosierten Psychopharmaka. Nach dem letzten Aufenthalt im Juli 1990 massiver Depressionsschub mit Suizidabsichten. Seit dieser Zeit ununterbrochen krankgeschrieben, die Kündigung war zum Zeitpunkt der Erstkonsultation bereits ausgesprochen. Es sollte nun eine Therapie durchgeführt werden, um die Arbeitsfähigkeit wiederherzustellen. Ich habe dies abgelehnt und vorgeschlagen, den Patient vorläufig nur mit Bach-Blüten zu behandeln. Beide, Patient und Ehefrau, waren damit einverstanden.

Diagnose

Schizoaffektive Psychose.

Status am 2.8.1991

Patient ist deutlich verlangsamt, zeigt keine emotionalen Reaktionen.

Medikation

Taxilan® 100-100-150, Akineton® ret. 1-1-1, sporadische Einnahme von Haldol® und Truxal®.

1. Bach-Blüten-Kombination 2.8.1991:

Aspen – Extreme Empfindlichkeit
Cherry Plum – Unterdrückte Gefühle
White Chestnut – Kreisende Gedanken
Rescue – Akuter Zustand
Mimulus – Konkrete Ängste
Mustard – Trauer.
(intuitive Bestimmung)

Verlauf

Ca. 1 Woche nach Ersteinnahme traf eine spürbare Besserung ein, keine Ängste mehr. Ab 30.8. wurde das Taxillan® auf 100 mg abends reduziert (nach Absprache mit dem behandelnden Neurologen), sonst keine Medikamente mehr.
Seit dem 2.9. arbeitet er wieder 4 Stunden täglich in seinem alten Betrieb. Er fährt allerdings noch nicht selbst Auto.

Status am 5.9.1991

Der Patient wirkt jetzt wach und gibt Antworten spontan und sicher, ist von der ganzen Ausstrahlung her aktiver. Es bestünden aber Ein- und Durchschlafstörungen.

2. Bach-Blüten-Kombination 5.9.1991

Chicory, *Honeysuckle* und *Red Chestnut*	– Symbiotische Gefühlsbeziehung aus der Vergangenheit
White Chestnut	– s.o.
Rescue	– s.o.

(intuitive Bestimmung).

Verlauf und Status am 4.10.1991

Der Patient ist nicht mehr wiederzuerkennen. Er kommt allein in die Praxis, mit einem fröhlichen „Hallo“ auf den Lippen (keine Übertreibung!). Er nimmt zwar abends noch Taxillan® 100, aber nur noch sporadisch. Das Schlafverhalten normalisiert sich, er arbeitet seit einer Woche voll im 3-Schicht-Betrieb. Die Kündigung wurde zurückgenommen.
Er ist wieder voll aktiv, fährt selbst Auto und plant nun einen Urlaub in seiner Heimat.

3. Bach-Blüten-Kombination 4.10.1991

Chicory	– s.o.
Honeysuckle	– s.o.
Red Chestnut	– s.o.

(Bestimmung erfolgte in Zusammenarbeit mit dem Patienten).

Verlauf und Status am 25.10.1991

Vor mir sitzt ein völlig ausgeglichener Mensch. Er ist im Betrieb wieder voll integriert, voll leistungsfähig.
Er nimmt kein Taxillan® mehr, sein Schlaf hat sich normalisiert.
Er käme heute auch nur, um sich neue Blüten zu holen. Die letzte Mischung sei leer. Nach den Kopfcharakteristiken habe er für sich selbst Blüten bestimmt.

4. Bach-Blüten-Kombination 25.10.1991

Chicory	– s.o.
Larch	– Mangelndes Selbstwertgefühl
Olive	– Erschöpfung nach starker seelischer Anstrengung

Vervain	–	Übereinsatz von Willenskraft
Willow	–	Gefühl machtlos, ein Opfer zu sein

Ergebnis

Von seiner Frau habe ich Anfang Dezember 1991 gehört, er lasse mich herzlich grüßen, es ginge ihm sehr gut, und er sei wieder voll in Aktion.

Fall 47: „Reinkarnationsphänomen", Brasilien

Patientin 4 Jahre

Anamnese und Befund

Das Mädchen zeigte plötzlich ein außergewöhnliches Verhalten. Es erzählte seiner Mutter, sie sei nicht seine richtige Mutter, sein wirkliches Zuhause sei an einem anderen Ort. An dieser Idee hielt das Mädchen fest, es versuchte sogar wiederholt, das elterliche Haus zu verlassen, um nach seinen „wirklichen" Eltern und dem „wahren" Zuhause zu suchen. Das Kind wußte nicht, wo es suchen sollte, gab aber an, daß ihm nachts im Traum eine Frau erschiene, die sich als seine wahre Mutter bezeichnet. Das Kind glaubte dieser Traumgestalt.

Bach-Blüten-Kombination

Walnut	–	Beeinflußbarkeit des Kindes durch die „Traumgestalt"
Honeysuckle	–	Zu starke Verbindung mit der Vergangenheit
Mimulus	–	Verwirrtheit und Ängstlichkeit.

Verlauf

Drei Tage nach Beginn der Bach-Blütenbehandlung weigerte sich das Mädchen plötzlich, die Mischung einzunehmen. Als Grund gab es an, seine „wirkliche" Mutter habe ihm gesagt, es solle die Tropfen verweigern, weil sie sich sonst nicht wiedersehen würden.
Ich riet der Mutter, dem Kind die Tropfen ohne sein Wissen weiter zu verabreichen, etwa in Milch oder Saft. Dies wurde durchgeführt. Und nach Ablauf von zwei Monaten waren die Erscheinungen verschwunden, und das Mädchen hatte sich wieder stabilisiert.

Fall 48: Behandlung einer depressiven Krise bei jahrzehntelang bestehender unipolarer manisch-depressiver Psychose (Brasilien)

Patientin 62 Jahre, Beamtin

Anamnese und Befund

Die Patientin leidet seit dem 40. Lebensjahr unter Depressionsschüben. Sie hat während der 22 Krankheitsjahre bereits unzählige solcher Krisen durchgemacht; sie kamen ohne erkennbare Ursache mit einer gewissen Regelmäßigkeit und nahmen oft einen rasanten Verlauf.
Sie hat zu nichts Lust, hat keine Motivation, fühlt sich leer und spürt keine innere Spannung. Sie sieht die Welt farblos, als eine riesige dunkle Wolke, die alles verfinstert. Ihre Gedanken seien furchtbar. Sie denke nur an den Tod – sie ertrage es nicht mehr!
Das Sprechen strengt sie an, sie leidet sehr unter ihrer Situation.
Die Patientin berichtet, daß sie eine gesunde und zufriedene Familie hat, sie auch in ihrem Beruf ganz zufrieden ist – sie sehe keinen Grund für ihre depressiven Gefühle.

Diagnose

Unipolare manisch-depressive Psychose.

Bisherige Behandlung

Allopathische Therapie (außerdem „Cerlettiterapia" – port.).
Nach dem letzten Schub wurde sie fünf Wochen lang mit täglich 150 mg Clomipramin® (trizyklisches Antidepressivum) behandelt; während dieser Zeit ging es ihr besser.

1. Bach-Blüten-Kombination

Mustard – Phasen tiefer Traurigkeit
Gorse – Resignation
White Chestnut – Kreisende Gedanken.
Zusätzliche Behandlung Clomipramin® 50 mg täglich.

Verlauf

Nach zwei Wochen geht es der Patientin etwas besser: Sie gibt an, sie beginne wieder Hoffung zu haben.
Nach fünf Wochen hat sich jedes Symptom aufgelöst. Die Patientin fühlt sich wohl und hat ihre Tätigkeiten in Beruf und Familie wieder voll übernommen.

Anmerkung

Dieser Fall zeigt die häufige Erfahrung, daß bei Patienten mit psychischen Krankheiten durch die Verknüpfung von Bach-Blütentherapie mit den üblichen Neuroleptika gute therapeutische Ergebnisse häufig in kürzerer Zeit und bei geringerer Dosierung zu erzielen sind.

Fall 49: Behandlung einer geistig Behinderten

Patientin 36 Jahre

Schulmedizinische Diagnose

Partielle Lähmung, durch Steißgeburt verursacht.

Situation

Zeitweiliges Auftreten starker emotionaler Ausbrüche im Elternhaus sowie auch gelegentlich im Tagesheim. Patientin kann Streßsituationen im Tagesheim psychisch kaum bewältigen. Nachts häufiges Erwachen bei starker Aufregung – „Sprechzwang". Jahrelanges Nägelkauen. Patientin hat nachts keine Kontrolle über Blasen- und Darmentleerung.

Bisherige Therapie

Vom Psychiater verordnete Taractan® Dragees, Dosis 2 x 2 Dragees à 5 mg tägl.

Beobachtungen des behandelnden Psychologen vor Anwendung der Bach-Blütentherapie

Teilweise starre, stereotype Verhaltensformen. Besonders auffallend: die totale Vermeidung von Blickkontakt durch Abwenden des Kopfes bei gleichzeitig offensichtlichem Kontaktbedürfnis. Dieses äußert sich in fast ununterbrochenem intensiven Sprechen; außerdem ein großes Bedürfnis nach Verständnis und Aufmerksamkeit bei starker innerer Unsicherheit und Ängstlichkeit.
Die Haltung der Mutter gegenüber der behinderten Tochter ist äußerst abweisend, dieses drückt sich auch eindeutig in ihrer Körperhaltung aus. Neigung zu Kritik am Verhalten der Tochter. Anzeichen von Überforderung, Resignation, Verbitterung und Erschöpfung.
Hingegen ist die Haltung des Vaters seiner Tochter gegenüber stark von Besorgnis und – unausgesprochenen – Schuldgefühlen geprägt. Beide Eltern waren bei Geburt der Tochter in bereits fortgeschrittenem Alter. Nonverbal kommt eine stillschweigende Entschuldigung für den Zustand seiner Tochter und ihre Behinderung zum Ausdruck.

Beide Eltern verhalten sich sehr korrekt; tun für die Behinderte alles, was in ihrer Macht steht. Der Vater beteiligte sich an einem Projekt „Betreuung für Behinderte durch Aufbau eines Tagesheims".

1. Bach-Blüten-Kombination 4.8.85

(verordnet mit Unterstützung durch Spontanwahl)

Vervain, Walnut, Chestnut Bud	–	Diese Wahl zeigt den verzweifelten Versuch (*Vervain*), eine Entwicklung herbeizuführen (*Walnut*), die jedoch immer wieder an gewissen Gegebenheiten scheitert (*Chestnut Bud*).

Die Mischung wurde sowohl zu Hause als auch im Tagesheim verabreicht. Zusätzlich *Rescue* 1-2 x tägl.

Verlauf

Bereits während der ersten Behandlungsmonate spricht die Patientin positiv an. Anfänglich treten Erstreaktionen auf: eine in tragbaren Grenzen liegende kurzfristige Verstärkung der Symptome. Danach lassen die emotionalen Ausbrüche nach. Die Patientin zeigt mehr Offenheit und Lebensfreude.

2. Bach-Blüten-Kombination 22.1.86

(ebenfalls mit Unterstützung durch Spontanwahl)

Olive, Heather, Chicory, Chestnut Bud	–	Durch die aus der ersten Mischung resultierende Entspannung kann nun die seelische Bedürftigkeit (*Heather* und *Chicory*) in den Vordergrund treten. Gleichzeitig zeigt sich der hohe Kräfteverbrauch durch die seelische Anspannung (*Olive* anstelle von *Vervain*), *Chestnut Bud* s.o.
Rescue	–	Zusätzlich bei Bedarf.

Verlauf

Es ist eine derartige Besserung des Zustandes eingetreten, daß das Taractan® abgesetzt werden kann. Positive Resultate: Patientin kann nachts durchschlafen, Blasen- und Darmausscheidung werden häufiger unter Kontrolle gehalten, das Nägelkauen reduziert sich.

3. Bach-Blüten-Kombination 2.3.86 bis 5.6.89

(wiederum mit Unterstützung durch Spontanwahl)

Willow, Scleranthus, Cerato, Star of Bethlehem, Heather	–	Diese Mischung hilft der Patientin möglicherweise, die seelische Situation bei ihrer Geburt zu verarbeiten: das Schockerlebnis (*Star of Bethle-*

hem und *Willow*); die daraus resultierende Unsicherheit, ob der Überlebenskampf aufgenommen werden soll oder nicht (*Cerato* und *Scleranthus*), sowie das Gefühl der allgemeinen seelischen Bedürftigkeit (*Heather*). Alternative Überlegung: Möglicherweise könnten sich in dieser Mischung aber auch die Gedanken und Gefühle der Mutter während des Geburtsvorganges widerspiegeln, welche vom Kind unbewußt aufgenommen wurde.

Verlauf

Die Familie verbringt ihren Urlaub seit Jahren mit den gleichen Verwandten. Im Sommer 1988 stellen auch diese eine deutliche positive Veränderung fest.
In Laufe dieser Behandlungsperiode wird *Rescue* nur noch sporadisch verabreicht – ab 1989 kann es völlig abgesetzt werden.

Ergebnis

Patientin kann (mit wenigen Ausnahmen) ihre Ausscheidung nachts vollständig kontrollieren. Es wird vermehrt Blickkontakt hergestellt. Die Situation zwischen Mutter und Tochter hat sich sehr entspannt; das Leben der Behinderten scheint nicht mehr so stark von Verunsicherung und Angst belastet. Von Eltern und Heimleitung wurde bei der Patientin das Entstehen neuer Gedankenabläufe und eine verstärkte Entwicklung der spontanen Ausdrucksfähigkeit beobachtet.

Anmerkung

Die Behandlung dieser jungen Frau wurde eindeutig durch die Bereitschaft der Mutter unterstützt, sich gleichzeitig ebenfalls einer Bach-Blütentherapie zu unterziehen.

Fall 50: Autismus mit epileptischen Anfällen

Patient 23 Jahre alt, eineiiger Zwilling, „Autist"

Anamnese und Befund

Geboren sechs Wochen vor Termin (1. Zwilling, 2650 g), unauffällige Perinatalperiode, „eineiiges Identitätsverhalten" der Zwillingsbrüder.
Keuchhusten-Impfung im Alter von 3 Monaten wurde auffällig schlecht toleriert. Ab dem letzten Drittel des ersten Lebensjahres fiel eine psychomotorische Retardierung im Vergleich zum Zwillingsbruder auf. Er lernte

weder zu laufen noch zu sprechen. Im Alter von 2 Jahren Klinikeinweisung. Die Eltern hatten eine Einverständniserklärung zu unterschreiben, daß sie das Kind 3 Monate lang nicht besuchen durften und „alle notwendigen Untersuchungen" durchgeführt werden konnten.
Nach 2 Monaten Besuch auf Drängen der Mutter: Patient mit „Männerbart und Vollmondgesicht" (Cortison); es waren auch Luftfüllungen des Kopfes durchgeführt worden. Das Kind wurde auf eigene Verantwortung der Eltern entlassen, trug einen Hörapparat für Schwersthörgeschädigte (höchste Stufe).
Seitdem: Hypsarrhythmien (epileptische Anfälle) mit Bewußtseinsverlust in regelmäßigen Abständen, Trichotillomanie, Autismus.
3 Monate nach Entlassung aus der Klinik Vorstellung beim Kinderneurologen: Hörapparat entfernt, das Hörvermögen ist extrem gut, das Kind ist sogar höchst musikalisch.
Der Patient wird seit 20 Jahren therapeutisch behandelt. Er lebt zu Hause und fährt allein mit dem Bus zur 12 km entfernten „Lebenshilfe".
Er hat selten Anfälle, nimmt allerdings täglich 11 verschiedene Antiepileptika (3 Sorten).

Diagnose

Autistische Verhaltensstörungen, epileptische Anfälle (Vernarbungen im EEG sichtbar).

Erstsitzung am 17.3.92

Der Patient sitzt auf dem Schoß der Mutter, singt Lieder, schläft dann im Lehnstuhl ein. Lehnt mich ab.

1. Bach-Blüten-Kombination

Crab Apple – Große Abneigung gegen alles, was ihn schmutzig macht, flickt jedes Loch auf seine Art sofort, zieht sich beim kleinsten Fleck um

Star of Bethlehem – Gerät in Panik bei großen Häusern, weißen Mänteln: kurz vor Erstsitzung epileptischer Anfall am Würstchenstand, der Wurstmann trug einen weißen Arbeitsmantel

Aspen – Wird sehr unruhig, wenn Kinder weinen, Vater ist cholerischer Mittelschullehrer, der Patient spürt jede sich anbahnende Stimmungsänderung, vor allem seitens des Vaters, und wird ängstlich

Chestnut Bud – Er sortiert in der „Lebenshilfe" Dübel, ist in der „Teppichgruppe", lernt aber nichts dazu, auch zu Hause stereotype Verhaltensmuster

Walnut	–	Neu ist seine jetzt aufgetretene Männlichkeit, sucht aus großen Menschenmengen, z.B. beim Kinderchor, beim Volkstanztreffen, auf Bällen, immer eine weibliche Person aus, die er streichelt, umklammert, fixiert; als „Durchbruchs- und Änderungshilfe" schlechthin!

Verlauf

Der Patient schläft entspannt, hat ein sanftes Gesicht, ist weniger aggressiv und gereizt, ist sogar sehr liebenswürdig, ißt mit großem Appetit.
2 Anfälle konnten mit *Rescue* abgefangen werden.

2. Bach-Blüten-Kombination 12.4.92

Wiederholung der ersten Mischung.

Verlauf

Im Juli fuhr der Patient für 3 Wochen mit der „Lebenshilfe" auf Urlaub, alles verlief problemlos. Die Eltern machten erstmals allein Urlaub.

2. Sitzung im September 92

Status unverändert gut.
Der Patient reagiert häufig mit Selbstbestrafung, zerstört z.B. seine Lieblingsdinge, wenn er etwas nicht bekommt.
Seit der Erstsitzung nur 1 epileptischer Anfall!
Es gab ein Familientreffen mit 50 Personen, um die Fortschritte des Patienten vorzuführen!

3. Bach-Blüten-Kombination September 1992

Crab Apple	–	s.o.
Chestnut Bud	–	s.o.
Walnut	–	s.o.
Mimulus	–	Große Ängste (große Häuser, weiße Mäntel)
Honeysuckle	–	Unbewältigte Erlebnisse
Cherry Plum	–	Wieder erhöhte Anfallsbereitschaft, aber milder Verlauf, Selbstbestrafungstendenz.

Verlauf

Seitdem Status des Patienten weitgehend unverändert. Kleine Änderungen in der Blütenmischung, je nach Situation.
Der Patient bekommt in der „Lebenshilfe" und zu Hause bei Bedarf *Rescue*.

Fall 51: Wesensveränderung eines behinderten Patienten nach Status epilepticus

Patient 22 Jahre

Beschwerden

Negative Verhaltens- und Wesensveränderung des mehrfach behinderten Patienten.

Anamnese

Als Folge einer Geburtsschädigung ist der Patient mehrfach behindert. Es liegt eine gemischte zentrale Bewegungsstörung mit vorherrschender Tetraspastik vor, eine geistige Behinderung und eine Epilepsie mit fokalen, sekundär generalisierenden Anfällen. Er ist geh- und sprachunfähig, hat aber ein gutes Situations- und Sprachverständnis. Obwohl er Rollstuhlfahrer und vollständig auf Versorgung angewiesen ist, lebt er noch im Elternhaus. In seinem Heimatort ist er gut integriert. Im Rahmen eines Infektes kam es zu einem Status epilepticus, der mehrere Stunden anhielt. Die Notfallversorgung mit medikamentöser Anfallunterbrechung fand außer Haus statt. Seitdem ist der Patient deutlich unruhiger, hektisch, ungeduldig, schreckhaft, neigt zu unmotiviertem unkontrollierten Lachen, das sowohl ihm wie den Angehörigen peinlich ist. Außerdem ist er ungewöhnlich rasch erschöpft und schlafbedürftig.

1. Bach-Blüten-Kombination

Rescue	– Zur Wiederherstellung des seelischen Gleichgewichtes
Crab Apple	– Zur Reinigung nach medikamentöser Behandlung
Star of Bethlehem	– Hat die seelische und körperliche Erschütterung durch den Status epilepticus noch nicht verkraftet.

Zusätzliche Therapie

Mylepsin® und Orfirl® 300 werden weitergegeben.

Verlauf

Die Mutter berichtet nach 3 Wochen, daß der Sohn wieder der alte ist, sogar ausgeglichener als früher zu sein scheint. Er sei belastbar, munter, sprachbereit (was bei ihm heißt, daß er versucht, sich mit wenigen Silben verständlich zu machen) und zeige sehr viel Initiative und Selbständigkeit.

2. Bach-Blüten-Kombination

Crab Apple	–	s.o.
Star of Bethlehem	–	s.o.

Verlauf und Langzeit-Ergebnis

Diese Mischung nahm der Patient nochmals 3 – 4 Wochen ein. Der gute Zustand hielt an, und bis heute war keine Nachrezeptur notwendig.

Fall 52: Ängste nach Drogenabhängigkeit

Patient 26 Jahre, Umschüler in Eingliederungsprogramm

Beschwerden

Patient klagt über depressive Phasen, Verlustangst nach vielen Enttäuschungen, Unausgeglichenheit aufgrund von inneren Bildern, die ihn überschwemmen.

Anamnese und Befund

Hat Probleme, eine passende Arbeit zu finden, die ihn erfüllt. Mißtrauisch, da er in der letzten Beziehung betrogen wurde. Nach der Ehescheidung seiner Eltern vor 10 Jahren begann der Patient Drogen zu konsumieren, erst Haschisch, dann Alkohol bis zur Abhängigkeit. Bricht die Schule vor dem Abitur ab, danach eine Lehre, die auch wieder abgebrochen wird. Mit 22 Jahren erfolgreicher Entzug mit Barbituraten und Psychotherapie. Übrig blieben o.g. Beschwerden.

Diagnose

Angstbesetzte Persönlichkeit nach Drogenabhängigkeit.

Bisherige Therapie

Psychologische Gesprächstherapie, Anxiolytikum.

1. Bach-Blüten-Kombination Mai 1991

Chestnut Bud	–	Kann seine phantasievollen Berufsvorstellungen nicht umsetzen (Spontanwahl)
Willow	–	Sucht die Schuld bei seinen Eltern
Cherry Plum	–	Wirkt innerlich angespannt
Wild Rose	–	Versinkt bei Problemen schnell in totale Resignation
Centaury	–	Läßt andere über sein Leben bestimmen
Holly	–	Haßgefühle

Aspen	– Alptraumhafte Bilder im Wachzustand
Star of Bethlehem	– Unverarbeitete Schocks
Crab Apple	– Zur Reinigung von den vielen Medikamenten und Suchtmitteln, die er in den letzten 10 Jahren einnahm.

Zusätzliche Therapie

Asiatische Körpertherapie.

Verlauf

Anfang Juli: Patient fühlt sich etwas entspannter, sonst keine auffälligen Veränderungen.

2. Bach-Blüten-Kombination Juli 1991

Wiederholung der 1. Kombination.

Verlauf

Macht deutlich gepflegteren Eindruck, frisch rasiert, die entzündlichen Pickel im Gesicht haben sich stark gebessert. Er war bei der Berufsberatung, und wurde dort in seinen Vorstellungen bestätigt. Außerdem hat er sich verliebt. Verlustangst und Eifersucht haben nachgelassen, da er nun nicht mehr durch seine übertrieben hilfsbereite Art die Leute beengt und von sich wegtreibt. Jetzt ist eher die Freundin eifersüchtig.
An einem Drogenfall in der Familie seiner Freundin erlebt er als Beobachter noch einmal die Bilder, die er aus eigener Erfahrung nur allzugut kennt. Er reagiert mit Weinen, was er nie konnte, als er selbst in dieser Situation war.
Angsterregende Wachträume haben stark nachgelassen. Der Patient ist seinem eigenen Willen näher gekommen. Er erkennt, daß er das *Centaury*-Muster von seiner Mutter übernommen hat, es aber nicht ihre Schuld ist, daß er so reagiert.
Auffallend ist, mit welchem Fanatismus er nun seinen Willen nach außen richtet. Er arbeitet übereifrig an sich und überschwemmt alle mit seiner Energie, bis er plötzlich von der natürlichen Erschöpfung gebremst wird.

3. Bach-Blüten-Kombination September 1991

Centaury	– s.o.
Willow	– s.o.
Crab Apple	– s.o.
Chestnut Bud	– s.o.
Star of Bethlehem	– s.o.

Vervain	–	Fanatismus
Clematis	–	Neigung, sich aus der Realität zurückzuziehen.

4. Bach-Blüten-Kombination Oktober 1991

Wiederholung der 3. Kombination

Abschluß der Bach-Blütentherapie November 1991

Patient ist recht zufrieden. Hat seine vielfältigen handwerklichen Begabungen geschickt in sein Leben eingeflochten, ohne sich dabei zuviel aufzuladen. Er hat wesentlich mehr Eigenverantwortung angenommen.
Die Einnahme des Anxiolytikums hat er zwischenzeitlich aufgegeben. Auf eigenen Wunsch bekommt er noch einmal die gleiche Bach-Blüten-Kombination verordnet.

Fall 53: Hypertone Krise

Patient 72 Jahre

Beschwerden

Anfallsweises Auftreten von Kopfschmerzen, Unruhe, Übelkeit, Erbrechen. Erhöhter Blutdruck, Druckgefühl im Kopf, Stauungsgefühl.

Anamnese

Diese Beschwerden wurden beim Internisten schulmedizinisch abgeklärt. Seit 1982 Lanitop®-Behandlung ohne befriedigendes Ergebnis.

Diagnose

Hirninsuffizienz, Altersdepression.

Verordnung

Rescue als Akuthilfe zu Beginn eines neuen „Anfalls" nach der Wasserglasmethode.

Ergebnis

Patient empfindet nach der Einnahme ein Gefühl, „als ob sich ein Weg öffnet". Schläft dann etwa zwei Stunden und ist anschließend völlig beschwerdefrei.
Werden die *Rescue*-Tropfen schon beim ersten Auftreten der Symptome eingenommen, können diese Schübe oft abgefangen werden.

Langzeit-Ergebnis

Patient wird seit vier Jahren in den entsprechenden Situationen mit *Rescue* behandelt. Das Ergebnis ist gleichbleibend gut.

Fall 54: Pflegefall aus der Pflegestation eines Schweizer Bezirksspitals

Patientin 92 Jahre

Diagnose

Altersschwäche; zerebrale Durchblutungsstörung mit akuter Verwirrung.

Situation

Patientin zeigte plötzlich Suizidabsichten. Sie suchte immer wieder ein Fenster im 3. Stock auf, um dort herunterzuspringen. Sie erhielt ein Psychopharmakon, reagierte darauf paradox; es wurde gegen ein anderes (Tofranil®) ausgetauscht.

Ergebnis

Alles wurde noch schlimmer. Verfolgungswahn, Vergiftungswahn; Patientin sah nur noch „Räuber und Mörder". Zwei Tage lang jegliche Nahrungsaufnahme verweigert. Sie humpelte unaufhörlich durch die Station, erschrak vor „Abgründen", schrie „Hilfio" und „Fürio" (schweizerisch: Hilfe und Feuer). Eine schwere Belastung für Schwestern und Mitpatienten. Patientin wurde total inkontinent.

Maßnahme

Rescue 5 x 4 Tropfen tägl. und zusätzlich nach Bedarf.

1. Verabreichung

Bei einem „Hilfio"-Schrei gelang es dem Pfleger, ihr einen Löffel Milchreis zu verabreichen, auf dem sich vier Tropfen *Rescue*-Konzentrat befanden, obwohl die Patientin gleichzeitig um sich schlug. Zehn Minuten später saß die Patientin ruhig im Bett, streichelte die rechts und links von ihr sitzenden Schwestern, trank ein Glas Tee (in dem sich ebenfalls vier Tropfen *Rescue* befanden) und sagte, sie habe noch nie etwas so Gutes getrunken.

Vom 1. – 17.11.87 wurde die Patientin nur mit *Rescue* behandelt. Danach

1. Bach-Blüten-Kombination 17.11.87

(verordnet aufgrund des Verhaltens der Patientin)

Rock Rose – Panik- und Terrorgefühle
Star of Bethlehem – Unverarbeitete seelische Erschütterung
Cherry Plum – Unbeherrschte Temperamentsausbrüche
White Chestnut – Kreisende Gedanken.

Verlauf

Die Patientin sprach gut auf die Mischung an. Sie erhielt die Tropfen jetzt direkt auf die Zunge, die sie meistens gehorsam herausstreckte.

2. Bach-Blüten-Kombination 15.3.88

(verordnet aufgrund des Verhaltens der Patientin)

Mimulus – Unbestimmte Ängste
Walnut – Verunsicherung in Lebensphase
Star of Bethlehem – s.o.
Aspen – Geheime Furcht.
Dazu zeitweilig *Rescue*.

Verlauf

Die Patientin klammerte sich ans Leben, konnte nicht loslassen. Zeigte sehr oft innere Unruhe. Bis vier Tage vor ihrem Tode wollte sie aufstehen, um zu arbeiten, suchte ihre Kinder.
Die Patientin erhielt die Tropfen unregelmäßig – je nach Personalbesetzung. Bei immer wieder auftretenden Krisen und plötzlichen Wahnideen zusätzlich zur Mischung Abgabe von *Rescue*.

Ergebnis

Jedes Mal trat eine Beruhigung der Situation ein.

Zusätzliche Behandlung in diesem Zeitraum

Jeweils vor dem Dauer-Katheter-Wechsel ein Valium® Suppositorium 10 mg, außerdem Verabreichung von *Rescue*. Einmal sogar problemloser Dauer-Katheter-Wechsel nur mit *Rescue* (2 Stunden vorher 2 x 4 Tropfen).

Abschluß der Einnahme am 12. April 1988

An diesem Tag ist die Patientin friedlich eingeschlafen.

Fall 55: Aufklaren eines Pflegepatienten

Patientin 75 Jahre

Situation

Zustand nach Apoplexie; schlaffe Lähmung des rechten Armes und Beines; fahrig, nervös. Patientin gibt sich beherrscht, ist jedoch völlig verunsichert.

Verordnung

Einmalige Gabe von 10 Tropfen *Rescue.*

Ergebnis

Patientin traut sich wieder auf beiden Beinen zu stehen, hilft bei Pflegebehandlung mit; ist etwas ruhiger.

Fall 56: Altersverwirrung mit Aggression

Patient 83 Jahre

Zustand

Zeitweilig starke Verwirrung, Unruhe, Aggressivität. Dann wieder sehr schläfrig und kaum ansprechbar. Gibt unverständliche Antworten und leistet kaum Hilfe bei Mobilisationsversuchen. Schlechter Allgemeinzustand; chron. Obstipation.

1. Verordnung

Rescue 1 – 2 x tägl. 4 Tropfen.

Ergebnis

Patient macht „wachen“ Eindruck, gibt klare Antworten. Hilft mit beim Aufstehen, ist ruhig, aber nicht schläfrig. Zustand hält bis mittags an. 2 x Stuhl ohne Abführmittel oder Einlauf.

2. Verordnung

Rescue 4 x 4 Tropfen täglich.

Ergebnis

Patient beteiligt sich am Gespräch, erzählt aus seiner Vergangenheit, wirkt ruhig und ausgeglichen; auch nachts ruhiger Schlaf. Dekubitus bessert sich, Patient schläft tagsüber im Rollstuhl.

Massiv übelriechender Stuhl (gallig, wäßrig) 4 – 5 x tägl. Patient äußert Wunsch nach getrockneten Heidelbeeren. Durchfall legt sich am 6. Tag – normaler Stuhl.

Fall 57: Erfahrungen bei der Hauspflege

Patient 86 Jahre

Zustand

Ausgeprägte Muskel- und Gelenksteifigkeit (Polyarthrose), ständig bettlägerig, apathisch, hilflos, zeitlich und örtlich desorientiert. Patient nimmt Umwelt kaum wahr. Bei Pflegebehandlung (Waschen, Umbetten etc.) keinerlei Selbstbeteiligung, schläft während des Waschens immer wieder ein. Beim Essen schluckt er nicht richtig, obwohl ein Apoplex nicht nachgewiesen ist. Dekubitus an der linken Ferse.

Anamnese

Vor drei Jahren Prostatektomie, Harninkontinenz. Seit 20 Jahren chronische Obstipation; ständig Abführmittel – 2 x wöchentlich Stuhlgang.

Situation

Die vertretende Gemeindeschwester war ratlos; konnte ihn allein nicht umbetten. Bei jeder Bewegung verlor der Patient Harn; ein Katheter konnte nicht gesetzt werden, da er ihn immer wieder herauszog.
Da dieses für die Schwester eine Notsituation war, verabfolgte sie ihm *Rescue*-Tropfen vor der Pflegebehandlung.

Ergebnis

Patient lag nicht mehr so „stocksteif" im Bett, streckte ihr sogar die Hand entgegen und half mit, soweit es ihm möglich war. Die Starre im Körper löste sich.

Verlauf

Fortan tägliche Verabreichung von *Rescue*, worauf er in der Nacht besser schlief. Am dritten Tag Darmentleerung. Unmengen von Stuhl, extrem übelriechend, drei Tage lang Durchfall. Gleichzeitig wurde er ansprechbarer, half bei der Pflege mit, äußerte Wünsche und war schließlich wie ausgewechselt. Hatte mehr Appetit und konnte besser schlucken. Am vierten Tag wurde der Stuhl fest. Darmentleerungen kündigte der Patient nun vorher an. Auch die Harninkontinenz besserte sich (Ende der Betreuung).
14 Tage später wurde der Patient in ein Altersheim verlegt. Diesen Wechsel verkraftete er nicht. Er starb zwei Monate später.

Fall 58: Altersaggression

Patient 89 Jahre

Anamnese und Befund

Patient ist aggressiv, unruhig, verwirrt und nicht ansprechbar. Er uriniert und kotet nachts das ganze Zimmer voll. Er muß im Rollstuhl gefahren werden.

Bisherige Therapie

Psychopharmaka (Atosil®, Haldol®, Eunerpan®).

1. Bach-Blüten-Kombination

Rescue-Tropfen für 3 Tage.

2. Bach-Blüten-Kombination

Vine	– Dominante Persönlichkeit, schreit viel, um sich durchzusetzen
Cherry Plum	– Plötzliche Aggressionsausbrüche
Rock Rose, Aspen	– Tiefliegende, subtile Ängste, die seinen Aggressionen zugrunde liegen
Holly	– Aggression besonders in Momenten, wenn andere Heimbewohner Zuwendung bekommen
Impatiens	– Starke innere Unruhe.

Verlauf und Ergebnis

Vier Monate später läuft der Patient wieder allein, benützt die Toilette, ist ansprechbar und nimmt am Alltag teil. Bis auf Eunerpan® konnten die Psychopharmaka abgesetzt werden.

Langzeit-Ergebnis

1 1/2 Jahre später ist der Zustand des Patienten unverändert gut – zum Laufen braucht er allerdings Hilfe.

Fall 59 Übersiedlung ins Altersheim

Patientin: 78 Jahre

Situation

Da die Patientin nicht mehr in der Lage war, sich selbständig zu versorgen, konnte sie nicht mehr in ihrer eigenen Wohnung bleiben, sondern mußte in ein Altersheim übersiedeln. Die Umstellung machte ihr so zu schaffen, daß sich daraufhin ihr allgemeiner Gesundheitszustand sehr verschlechterte. Daher erwog man nun, sie auf eine Pflegestation zu verlegen, was die Patientin noch mehr deprimierte.

Bachblüten-Verordnung

Walnut – Wegen der Umstellung auf eine neue Situation.

Verlauf

Innerhalb von drei Wochen erholte sich die Patientin sichtlich und lebte sich so gut im Altersheim ein, daß niemand mehr von der Verlegung auf die Pflegestation sprach. Der Kontakt zu den anderen Heimbewohnern entwickelte sich gut. Patientin ist insgesamt rüstiger als zuvor und sogar anderen Personen behilflich, z.B. auf dem Weg zum Speisesaal.

Fall 60: Altersstarrsinn

Patientin 80 Jahre, gelernte Damenschneiderin

Anamnese und Befund

Heimatvertriebene, lebt hier seit 25 Jahren, schon viele Jahre verwitwet, kann seit 3 Jahren nicht mehr allein leben, da sie verwirrt ist und unter Ängsten leidet.
Der Versuch, bei der im Ort verheirateten Tochter zu leben, scheiterte, da sie sich völlig zerstritten haben. Ein Altersheimaufenthalt scheiterte ebenfalls. Der Sohn, der sie in die Praxis brachte, lebt nicht am Ort.
Während der Woche ist eine Betreuungsperson im Haus, an den Wochenenden kommt meist der Sohn, gelegentlich wird sie zur Tochter gebracht.
Vor Jahren wurde ihr ein Teil der Schilddrüse wegen Überfunktion entfernt. Seit 1975 auf einem Auge blind (Virusinfektion), sehr schwerhörig, sonst organisch gesund.
Ängste (bleibt keine halbe Stunde allein, sucht ständig etwas und glaubt, es sei gestohlen worden, Angst vor Verlust), Agressivität und „Eigensinn“, der die Betreuung schwierig macht.
Starke Verwirrtheit, lebt fast nur in der Vergangenheit, Traurigkeit.

Diagnose

Starke innere Verunsicherung in einer von ihr als überwiegend feindselig erlebten Umgebung, Festhängen am in der Vergangenheit erlebten Schmerz, Rückzug der Energie von der Gegenwartssituation in eine Innenwelt (Vergangenheit), Abwehrhaltung.

Bisherige Therapie

Coffeinhaltiges Präparat zur Steigerung der Konzentration, das aber auch die Nervosität verstärkte. Mittel zur Verbesserung der Hirndurchblutung.

1. Bach-Blüten-Kombination 11.6.93

Star of Bethlehem	– Unverarbeitete Traumata: Vertreibung; Tod der Mutter, der Tante, des Mannes; Konflikt mit der Tochter
Honeysuckle	– Klammert sich an die Vergangenheit
Holly	– Wut
Mimulus	– Vielzahl von Ängstlichkeiten, z.B. traut sich nicht aus dem Haus, Angst, bestohlen zu werden
Centaury	– Überreaktion auf Wünsche anderer
Heather	– Verlangt ständige Zuwendung.

Verlauf

Rasche Verbesserung der Gesamtstimmungslage, weniger ängstlich, fröhlicher, ruhiger, lebt weniger in der Vergangenheit. Sorgen um ihre Kinder. Bei Vollmond unruhiger. Noch immer reizbar.

2. Bach-Blüten-Kombination 17.7.93

Red Chestnut	– Symbiotische Verbindung zu den Kindern
Aspen	– Unruhe bei Vollmond
Star of Bethlehem	– s.o.
Honeysuckle	– s.o.
Holly	– s.o.
Mimulus	– s.o.
Heather	– s.o.

Abschluß der Behandlung 15.9.93

Befinden sehr gut, emotional ausgeglichen, nicht mehr reizbar, umgänglich gegenüber der Betreuerin, weniger fordernd, kann jetzt länger allein bleiben, wirkt mit sich im Einklang. Verwirrung geringer, lebt mehr in der Gegenwart.
Damit ist das zu Beginn gesetzte Behandlungsziel erreicht.

Langzeit-Ergebnis

Kontrollvorstellung am 5.4.94: Befinden gut, Zustand stabil, die Patientin ist zufrieden.

Fall 61: Warzen

Patient 31 Jahre, Kraftfahrer

Anamnese

Bisher keine ernsteren Erkrankungen; unterschwelliges Alkoholproblem; seit 3 Jahren zunehmend hornige Warzen an den Fingern und Händen.

Befund

Harte, hornige, z.T. erbsengroße Warzen, teilweise konglutierend an beiden Händen, einschließlich der Finger. Foetor alcoholicus.

Diagnose

Verrucosis der Hände.

Psychischer Befund

Der Patient wirkt wenig differenziert, erzählt, daß er gerne Bier trinkt und gerne Witze macht, daß er aber auch recht aggressiv werden kann.

Therapie

Am 6.5.1991 Verordnung von Caustikum LM 6, täglich 3 Tropfen.
Bei Wiedervorstellung am 31. Mai 1991 Warzen unverändert.
Die Bach-Blütentherapie wurde eingesetzt, weil sich kein homöopathisches Simile ermitteln ließ und einige charakteristische Wesenszüge offensichtlich waren.

1. Bach-Blüten-Kombination 4.6.1991

Agrimony	– Versucht seine Gefühle zu überspielen, oft mit Witzen
Clematis	– Realitätsflucht (benützt Alkohol, um in angenehme Stimmung zu kommen)
Crab Apple	– Um den Körper von den Warzen zu reinigen
Gentian	– Skepsis sowohl gegenüber der Therapie wie auch mir gegenüber
Honeysuckle	– Patient hat seine Flucht aus der DDR vor zwei Jahren noch nicht verarbeitet
Mimulus	– Gewisse Ängstlichkeit
Red Chestnut	– Macht sich zu viele Sorgen um seine Partnerin.

Verlauf und Abschluß der Therapie

Der Patient stellte sich zunächst nicht wieder vor. Seine Partnerin berichtete im September, daß er die Medizin zunächst gar nicht habe einnehmen

wollen und sie ihn dazu aber gedrängt habe.
Nach 3 Wochen seien dann die Warzen allmählich abgeheilt und die Hände völlig frei davon geworden.
Letzter Kontakt mit dem Patienten im September 1992. Zu diesem Zeitpunkt waren die Hände weiter warzenfrei.

Anmerkung

Nach etwa 3jährigem Krankheitsverlauf war ein homöopathischer Behandlungsversuch erfolglos, wobei allerdings berücksichtigt werden muß, daß eine homöopathische Fallaufnahme infolge unzureichender Mitarbeit des Patienten nicht erstellt werden konnte und die Behandlung nur auf dem Lokalbefund basierte.
Die Bach-Blütentherapie erfolgte aufgrund einiger knapper Angaben, die sich der Patient nur mit Mühe abrang, und aufgrund meines gefühlsmäßigen Eindruckes. Da unter diesen Voraussetzungen mit einem Erfolg kaum gerechnet werden konnte, war das Resultat der Behandlung umso überraschender.

Fall 62: Alopecia areata (1)

Patientin 9 Jahre

Anamnese und Befund

Alopecia areata, seit 11 Monaten bestehend, als Kleinkind gehäuft Otitis media und rezidivierende Absencen.

Diagnose

Alopecia areata psychogener Genese (Hautarzt).

Bisherige Therapie

Alle in der klassischen Medizin bekannten therapeutischen Möglichkeiten zur Behandlung sind ausgeschöpft.

1. Bach-Blüten-Kombination 13.4.93

Heather	–	„Bedürftiges Kleinkind", krabbelt oft zur Mutter ins Bett
Hornbeam	–	Glaubt, „es nicht zu schaffen"
Pine	–	Fühlt sich in Streitsituationen schuldig
Water Violet	–	Zieht sich in sich selbst zurück.

Verlauf

Die Patientin will unbedingt diese Blüten weiter einnehmen, sie trägt die Flasche mit sich herum.

2. Bach-Blüten-Kombination 11.5.93

Die 1. Mischung wird weitergegeben.

Verlauf

Auf dem Haarboden sind Haarstoppeln erkennbar.

3. Bach-Blüten-Kombination 28.6.93

Wiederholung der ersten Mischung. Bei der Testung wurde keine Änderung gefunden.

Verlauf und Abschluß der Behandlung 1.7.93

Die kahlen Stellen wachsen deutlich zu.
Die am 28.6. verordnete Kombination wird weiter eingenommen.

Ergebnis

Oktober 93: Die Besserung hält an, das Mädchen hat dichtes Haar!

Fall 63: Alopecia areata (2)

Patientin 38 Jahre

Beschwerden

Seit Monaten kreisrunder Haarausfall.

Anamnese und Befund

Dermatologisch erfolglos behandelt (Dermatologe ist ratlos).
Seit 1992 sind 5 Todesfälle in der Familie aufgetreten (Vater, Schwiegervater, Oma, Tante, Schwiegermutter). Die Beziehungen waren alle gut, und jeder dieser Verluste war sehr schmerzhaft. Diese Ereignisse hat die Patientin noch nicht verkraftet.
Der Ehemann hatte kurzfristig eine Freundin.

Diagnose

Alopecia areata.

1. Bach-Blüten-Kombination 8.6.93

Vine	– „Hat alle Fäden in der Hand“, Partnerprobleme durch Dominanzansprüche
Crab Apple	– Perfektionismus als Hausfrau, Mutter und Teilzeit-Sekretärin
Star of Bethlehem	– Unverarbeitete Traumata durch die Todesfälle und das Fremdgehen des Ehemannes.

Verlauf

Auf den kahlen Arealen sprießen neue Haare.
Die Patientin fühlt sich ruhiger, nimmt sich innerhalb der Familie mehr zurück.

2. Bach-Blüten-Kombination 28.6.93

Crab Apple	– s.o.
Vine	– s.o.
Star of Bethlehem	– s.o.
Impatiens	– Es geht ihr „alles nicht schnell genug“ – sie neigt dazu, alle Prozesse, auch im Umgang mit ihren Kindern und ihrem Ehemann, zu beschleunigen.

Dahinter stand ein aktueller Partnerschaftskonflikt mit dem Ehemann. Sie glaubt, er wende sich von ihr ab, wie das zuvor schon einmal der Fall gewesen war.

Verlauf und Abschluß der Therapie

Die Haare wuchsen gut nach, die Alopecia ist verschwunden.

Fall 64: Neurodermitis

Patientin 26 Jahre, Bankangestellte

Beschwerden

Hautausschlag, Verdauungsprobleme, Blähungen.

Anamnese

Vor 5 Jahren erstmals Hautausschlag auf der Rückseite des Oberschenkels, seit 2 Jahren am ganzen Bein, vor allem in den Kniekehlen, stark juckend, beim Kratzen blutend. UnregelmäßigeVerdauung mit Blähungen. Patientin wohnt und arbeitet in einer Stadt, obwohl sie lieber auf dem Land leben würde. Sie lebt seit 3 Jahren mit ihrem Freund zusammen, ist aber noch stark ans Elternhaus gebunden, hat sich noch nicht von der Mutter gelöst.

Diagnose

Kontaktekzem.

Bisherige Therapie

Verschiedene Hautsalben. Kortisontherapie lehnt sie ab.

1. Bach-Blüten-Kombination 26.9.92

Agrimony	– Starkes Harmoniebedürfnis, geht Streit aus dem Weg
Cherry Plum	– Juckreiz macht sie „verrückt“
Crab Apple	– Fühlt sich unrein wegen der Hautprobleme
Honeysuckle	– Lebt nicht in der Gegenwart
Red Chestnut	– Hat sich noch nicht von der Mutter gelöst, macht sich übertriebene Sorgen um sie
Rock Water	– Lebt streng nach Prinzipien
Scleranthus	– Entscheidungsschwierigkeiten, ist hin und her gerissen.

Zusätzliche Behandlung

Entgiftung, Schüssler-Salze, Leber- und Gallemittel.

Verlauf

Verdauung etwas besser, weniger Blähungen. Haut nicht besser, immer noch starker Juckreiz mit Brennen.
Ist viel ruhiger geworden. Fühlt sich jetzt mehr unterdrückt von der Mutter. Weiß nicht, was sie machen soll, fragt alle um Rat.

2. Bach-Blüten-Kombination 22.10.92

Agrimony	– s.o.
Centaury	– Kann sich gegen die Mutter nicht wehren
Cerato	– Innere Unsicherheit
Crab Apple	– s.o.
Red Chestnut	– Noch nicht ganz gelöst von der Mutter, aber etwas weniger Angst um sie
Rock Water	– s.o.
Scleranthus	– s.o.
Wild Oat	– Lebt in Verhältnissen, in denen sie sich nicht wohlfühlt (haßt das Stadtleben).

Verlauf

Hautausschlag für etwa 1 Woche viel besser, dann wieder Rückschlag. War beim Hautarzt, der eine Gewebsprobe entnommen hat. Kein Resultat, man weiß nicht, um was für ein Ekzem es sich handelt.
Der Patientin bietet sich die Möglichkeit, aufs Land zu ziehen, sie hat aber noch viele Wenn und Aber.
Beziehung zur Mutter viel besser, fühlt sich von ihr nicht mehr so abhängig.

3. Bach-Blüten-Kombination 12.11.92

Walnut	– Unentschlossen, ob sie die Wohnung auf dem Land nehmen soll
Wild Oat	– Unklare Zielvorstellungen
Scleranthus	– Fühlt sich hin und her gerissen
Crab Apple	– s.o.

Verlauf

Konnte sich zum Umzug aufs Land durchringen. Schon beim Umzug hat sich ihre Haut stark gebessert. Fast kein Juckreiz mehr, noch etwas geschwollene, rote Stellen. Fühlt sich gut, möchte aber ihren Arbeitsplatz in der Stadt auch noch aufgeben. Arbeitet auf dieses Ziel hin.

Telefonat 31.3.93

Hat eine Arbeitsstelle in der Nähe ihrer Wohnung gefunden. Ist glücklich, auf dem Lande zu leben. Keine Ekzeme mehr.
Die Verdauungsbeschwerden treten nur noch selten auf.

Telefonat 9.4.94

Der Patientin geht es sehr gut, sie hat keine Beschwerden mehr, bis auf gelegentlichen Hautausschlag bei starken Aufregungen. Sie sieht darin aber weniger ein Problem, sondern eher eine Warnung.

Fall 65: Bach-Blüten im Rahmen einer kieferorthopädischen Behandlung

Patientin 19 Jahre

Beschwerden

Starkes Gelenkknacken des Kiefers, das zunehmend von Schmerzen begleitet ist.

Anamnese

Die Patientin hatte bis vor eineinhalb Jahren kieferorthopädische Geräte getragen. Die Zahnstellung hatte sich einigermaßen normalisiert. Trotzdem waren noch diverse Funktionsstörungen in der Okklusion vorhanden. Eine Harmonisierung der Okklusion brachte zwar eine Verbesserung der Kaufähigkeit sowie auch eine Linderung der Gelenkschmerzen, jedoch keine Beseitigung der Gelenkgeräusche.

Ihre Eltern hatten sich getrennt, als sie 16 Jahre alt war, mit 17 Jahren war sie zu Hause ausgezogen. Im Gespräch ergaben sich starke Haßgefühle gegen den Vater, weil sie sich von ihm verlassen fühlte. Gleichzeitig war sie voller innerer Unentschlossenheit, weil sie gern im Ausland studieren wollte, sich aber andererseits noch an ihre Mutter gebunden fühlte. Die Folge war, daß sie sich ganz in sich zurückgezogen hatte.

Bach-Blüten-Kombination

Star of Bethlehem	– Unverarbeiteter Schock durch den psychologischen Verlust ihres Vaters
Holly	– Unterdrückte Haßgefühle
Walnut	– Kann sich aus der Mutterbeziehung nicht lösen
Water Violet	– Innerliche Zurückgezogenheit.

Ergebnis

Ich sah sie kurz vor ihrem Umzug nach Frankreich wieder. Weder Gelenkknacken noch Schmerzen waren mehr vorhanden. Normale Mundöffnungsbewegungen. Sie hatte sich mit ihrem Vater ausgesöhnt, konnte seinen Standpunkt verstehen. Sie freute sich auf ihre ersten Semesterferien, in denen sie für zwei Wochen mit ihrem Vater verreisen wollte.

Fall 66: Von den Zähnen ausgehende komplexe Gesundheitsstörung

Patientin 30 Jahre

Beschwerden

Zahnfleischbluten, belegte Zunge, Zungenbrennen, chronische Nasennebenhöhlenentzündung, hartnäckiger Schnupfen, Magenschmerzen, Hypotonie, Schwindel; seit fünf Jahren chronischer Nackenkopfschmerz, mindestens zweimal im Monat Migräneanfälle.

Anamnese

Im März 1994 erscheint die Patientin erstmals in der Praxis. Sie möchte überprüfen lassen, ob die Amalgamfüllungen in ihrem Mund ein Auslöser

für ihre chronischen Beschwerden sind. Die klinische Symptomatik, ein Dimaval-Test und eine Elektroakupunkturtestung bestätigen eine deutliche Amalgambelastung. Zu einer Amalgamsanierung kann sich die Patientin aber zu diesem Zeitpunkt noch nicht entscheiden.
Am 12.8.94 kommt die Patientin mit heftigsten Kopfschmerzen in unsere Praxis. Sie berichtet, daß sie seit sechs Wochen ständig einen reißenden linken Kopfschmerz hat. Die linke Gesichtshälfte fühlt sich taub an. Weitere Symptome: extreme Hypotonie und Schwindel, Magenschmerzen und Erbrechen. Der Kopfschmerz wird durch Sonne, Lesen und Lärm verschlimmert, er bessert sich durch äußeren Druck und Ruhe. Die Therapien beim Neurologen zeigten keine Wirkung. Die verordneten Analgetika verschlimmern das Beschwerdebild.

Therapie 12.8.94

Aufgrund der Symptomatik bekommt die Patientin als Akutmittel Nux vomica C 200.

Verlauf

Schon am nächsten Tag berichtet die Patientin, daß erstmals eine Besserung eingetreten ist. Der Schmerz ist von links nach rechts gewandert und etwas gedämpfter. Der Zustand der Besserung hält zunächst an, bis es am 22.8.94 zu einem heftigen Rückfall kommt. Die Patientin erzählt, daß sie am Vormittag einen Kreislaufzusammenbruch hatte. Sie hat das Gefühl, als würde „der Kopf platzen“.

1. Bach-Blüten-Kombination 22.8.94

Gorse	– Verzweiflung über die Dauer der Kopfschmerzen
Mustard	– Melancholische Grundstimmung der Patientin
Cherry Plum	– Es fällt ihr schwer, innerlich loszulassen
Water Violet	– Inneres Zurückziehen – innerer Kopfdruck
Wild Oat	– Unzufriedenheit mit dem Beruf.

Verlauf

Der Kopfdruck ging nach zwei Tagen auf ein erträgliches Maß zurück, ihre Stimmung hellte sich auf, die Kreislaufsituation stabilisierte sich. Es kam in dieser Zeit zu keinem weiteren Kollaps. Geblieben ist ein dumpfer Dauerkopfschmerz, der sich durch Lärm und Streß verschlimmerte.
Unter dem Einfluß dieser Blütenmischung konnten dennoch sämtliche Amalgam-Füllungen und eine palladiumhaltige Brücke ausgetauscht werden. Am 10.10.94 waren diese technischen Maßnahmen abgeschlossen.

2. Bach-Blüten-Kombination 10.10.94

Chicory	–	Besitzergreifende Persönlichkeit
Impatiens	–	Ungeduldig gegenüber dem Ehemann, überzogene Reaktionen
Clematis	–	Schwindel und Ohnmachtsneigung
Scleranthus	–	Läßt sich durch andere Meinungen aus dem Gleichgewicht bringen
Water Violet	–	s.o.
Wild Oat	–	s.o.

Verlauf

Die Patientin kommt am folgenden Tag um 17.00 Uhr in die Praxis. Sie hält sich die Wange und klagt über starke Zahnschmerzen an Zahn 36. Der Zahn ist extrem berührungsempfindlich und reagiert nicht mehr auf Kältespray. Unter Lokalanästhesie wird dieser Zahn noch am gleichen Tag chirurgisch entfernt.

Ergebnis

Die Patientin kommt am 12.10.94 zur OP-Kontrolle und berichtet freudig, daß sämtliche Schmerzen verschwunden sind. Die zweite Bach-Blütenmischung wird noch weiterhin von ihr eingenommen. Die Patientin ist vollkommen schmerzfrei und beginnt konstruktiv über ihr bisheriges Leben nachzudenken.

Anmerkung

Dieser Fall zeigt in deutlicher Weise die blockierende Wirkung eines latent avitalen Zahnes auf eine feinstoffliche Regulationstherapie. Die erste Bach-Blütenmischung hat die akuten Spitzen der chronischen Beschwerden genommen und den Organismus in eine stabile Gesamtlage gebracht, so daß die Metallentfernung durchgeführt werden konnte.
Die zweite Mischung sollte in erster Linie die verbliebenen Restbeschwerden beeinflussen, hat aber dann spontan, ähnlich einem homöopathischen Konstitutionsmittel, den zentralen Blockadefaktor angestoßen. Nachdem der Störungen auslösende Zahn entfernt ist, können weitere Blütenmischungen ihre vollen Kräfte entfalten.

Fall 67: Reaktion auf Regionalanästhesie

Einer Patientin steht ein erheblicher Eingriff beim Zahnarzt bevor. Die Behandlung soll etwa 2 Stunden dauern, und es würden einige Injektionen notwendig sein.
Noch zu Hause nimmt die Patientin einige Tropfen *Rescue* direkt aus der

Konzentratflasche zur Vorbereitung auf die Behandlung; außerdem in der Praxis des Zahnarztes direkt vor Behandlungsbeginn etwas Korodin® zur Kreislaufstabilisierung.
Nach Verabreichung der Injektionen beginnt, infolge der Kreislaufbelastung, der Körper der Patientin relativ heftig zu zittern, so daß der Zahnarzt die Behandlung nicht beginnen kann. Einen Moment lang entsteht Ratlosigkeit. Dann bedeutet die Patientin der Assistentin des Zahnarztes, sie möchte ihr ein bestimmtes Fläschchen aus ihrer Handtasche geben. Sie nimmt erneut einige Tropfen *Rescue* – ein Seufzer der Erleichterung entringt sich ihr, und sie sagt „wir können anfangen".
Der Eingriff verläuft dann ohne weitere Komplikationen.

Fall 68: Kindliche Angst vor dem Zahnarzt

Patient 5 Jahre

Vorgeschichte

Der Junge kommt zu einer Routine-Untersuchung in die Praxis. Er hat ein paar stark defekte Zähne, die der Reihe nach behandelt werden. Er ist ein sehr verständiges, agiles Kerlchen, das bereitwillig bei der ersten Behandlung mitmacht, obwohl sie keineswegs angenehm ist. Er versteht sich sehr gut mit der Zahnärztin, ein gegenseitiges Vertrauen ist spürbar, und es wird ein weiterer Termin in einer Woche verabredet.

Situation

Beim nächsten Termin bricht der Junge zur großen Bestürzung der Zahnärztin schon beim Betreten der Praxis in heftiges, nicht enden wollendes Weinen aus, und er wehrt sich mit Händen und Füßen dagegen, mit seiner Mutter ins Wartezimmer zu gehen. Mit sanfter Gewalt scheint sie ihn wenigstens dort hinbringen zu können, aber das Weinen wird immer heftiger und panischer.

Verordnung

Es werden ihm in einem kleinen Becher mit Wasser ein paar Tropfen *Rescue* zubereitet und nach dem Grund seiner Angst gefragt. Die letzte Behandlung sei im „nachhinein noch sehr schmerzhaft gewesen". Es wird großes Verständnis für seine Angst gezeigt und der Grund für die vergangenen Schmerzen erklärt. Er bekommt einen Schluck „Blütenwasser" gegen seine Angst.

Ergebnis

Nach längerem Überlegen trinkt er die Bach-Blüten und geht dann mit der Zahnärztin in das Behandlungszimmer. Während der Zahnbehandlung ist er sehr aufmerksam, ruhig und wieder vollkommen ansprechbar. Die Behandlung kann ohne Zwischenfälle zu Ende geführt werden.

Fall 69: Kokzygodynie

Patientin 50 Jahre

Beschwerden

Die Patientin leidet seit einem Jahr an unerklärlichen Schmerzen, die vom Kreuzbein ausgehen und auf die Oberschenkel-Innenseite sowie auf das Schambein ausstrahlen und ihr jegliche Bewegung des Beines, speziell das Heben, beinahe unmöglich machen.

Anamnese und Befund

Auf die bisherige medikamentöse Therapie hat sie nicht angesprochen, und die zweiwöchige stationäre Untersuchung hat keinen Befund ergeben. Ihr Hauptproblem liegt in der großen körperlichen Belastung, die ihr Beruf mit sich bringt, und daß sie diese berufliche Streßsituation noch 5 Jahre aushalten muß.
Sie hat Angst, innerlich loszulassen, um nicht eine Kurzschlußhandlung zu begehen. Unangenehme Situationen überspielt sie mit Freundlichkeit. Die Patientin glaubt, ihrer Verantwortung nicht gewachsen zu sein. Große Müdigkeit mit körperlicher und seelischer Erschöpfung sind die Folge.

Diagnose

Kokzygodynie.

Therapie

Zehn Akupunktur-Behandlungen, nach der 3. Behandlung:

1. Bach-Blüten-Kombination

Olive	– Vollkommene körperliche und seelische Erschöpfung
Oak	– Muß durchhalten
Cherry Plum	– Angst, innerlich loszulassen, Angst vor Kurzschlußhandlungen
Elm	– Fühlt sich von der Verantwortung überfordert
Hornbeam	– Morgenmüdigkeit.

Verlauf

Nach der 2. Woche der Bach-Blüten-Einnahme plötzliches Wiederauftreten der bereits gebesserten Beschwerden, nach weiterer zweiwöchiger Therapie völlige Beschwerdefreiheit.

2. Bach-Blüten-Kombination (bei Bedarf)

Agrimony – Um unangenehme Situationen besser bewältigen zu können.

Verlauf

Danach wich die Fassade von Fröhlichkeit und Sorglosigkeit und wurde zu echter innerer Harmonie.

Langzeit-Ergebnis 1 1/2 Jahre später

Die Patientin fühlt sich gesundheitlich, beruflich und privat rundum wohl, beruflicher Aufstieg in die Chefetage.

Fall 70: Ischialgie-Syndrom

Patientin 50 Jahre, Hausfrau

Beschwerden

Ischialgie mit Rückenschmerzen.

Anamnese

Keine wesentlichen Vorerkrankungen, Sectio 1976, Schlafstörungen seit mehreren Wochen wegen der Asthma-Erkrankung des Ehemannes.
Seit 4 Wochen linksseitige Ischialgie mit Rückenschmerzen.
Patientin leidet darunter, daß der Ehemann verantwortungslos mit seiner Krankheit umgeht, sich nicht an den Rat der Ärzte hält, trotz seines Asthmas raucht und auch nachts häufig Zuwendungen von ihr fordert. Sie müsse für ihn sorgen wie für ein kleines Kind. Dabei sei sie schon dadurch ausgelaugt, daß sie im letzten Jahr ihre Mutter pflegen mußte. Sie war der Situation überdrüssig, machte sich aber auf der anderen Seite große Sorgen um den Mann.

Befund

Lasègue links positiv bei 20 Grad, bei leichter Sensibilitätsabschwächung des linken Beines im Bereich L4.

Diagnose

Ischialgie-Syndrom.

Bisherige Therapie

Schulmedizinische Behandlung war ohne Erfolg geblieben.
Hier erschien die Patientin das erste Mal am 2. Dezember 1991. Zunächst wurde eine Neuraltherapie durchgeführt mit Intrakutanquaddeln und Injektionen am linken Ischiasnerv.
Nach vierwöchiger Behandlung zeigte sich zwar eine gewisse Besserung, aber insgesamt war der Behandlungserfolg noch unbefriedigend. Angesichts der familiären Belastungen der Patientin Entschluß zur Bach-Blütentherapie.

1. Bach-Blüten-Kombination 3.1.1992

Centaury	– Kann sich nicht gegen die überzogenen Ansprüche ihres Mannes abgrenzen
Hornbeam	– Allgemeiner Überdruß und Gefühl des Ausgelaugtseins
Red Chestnut	– Ständige Sorge um den Gesundheitszustand ihres Ehemannes
Water Violet	– Neigt dazu, diese Probleme allein mit sich abzumachen.

Verlauf

Nach 1 Woche berichtet die Patientin, daß sie sich insgesamt gelassener fühlt und mehr Lebensfreude hat, beispielsweise abends wieder strickt, was sie seit Wochen nicht mehr gemacht hat.
Keine Erstreaktionen.
6.2.1992: Der Patientin geht es sehr gut, weder der Rücken noch das Bein macht Beschwerden. Die Patientin schläft jetzt wieder gut.
30. 3.1992: Die Patientin erzählt, daß es in der letzten Zeit mehr Ärger mit ihrem Mann gegeben hat, daß sie innerlich aber besser auf Abstand gehen konnte als früher.

2. Bach-Blüten-Kombination 30.3.1992

Wiederholung der 1. Bach-Blütenmischung.

Verlauf und Abschluß der Therapie 5.5.92

Die Patientin berichtet, daß sie sich wesentlich ausgeglichener fühlt und kaum noch Rückenschmerzen hat. Das Verhalten des Ehemannes habe sich zwar nicht geändert, aber sie könne sich jetzt deutlich besser abgrenzen und es eher akzeptieren, daß es seine Verantwortung ist, wie er mit

sich umgeht.
Da noch leichte Verspannungsbeschwerden im LWS-Bereich bestehen, wurde noch eine ergänzende krankengymnastische Behandlung verordnet.
Die Patientin ist weitgehend beschwerdefrei.

Anmerkung

Durch den alleinigen Einsatz der Bach-Blüten konnte eine hartnäckige Ischialgie innerhalb weniger Wochen komplett beseitigt werden, ohne daß Analgetika oder Antirheumatika nötig wurden, die sich zudem bei der früheren Therapie als unwirksam erwiesen hatten.
Ausschlaggebend für den Behandlungserfolg war wohl die zunehmende Gelassenheit der Patientin und ihre neuerwachsende Fähigkeit, sich gegenüber den problematischen Verhaltensweisen des Ehemannes emotional besser abgrenzen zu können.

Fall 71: Kurpatientin

Patientin 59jährig, Musiklehrerin, unverheiratet

Situation

Stationäre Behandlung in unserer Klinik wegen Zustand nach Mamma-Amputation li., Asthma bronchiale, Rhinitis vasomotorica (Heuschnupfen-Symptomatik), gehäufte Infektanfälligkeit, Hypercholesterinämie und larvierte Depression (nicht in den Unterlagen vermerkt – aber eindeutig vorhanden).

Anamnese

Heuschnupfensymptomatik und Asthma (Schwerpunkt Juli/August) kontinuierlich seit 1945. Stauballergie.
Menopause 1980.
Neigung zu starker Erschöpfung, labilem Hochdruck, vermehrtem Durst, Blähungen, Nacken- und Rückenschmerzen (insbesondere in Verbindung mit Hämorrhoidal-Beschwerden).

Therapie

In der Klinik Durchführung einer 25tägigen Heilfastenbehandlung nach Buchinger mit anschließendem diätetischen Aufbau.
Parallel zur Umstimmung wiederholter Einsatz von Neuraltherapie, insbesondere paravertebral zur Beeinflussung der Lunge, an den Nasennebenhöhlen im Zusammenhang mit der allergischen Heuschnupfen-Symptomatik sowie an der Operationsnarbe (li. Brust). Hierdurch – rein körperlich gesehen – immer nur vorübergehende Beschwerdemilderung gegeben.

Die Pat. wirkte in der ersten Hälfte der stationären Behandlung in sich abgekapselt, stark introvertiert, sehr zurückhaltend. Über ihre persönlichen Probleme konnte und wollte sie nicht sprechen. Die häusliche Situation, d.h. Verhältnis zum früheren Gatten (tot oder geschieden), blieb für uns lange unklar. Sie lebt aber augenscheinlich mit ihrer über 80jährigen Mutter zusammen.

1. Bach-Blüten-Kombination

(Spontanwahl)

Rescue	–	Akuter Zustand
Star of Bethlehem	–	Unverarbeitete seelische oder körperliche Erschütterung
Sweet Chestnut	–	Innere Ausweglosigkeit
Chicory	–	Besitzergreifende Persönlichkeit
Agrimony	–	Verbirgt ihre inneren Gedanken und Gefühle
Elm	–	Fühlt sich Anforderungen nicht gewachsen
Crab Apple	–	Reinigungswunsch.

Verlauf

Die Patientin hatte in den letzten Jahre so gut wie nie geträumt. Nach Einnahme der Bach-Blüten-Mischung sah sie in Form von Visionen oder Tagträumen die nachstehend beschriebenen Bilder, welche sie sofort nach Auftreten zu Papier brachte:

Bild 1 auf Farbtafel III (vor S. 29) wurde unmittelbar nach dem Gespräch gemalt. Sie selbst bemerkt dazu: beim Malen Gefühle von Wut und Ärger. Körperliches Empfinden von Tränen bis zum Brechreiz. Bei der Arbeit starkes Gähnen und danach Erschöpfung.
Das Bild scheint uns zu *Sweet Chestnut, Star of Bethlehem* gut zu passen. Eine häßliche Narbe, ein Krebsgeschwür. Die Farbe Rot, die Verwundung, aber auch Belebung zeigend, schwarze, nach außen drängende Stacheln wie ein Igel; dazu die eigene Haltung: körperlich mit Asthmabeschwerden kämpfend, um freie Atmung ringend, zu ihrer Umgebung sehr freundlich, entgegenkommend, will aber nicht in sich hineinblicken lassen (*Agrimony*!).

Das Bild 2 wurde zwei Stunden nach dem ersten Bild gemalt. „Das Bild ist noch bedrohlicher geworden, obwohl ich es in der Entspannung anders sah und fühlte." Wir haben den Eindruck, daß eine persönliche Entfaltung beginnt, die noch durch das Dunkle eingeengt wird. Verletzungen, die Wunden, sind in der Farbe Rot zu sehen.

Bild 3 „gleich anschließend". Die Patientin sagt: „Inzwischen ist im Halsbereich wieder 'die Platte'. Tränen konnte ich noch immer nicht weinen."

Im Lauf der nächsten Tage bekommen wir immer wieder einige Bilder zu sehen. Die Patientin spricht etwas leichter, mit mehr Wärme. Sie wirkt äußerlich nicht mehr so eingeschlossen, eingerüstet.

Die nächsten drei Bilder entstanden in einer Phase, in der die Pat. versuchte, das Verhältnis zu der Mutter zu verändern.

Bild 4: Das graue Knäuel – sicher die übermächtige Mutter. Unten das kleine rote Knäuel, die eigene Person (*Larch* als Blüte für später zu berücksichtigen). Über ihre Atemwegsbeschwerden, die Enge im Hals, hatte die Patientin während des klinischen Aufenthaltes kaum geklagt. Eigentlich nur freundlich gelächelt.
In diesem Bild erscheint sie selbst wie ein zusammengedrücktes Schmerzknäuel. Eine Spur dieses Kreises liegt schon außerhalb des „Mutterknäuels". Sie versucht, sich zu befreien.

Bild 5: Der Versuch der Befreiung kommt schon deutlicher zum Ausdruck. Knäuel mit elegantem Schweif. Die Größenverhältnisse stimmen noch nicht.

Das 6. Bild zeigt jetzt die beiden gleichgroßen Knäuel, sie selber eher rot, die Mutter grau. Beide Persönlichkeiten jetzt gleichgewichtet, stabil, auch in der Verbindung geordneter erscheinend. Anteile von Depressionen und Schmerzen in unterschiedlicher Gewichtung bei beiden Persönlichkeiten gegeben.

Bild 7 wurde sechzehn Tage nach Beginn der Bach-Blütentherapie gemalt. „Abends ein weiterer Tagtraum: Aus dem Feuer wurde eine zarte Seerose." Die Patientin ist jetzt schon deutlich freier, befreiter. In diesem etwas verhaltenen Bild die Andeutung einer Morgendämmerung; die Fische Lebendigkeit und geistige Nahrung symbolisierend, die Seerose zeigt: Die eigene Persönlichkeit kommt zur Entfaltung.

Bild Nr. 8: Die Seerose entwickelt Standfestigkeit (erdige Farben). Die Patientin ist imstande, eigene Fülle zu entwickeln.

Zu diesem Zeitpunkt endet die stationäre Therapie. Die Patientin bekommt die Verordnung der angegebenen Bach-Blüten mit nach Hause.
(Für die Mutter stellten wir auch eine Bach-Blütenmischung zusammen, und zwar *Chicory, Red Chestnut, Rock Water, Heather* und *Holly*.)

Weiterer Verlauf

Die Patientin hat die Bach-Blüten regelmäßig weiter genommen. Ihrer Mutter gab sie die Bach-Blütenmischung zusätzlich zu ihren Medikamenten, allerdings nicht ganz regelmäßig. Die Mutter las auch selbst das Bach-Blüten-Buch, wurde augenscheinlich ruhiger und starb knapp 2 Monate später friedlich nach kurzer Krankheit.
Die Patientin selbst ist insgesamt widerstandsfähiger, leistungsfähiger, hat gerade einen grippalen Infekt deutlich besser als früher überstanden.

Schuldgefühle, die im Zusammenhang mit der Mutter wieder auftreten, müßten mit den entsprechenden Bach-Blüten behandelt werden.

Von ihrem 22jährigen Sohn, der noch bei ihr lebt und augenscheinlich sehr selbstbewußt ist, lernt sie, wie man sich besser durchsetzt (*Larch, Pine, Centaury*). Sie möchte weiter Bach-Blüten nehmen, sooft es der Beruf zuläßt.

Ergebnis

Ein Anfang ist gemacht. Ein in sich völlig verschlossener, abgekapselter Mensch lernt mit Hilfe der Bach-Blüten, sich zu öffnen und wieder am Leben teilzunehmen. Die Therapie muß fortgesetzt werden. Die Patientin wird voraussichtlich innerhalb des nächsten Jahres zu einer weiteren stationären Behandlung kommen.

Fall 72: Bach-Blüten und F.-X.-Mayr-Kur (1)

Patient 29 Jahre, Polizist, verheiratet, 1 Kind

Beschwerden

Der Patient kommt primär wegen somatischer Beschwerden in die Ordination: Blähungen, Müdigkeit, vor allem nach dem Essen, unkontrolliertes Essen bei Belastungen, rezidivierende Lumbalgien, frontotemporaler migräneartiger Kopfschmerz (besonders bei Streß und Anspannung klopfender Druck unter den Augen).
Entschlackungswunsch.

Anamnese

Der Patient fühlt sich von seiner augenblicklichen Lebenssituation total überfordert. Er hatte im letzten Jahr eine Freundin, die (von ihm ungewollt) schwanger wurde und das Kind auch austrägt.
Seine Gedanken kreisen um die beiden Frauen, sind voller Schuldgefühle.
Er hat sich für die Ehe entschieden, steckt aber dennoch emotional im Zwiespalt zwischen beiden Frauen und befürchtet „schwach zu werden“, wenn die Freundin auf ihn Druck ausüben sollte.
Insgesamt ist er innerlich unruhig, mit seiner Situation (auch beruflich) irgendwie unzufrieden und von einem allgemeinen „Lebensfrust“ erfaßt.

Wesentliches aus dem Status nach F. X. Mayr

Entzündlicher Gas-Kot-Bauch, massive Entenhaltung (starke Lendenlordose an der oberen LWS); ausgeprägter Leberbuckel, Leber 2. Querfinger unter dem Rippenbogen; hochgradige Defencen beidseits des Nabels;

Dickdarm schmerzhaft und schlecht tastbar, im Liegen Lordose von 2 QF (Querfinger).

Diagnose

Enteropathiesyndrom nach Mayr mit Lumbalgien, rezidivierende Cephalea, psychosoziale Belastung.

Therapie

Zunächst zur seelischen Stabilisierung 2 Wochen nur Bach-Blütentherapie, danach Mayr-Kur.

1. Bach-Blüten-Kombination 6.11.92

Elm	–	Überforderung
Star of Bethlehem	–	Schock durch die Schwangerschaft der Freundin
Scleranthus	–	Emotionaler Zwiespalt
White Chestnut	–	Gedankliche Fixierung
Pine	–	Hat Schuldgefühle und Selbstvorwürfe
Centaury	–	Angst, nicht nein sagen zu können
Wild Oat	–	Allgemeine Unzufriedenheit und Unsicherheit bezüglich seiner Lebensplanung.

Entschlackungskur nach F. X. Mayr ab 20.11.92

Für 2 Wochen erweiterte Milchdiät (Milch-Semmel-Topfen morgens, Milch-Semmel-Topfen-Suppe mittags), danach Nahrungsaufbau mit der milden Ableitungsdiät nach Dr. Rauch (3 Wochen).
Der Patient führt die Entschlackungskur mit großer Begeisterung und Disziplin durch.

Verlauf

Nach 2 Wochen Bach-Blüteneinnahme wesentliche Besserung: „Der seelische Knoten hat sich gelöst", der Patient ist ruhiger, ausgeglichener, hat seine Entscheidung getroffen, hat aber noch Angst vor seiner Schwäche; er spricht sehr viel und schnell, sieht vor allem seine eigenen Probleme; beruflich überfordert er sich zur Zeit, um alles perfekt zu machen.

2. Bach-Blüten-Kombination

Star of Bethlehem	–	s.o.
White Chestnut	–	s.o.
Centaury	–	s.o.
Wild Oat	–	s.o.
Heather	–	Ich-Bezogenheit
Vervain	–	Perfektionismus.

Ergebnis

Wesentliche Verbesserung der Entenhaltung, Lordose 1 QF, kein Druckschmerz mehr, Leber verkleinert sich um 1 1/2 QF, 6 kg Gewichtsreduktion, das vorher stark ausgeweitete Dünndarmkonvolut zeigt einen verbesserten Tonus (Dünndarmmaße DDM vor Therapiebeginn: bds 0, nach Kurende: re 2, li 1 1/2).
1 1/2 Monate nach der Kur sind keine Kopfschmerzen, Augensymptome oder lumbalgiforme Schmerzen aufgetreten. Der Patient fühlt sich körperlich ausgezeichnet und gibt eine entscheidende Verbesserung seines seelischen Zustandes an.
Zur Sicherheit möchte er aber noch eine Blütenmischung mitnehmen, die seinen Willen stärkt, die Stabilität fördert und ihm hilft, mit gelegentlich noch aufkeimenden Schuldgefühlen in Überforderungssituationen besser umzugehen.

3. Bach-Blüten-Kombination

Centaury	– s.o.
Scleranthus	– s.o.
Pine	– s.o.
Elm	– s.o.
Honeysuckle	– Um das Vergangene abzuschließen.

Anmerkung

In diesem Fall war der Wunsch nach Entschlackung eher ein Ausdruck des allgemeinen Wunsches des Patienten nach „Reinigung“ von seinen Belastungen. Eine Mayr-Kur ohne begleitende Bach-Blütentherapie hätte wohl seine körperlichen Beschwerden und seine energetische Lage verbessert, aber nicht zu einer so „umfassenden Reinigung und Neuordnung“ geführt.
Auch sein unkontrolliertes Essen bei Überbelastung als Ausdruck mangelnder Konfliktbewältigung wurde durch die Bach-Blütentherapie wesentlich reduziert.

Fall 73: Bach-Blüten und F.-X.-Mayr-Kur (2)

Patientin 50 Jahre, geistliche Schwester, Erzieherin in einem Mädchenpensionat

Beschwerden

Kreislaufschwäche, Konzentrationsstörungen, Erschöpfungszustände, Migräne mit Erbrechen bei Kaffeeentzug (mind. 3 Tassen tägl.), brennender flüssiger Abgang kleiner Stuhlmengen, Blähungen, Schlafstörungen (seit ca. 1 Jahr ab 3.00 Uhr morgens munter).

Anamnese

Die Patientin leidet unter starken Stimmungsschwankungen (von depressiver Stimmung bis zu großer idealistischer Begeisterung). Sie fällt fast bei jeder Tätigkeit nach kurzer Zeit in eine „meditative Abwesenheit", vertieft sich lange und intensiv in ihre Gebete und hat Schwierigkeiten, den konkreten Anforderungen des Alltags gerecht zu werden.
Ihre Erschöpfung ist vor allem mentaler Natur. Ihr Nervensystem reagiert auf kleinste Reize sehr sensibel mit vegetativen Symptomen.
Insgesamt wirkt die Patientin sehr bescheiden, etwas unsicher, sehr vergeistigt.

Status nach F. X. Mayr

Großtrommelträger-Haltung, massiv geblähtes Abdomen, Defencen über Magen und Colon ascendens, epigastrischer Winkel 75 Grad, Leber 2 QF unter d. Rippenbogen, Bauchmaß bds 4 QF, perianale Rötung.

Diagnose

Enteropathie nach Mayr, psychovegetativer Erschöpfungszustand mit Schlafstörungen, arterielle Hypotonie, rezidivierende Migränen.

Therapie (ab August 1992)

F.-X.-Mayr-Entschlackungskur:
3 Wochen Milch-Semmel-Topfen morgens und mittags, danach 3 Wochen Nahrungsaufbau mit der milden Ableitungsdiät nach Dr. Rauch.
Zusätzlich: pflanzliche Kreislauftropfen.

1. Bach-Blüten-Kombination

Scleranthus	– Stimmungsschwankungen
Clematis	– Gedankliche Abwesenheit
Hornbeam	– Mentale Überforderung
Rock Rose	– Vegetative Empfindlichkeit.

Verlauf

Nach 3 Wochen ist die Stimmung stabil, die Patientin fühlt sich seelisch sehr wohl.
Sie beginnt sich selbst mit der Bach-Blütentherapie zu beschäftigen; entdeckt, daß die Clematis schon immer ihre Lieblingspflanze war. Sie hat ganz klare Träume und ist auch im Alltag „präsenter".
Die 1. Mischung wird weiter eingenommen.

Nach Beendigung der F.-X.-Mayr-Kur ist die Patientin körperlich beschwerdefrei (das Afterbrennen hatte bereits nach 4 Tagen aufgehört und sich während der ganzen 6 Wochen nur einmal bei einer konzentrierten Ausscheidung alter Stuhlreste wiederholt).
Kaffee wird nicht mehr benötigt, die Kreislauftropfen werden 1 x tägl. weitergenommen: Migräne ist seither keine mehr aufgetreten.

Letzte Kontrolle im März 1993

Die Patientin hatte durchgehend die obige Mischung eingenommen und berichtet über große Veränderungen in ihrem Leben:
Sie wird ihr Kloster verlassen und in einem anderen Haus als Hausoberin eingesetzt. Zunächst hatte sie große Angst vor dieser Aufgabe, ist sich jetzt aber sicher, daß sie sie meistern wird. Für diese bedeutende neue Lebensphase wird ihr eine neue Blütenmischung empfohlen, die sie selbst bei Bedarf einsetzen wird.

2. Bach-Blüten-Kombination

Walnut	– Zur Anpassung an die neue Lebenssituation
Elm	– Gegen vorübergehende Angst vor der übergroßen Aufgabe
Scleranthus	– s.o.
Clematis	– s.o.
Mimulus	– Bei Ängstlichkeit und Empfindlichkeit.

Status nach F.X. Mayr bei Kurende

Gewichtsreduktion um 11 kg, Haltung wesentlich gebessert, keine Blähungen mehr, epigastrischer Winkel 30 Grad, Leber am Rippenbogen, Bauchmaß re 1 1/2, li 2 1/2, Zwerchfellstand von 3. Rippe bei Kurbeginn auf 5. Rippe verbessert.

Anmerkung

Die Bach-Blüten halfen der Patientin, bei der Kur aktiv mitzuarbeiten, da durch die Einnahme die Aufmerksamkeit und Konzentrationsfähigkeit gestärkt wurde, so daß trotz der Intensivkur keine negativen psychischen Erstreaktionen (Nervosität, Depression) auftraten und es zu einer raschen Besserung der mentalen Komponente ihrer Erschöpfung kam.
Die hochsensible Patientin hat eine strenge Milch-Semmel-Kur ohne die geringsten Schwierigkeiten absolviert.

Fall 74: Bericht: Bach-Blütentherapie in der kassenärztlichen Praxis

Die Bach-Blüten werden in unserer Praxis im Rahmen der allgemein-medizinischen Kassenarzt-Sprechstunde in größerem Umfang bei chronischen Erkrankungen und meist als hauptsächliche Therapie verordnet. Ergänzend kommen als weitere Behandlungsmethoden zur Anwendung: die Neuraltherapie und Mikrowellenbehandlung bei den Erkrankungen der Bewegungsorgane, homöopathische Einzelmittel bei akuten Exazerbationen bzw. Infekten, teilweise auch homöopathische Komplexmittel, und in selteren Fällen, wenn es aufgrund eines ausgeprägteren Beschwerdebildes vorübergehend notwendig erscheint, auch schulmedizinische Arzneien. Eine weitere Behandlungsmethode ist die Hildegard-Therapie, die wir bei akuten und chronischen Erkrankungen zusätzlich anwenden.

Der konkrete Ablauf der Behandlung bzw. Therapieplanung gestaltet sich folgendermaßen: Beim ersten Arzt-Patienten-Kontakt schildert, wie im allgemeinen üblich, der Patient zunächst seine Beschwerden, die genau protokolliert werden. Durch Zusatzfragen von meiner Seite wird dann das gesamte derzeitige Beschwerdebild erstellt und präzisiert. Schon während dieses ersten Gesprächs versuche ich zu klären, inwieweit der Patient selbst Zusammenhänge zwischen seinem seelischen Befinden oder seiner Lebenssituation und seinen Beschwerden erkennt. Darüber hinaus werden eine gründliche Eigenanamnese und Familienanamnese erstellt und, entsprechend dem Krankheitsbild, eine körperliche Untersuchung, eine Blutentnahme und ein EKG durchgeführt. Daraufhin wird mit dem Patienten der Behandlungsplan besprochen und ihm, soweit dies sinnvoll erscheint, das Angebot einer Bach-Blütentherapie gemacht.

Je nach Komplexität des Falles wird dann ein weiterer Gesprächstermin im Rahmen der kassenärztlichen Sprechstunde vereinbart oder aber ein Fallaufnahmetermin, wenn absehbar ist, daß zur Besprechung der Gesamtproblematik ein höherer Zeitaufwand notwendig ist. Für diese Fallaufnahme wird mit dem Patienten eine Sondervereinbarung getroffen, die so aussieht, daß er für die Fallaufnahme, die in der Regel 30 – 40 Minuten dauert, eine einmalige Eigenleistung von DM 100.- erbringt. Die weitere Therapie wird dann über den Krankenschein abgerechnet, wobei ich mich vorwiegend der Gebührenordnungsziffern 10, 825 und 851 bediene, also überwiegend Ziffern, die für eine psychosomatische Betreuung des Patienten vorgesehen sind.

Zusammen mit den diagnostischen Leistungen und der Neuraltherapie läßt sich so ein Scheindurchschnitt erzielen, der dem Durchschnitt der Kollegen der gleichen Arztgruppe in etwa entspricht. Dabei muß man allerdings berücksichtigen, daß durch diese Arbeitsweise pro Patient ein deutlich höherer Zeitaufwand notwendig ist, als dies in den üblichen Allgemeinpraxen der Fall ist, d. h. daß wir in der Regel nur drei bis vier feste Patiententermine pro Stunde vergeben können und versuchen, akute unangemeldete Fälle dazwischenzuschieben. Es scheint mir jedoch realistisch, dieses Vorgehen bis zu einer Praxisgröße von 600 – 700 Scheinen pro Quartal anzuwenden.

Hierfür ist jedoch Voraussetzung, daß der behandelnde Arzt über eine gute Kenntnis der einzelnen Bach-Blütenkonzepte verfügt und so in der Gesprächsführung geübt ist, daß eine schnelle und gründliche Erfassung der wesentlichen derzeitig vorliegenden Konfliktbereiche möglich ist. Man möge sich das so vorstellen, daß der Behandler im Gespräch kontinuierlich die vom Patienten angebotenen Konfliktinhalte in die entsprechenden Bach-Blüten „übersetzt" und auf seinem Arbeitszettel ankreuzt und danach unklare Punkte durch Nachfragen zu konkretisieren versucht. Dabei spielt natürlich auch die Erfassung der vom Patienten „ausgesandten" nonverbalen Signale und sein an den Tag gelegtes Verhalten eine wichtige Rolle.

Während der zweiten Therapiesitzung strebe ich als Resultat die erste Bach-Blüten-Verordnung an. Allen Patienten wird zur Auflage gemacht, vor dieser Sitzung den großen Bach-Blüten-Fragebogen auszufüllen, damit so die ganze Problematik nach Möglichkeit schon in den Ansätzen erfaßt werden kann. Während dieser Sitzung geht es hauptsächlich um die momentane psychische Befindlichkeit des Patienten und um seine Lebenssituation. Soweit erkennbar, werden jedoch auch schon typische Wesenszüge mitberücksichtigt. Die Zahl der zu verordnenden Blüten ist im allgemeinen nicht festgelegt, sondern richtet sich in der Hauptsache nach der erkennbaren Notwendigkeit. Hierbei hat sich gezeigt, daß besonders in komplizierten Fällen und bei großem Problemdruck im Anfang der Behandlung oftmals eine größere Anzahl verschiedener Einzelblüten pro Einnahmeflasche notwendig ist.

Nach einer Woche wird der Patient wieder bestellt und der Verlauf besprochen. Im allgemeinen läßt sich nach dieser Zeit gut beurteilen, ob die gewählte Arzneimittelkombination gut paßt oder ob sie unvollständig erscheint. Letzteres ist hauptsächlich daran erkennbar, daß bestimmte Gemütszustände an Schwere zunehmen, d.h. daß es dem Patienten in bestimmten Bereichen schlechter geht. Meistens lassen sich die noch nicht erfaßten Zustände relativ einfach herausarbeiten, so daß durch die Apotheke die noch fehlenden Essenzen der Arzneiflasche hinzugefügt werden können.

Eine weitere Verlaufsbesprechung erfolgt dann in der Regel nach 2 bis 3 Wochen, je nach Schwere des Zustandsbildes und dem bisherigen Verlauf. Außerdem hat der Patient die Möglichkeit, sich bei Verschlechterungen oder Unklarheiten auch zwischendurch zu melden. In der Regel können dann im weiteren Verlauf die Behandlungsintervalle verlängert werden, und meistens läßt sich dann auch die Zahl der pro Einnahmeflasche verordneten Blüten-Essenzen deutlich reduzieren, so daß gegen Ende der Behandlung nur die jeweils zur Zeit vorherrschenden wichtigsten Wesenszüge durch die entsprechende Blüten-Essenz abgedeckt werden.

Den größten zeitlichen Aufwand erfordert die Erstellung der ersten Blüten-Kombination bzw. die Überarbeitung der gesamten Verordnung, wenn die Behandlung unzureichend ins Laufen kommt. Hierfür sind in der Regel 20 – 40 Minuten als Gesprächsdauer anzusetzen. Die späteren Verordnungen sind dann einfacher, so daß man im allgemeinen mit 10 – 20 Minuten Gesprächsdauer auskommt, wobei die Mitarbeit des Patienten natürlich eine wesentliche Rolle spielt.

Eine etwas andere Vorgehensweise besteht darin, daß man schon im ersten Arzt-Patienten-Kontakt anhand der Beschwerdenschilderung des Patienten und entsprechender Nachfragen eine Bach-Blüten-Kombination verordnet. Diese kommt vor allem bei den Patienten in Betracht, bei denen primär Zusammenhänge zwischen Wesensart und/oder psychischer Befindlichkeit und dem Beschwerdebild erkennbar sind, die aber aufgrund ihrer Einfachheit, ihres Alters oder mangelnder Resonanz für eine psychosomatische Betrachtungsweise für eine Fallaufnahme weniger in Betracht kommen. Beispiele hierfür wären u.a. einfach strukturierte Menschen der Landbevölkerung, sehr alte Menschen oder geistig retardierte Patienten.

Hierbei ist natürlich ein anderes Gesprächsvorgehen notwendig, indem man etwa anwesende Begleitpersonen nach Auffälligkeiten im Wesen, Verhalten oder der Stimmung des Patienten befragt oder sich mit dem Patienten in einer seinem Lebensmilieu angemessenen Weise über seinen Tagesablauf, seine Arbeitsbelastung und evtl. vorhandene Sorgen unterhält. Da die aktuellen Gemütszustände sich im alltäglichen Erleben immer niederschlagen und durch sorgfältige und sensible Befragung im allgemeinen erkennen lassen, sind auch auf diese Weise oft recht gut passende Bach-Blüten-Kombinationen und entsprechend positive Behandlungsverläufe zu erzielen.

Ein abschließendes Beispiel möge die letzte Vorgehensweise etwas verbildlichen:

Patientin, 81 Jahre; vor einem halben Jahr „verschleppte Grippe", von der sie sich schlecht erholt hat; seither häufig Schwindel und Kopfschmerzen; seit zwei Wochen häufig starke Schmerzen in der Herzgegend und Herzstolpern, wofür die Patientin ein Antiarrhythmikum und Nitrolingual® bekommt, allerdings ohne Erfolg. Digitalisierung mit 1 x 1 Novodigal® seit Jahren.

Die Frau hat ein hartes Leben hinter sich, habe sich „das alles etwas anders vorgestellt", hat jetzt einen schwerkranken Mann zu versorgen, kümmert sich wie eh und je um den Haushalt und Garten, sei gewohnt, schwer zu arbeiten. Sie habe mit niemandem Streit und gebe eher nach, als auf ihrem Recht zu beharren. Probleme mache sie mit sich alleine aus, da sie damit niemand belasten möge. Allerdings rege sie sich innerlich oft sehr auf und müsse manchen Ärger unterdrücken. Im Moment habe sie auch Angst, daß sie eine ernstere Herzerkrankung habe.

Diese Details wurden in einem ca. 20minütigen Gespräch erhoben und daraufhin die erste Bach-Blüten-Verordnung erstellt:

Holly, Mimulus, Oak, Olive, Water Violet, White Chestnut, Willow.

Für die Herzschmerzen wurden Galgant-Tabletten (aus der Hildegard-Medizin) verordnet, die jeweils sehr schnell die Beschwerden zum Abklingen brachten, und dann nur noch selten benötigt wurden. Nach 6 Tagen berichtete die Patientin, daß sie sich schon wieder kräftiger fühle und daß Kopfschmerzen und Schwindel weitgehend verschwunden seien. Außerdem sei sie innerlich ruhiger geworden. Nach einer weiteren Woche waren die Herzbeschwerden soweit abgeklungen, daß das Antiarrhythmikum abgesetzt werden konnte; erhebliche Besserung des Allgemeinbefindens und der Stimmung. Wegen einer leichten Ängstlichkeit, die mehr einem Mangel an Selbstvertrauen entsprach, bekam die Patientin in ihre Mischung *Larch* hinzu.

Eintragung auf dem Krankenschein für die erste Konsultation einschließlich Ganzkörperstatus und EKG:

Diagnose: funktionelle Herzbeschwerden psychosomatischer Genese, Verdacht auf koronare Herzkrankheit, Erschöpfungszustand.

Ziffern: 60, 603, 851, außerdem Ziffern für Blutentnahme, BSG, kleines Blutbild und Laborstatus.

Hans Peter Kjer

Arzt für Allgemeinmedizin-Homöopathie

Anhang

A. Kriterien für Falldokumentation Original Bach-Blütentherapie

Für die Dokumentation der Original Bach-Blütentherapie in den deutschsprachigen Ländern und weitere Auflagen dieses Buches bitten wir um die Einsendung Ihrer Erfahrungen an das *Institut für Bach-Blütentherapie Forschung und Lehre, Mechthild Scheffer*, Eppendorfer Landstraße 32, 20249 Hamburg.

1. Patient/Alter/Geschlecht/Beruf
   Behandlung ambulant/stationär

2. Wesentliche anamnestische Daten

2a. Wesentlicher pathologischer Befund

3. Diagnose
   (bitte psychische und somatische Befunde eintragen)

4. Bisherige Therapie

5. Warum wurde die Bach-Blütentherapie eingesetzt

6. Wann begann die Behandlung mit Bach-Blüten–Konzentraten? (Datum)

7a. Auswahl bzw. erste Bach-Blüten-Kombination
   (mit kurzer Begründung der einzelnen Blüten)

8a. Wurden gleichzeitig andere Maßnahmen verordnet oder Therapien durchgeführt? Wenn ja, welche?

9a. Verlauf:
   Erstreaktionen, wenn ja – welche?
   Laborbefunde (wenn vorhanden)
   Zwischenbefund:
   objektiv: geheilt; gebessert; gering gebessert.
   subjektiv: beschwerdefrei; gebessert; gering gebessert; unbeeinflußt.

7b., 8b., 9b. – Gliederung wie oben

Zweite Bach-Blüten-Kombination
7c., 8c, 9c – Gliederung wie oben
Dritte Bach-Blüten-Kombination

10. Abschließende Beurteilung/Kommentar: usw.

B. Muster Patienteninformation Bach-Blütentherapie

Praxisstempel

Information zur Bach-Blütentherapie

Lieber Patient,

Zwischen Seele und Körper bestehen bekanntlich Wechselbeziehungen. Hinter einer körperlichen Erkrankung stehen oft unerkannte, negative Gefühle und seelische Blockaden wie Angst, Verbitterung, Mutlosigkeit, Unsicherheit und ähnliches.

Durch die Bach-Blütentherapie lassen sich Blockaden auf der Seelenebene auf natürliche Weise allmählich auflösen. Das seelische Gleichgewicht wird wieder hergestellt. Im Zustand der wiedergefundenen seelischen Harmonie können sich die Selbstheilungskräfte des Körpers wieder freier entfalten und wirksam werden.

Da durch die Bach-Blütentherapie Selbsterkenntnisprozesse angeregt werden, wird sie auch zur seelischen Gesundheitsvorsorge gegen Rückfälle und eventuelle künftige Erkrankungen eingesetzt.

Die Original Bach-Blütentherapie wurde vor rund 60 Jahren von dem bekannten englischen homöopathischen Arzt Dr. Edward Bach entwickelt und verbreitet.

Die 38 Bach-Blütenkonzentrate sind wäßrige Auszüge der Blüten von 38 wildwachsenden Pflanzen und Bäumen, die mit bestimmten menschlichen Seelenstrukturen in Beziehung stehen. Die Blüten werden heute noch an den von Edward Bach festgelegten englischen Fundorten in freier Natur gesammelt.

Zum praktischen Vorgehen

Bei einer Beratung (bitte Termin geben lassen) werden aus den 38 Bach-Blütenkonzentraten die für Ihre Situation zutreffenden Blüten ermittelt und auf einem Privatrezept verschrieben. In der Apotheke erhalten Sie dann eine Einnahmeflasche, in der Ihre individuelle Blütenmischung einnahmefertig enthalten ist.
Eine Behandlung chronischer Zustände sollte über mehrere Monate durchgeführt werden. In akuten Fällen genügt eine Einnahme von 4-8 Wochen.

C. Rezeptmuster

Verordnung einer Bach-Blüten-Einnahmemischung

Rp.	Bach Original Flower Concentrates	
	....	
	....	
	....	
	....	
	....	
	....	gtts. No. III
	Spirit. 45 %	10,0
	Aqu. font. (z. B. Volvic)	ad 30,0
	M.D.S.	
	4 x tgl. 4 Tr. direkt auf die Zunge	
	für Frau / Herrn	

Verordnung von Bach-Blütenkonzentraten (stock bottles)

Rp.	Bach Original Flower Concentrates	
	Nr. 39 Rescue	20,0
	Nr. 2 Aspen	10,0
	Nr.	....
	Nr. 39 Rescue Cream	27,0
	für Frau / Herrn	

D. Muster Patienteninformation Einnahmevorschriften

Praxisstempel

Lieber Patient,

Bitte lassen Sie Ihre Bach-Blütenmischung gegen Vorlage des Rezeptes in der Apotheke anfertigen. Nehmen Sie diese Mischung bis zum nächsten Termin (ca. 3 – 4 Wochen) regelmäßig ein.

Sollten Sie in den ersten drei Tagen vermehrt träumen oder Symptome früherer Erkrankungen kurzfristig wieder aufflackern, so ist dieses positiv zu werten. Es zeigt an, daß der seelische und körperliche Reinigungsprozeß in Gang gekommen ist. Sollten dennoch Fragen auftreten, so können Sie mich gerne anrufen.

Interessante Reaktionen schreiben Sie bitte täglich auf, damit sie bei Ihrem nächsten Besuch besprochen werden können. Vergegenwärtigen Sie sich auch immer wieder die positiven Seelenqualitäten, die Sie durch Abbau der negativen Gefühlsblockaden erreichen können.

Einnahmeverordnung Bach-Blütenmischung

Wenn nicht anders verordnet, beträgt die Standard–Einnahmemenge mindestens 4 x täglich 4 Tropfen aus der Einnahmeflasche, z.B.

- morgens zuerst ca. 10 Minuten nach dem Zähneputzen oder vor dem Frühstück
- mittags um 12:00 Uhr auf leeren Magen
- nachmittags gegen 17:00 Uhr auf leeren Magen
- abends zuletzt ca. 10 Minuten nach dem Zähneputzen.

Nach Bedarf können Tropfenanzahl und Einnahmehäufigkeit auch ohne Risiko erhöht werden. Zur Entfaltung der vollen Wirkung behalten Sie die Tropfen vor dem Herunterschlucken einen Moment lang im Mund.

Zubereitung und Einnahme von Rescue Nr. 39 aus dem Konzentratfläschchen

Geben Sie 4 Tropfen aus dem original Konzentrat–Fläschchen in ein kleines Wasserglas mit Wasser und trinken Sie diese Mischung über einen Zeitraum von ca. 15 Minuten verteilt, bzw. so lange, bis der gewünschte Effekt erreicht ist. Wenn nötig, ein zweites Glas zubereiten. In Situationen, in denen keine Flüssigkeit verfügbar ist, kann man Rescue Nr. 39 auch direkt aus dem Konzentrat–Fläschchen auf Lippen, Schläfen, Handgelenke oder in die Ellenbeuge träufeln.

Nach Angaben des Herstellers, Dr. Edward Bach Centre in England, können die original Bach–Blüten–Konzentrate von Menschen jeden Alters unbedenklich eingenommen werden. Es besteht keine Gefahr der Überdosierung. Nebenwirkungen wurden auch bei unzutreffender Auswahl der Konzentrate in 60 Jahren nicht beobachtet. Aufgrund der uns bisher bekannt gewordenen Erfahrungen wird die Wirkung der original Bach–Blütenkonzentrate weder durch die gleichzeitige Einnahme von Arzneimitteln beeinflußt, noch beeinflussen diese die Wirkung von Arzneimitteln, auch nicht die von homöopathischen Mitteln. Dies gilt ausschließlich bei vorschriftsmäßiger Anwendung der Methode.

E. Die Institute für Bach-Blütentherapie in den deutschsprachigen Ländern

Institute für Bach-Blütentherapie

Forschung und Lehre

Mechthild Scheffer

Lehrbeauftragte des

Dr. Edward BachCentre, England

für Deutschland, Österreich und die Schweiz

Deutschland: Institut für Bach-Blütentherapie Forschung und Lehre, Mechthild Scheffer GmbH, Postfach 20 25 51, D-20218 Hamburg, Tel.: 040/43 25 77 10, Fax: 040/43 52 53

Österreich: Institut für Bach-Blütentherapie Forschung und Lehre, Mechthild Scheffer GmbH, Börsegasse 10, A-1010 Wien, Tel.: 01/5 33 86 40-0, Fax: 01/5 33 86 40-15

Schweiz: Institut für Bach-Blütentherapie Forschung und Lehre, Mechthild Scheffer AG, Mainaustraße 15, CH-8034 Zürich 8, Tel.: 01/38 23 311, Fax: 01/38 23 319

Die angegebenen Stellen geben Informationen über alle Fragen zur Bach-Blütentherapie. Sie veranstalten Informationsvorträge und Ausbildungsseminare

F. Materialien zur Original Bach-Blütentherapie der Institute für Bach-Blütentherapie

- Fragebogen (ausführliche Fassung)
  25 Seiten, DIN A5, geheftet, 5er-Pack,
  152 Fragen zur Bestimmung der geeigneten Bach-Blüten-Konzentrate-Kombination

- Kompakt-Fragebogen (Kurzfassung)
  8 Seiten, geheftet, 10er-Pack,
  56 Fragen zur Bestimmung der geeigneten Bach-Blüten-Konzentrate-Kombination

- Poster „Bach-Blüten"
  Format 50 x 70 cm, vierfarbig,
  Das Bach-Blüten-System auf einen Blick mit positiven und negativen Seelenpotentialen

- Video-Kassette „Seelentherapie mit Blütenenergie"
  VHS 45 Minuten,
  Dokumentarfilm über die Bach-Blütentherapie, gedreht an den englischen Original-Schauplätzen des Wirkens von Dr. Edward Bach. Geeignet zur Einstimmung auf das Thema

- Ton-Kassette „Bach-Blütentherapie mit Mechthild Scheffer"
  90 Minuten
  Seite 1: Was ist die Bach-Blütentherapie? Die am häufigsten gestellten Fragen zur Original Bach-Blütentherapie
  Seite 2: Selbsthilfe in psychologischen Alltagssituationen

- Differential-diagnostische Übersichtstabelle im Format DIN A3 (Kapitel 6 des vorliegenden Buches).

Informationsreihe für Patienten

- „Der Weg zur seelischen Harmonie"
  48 Seiten, vierfarbig, Broschur,
  Handliche Broschüre mit den wichtigsten Kurzinformationen zur Bach-Blütentherapie und Kurzbeschreibung der 38 Bach-Blüten.

Informationsreihe für Tierärzte und Tierheilpraktiker

- „Seelische Gesundheitsvorsorge für unsere Haustiere"
  64 Seiten, vierfarbig, Broschur,
  Mit Bach-Blüten Haustieren helfen – ein praktischer Ratgeber mit den gesammelten Erfahrungen von Tierärzten und Tierheilpraktikern.

Weitere Themen in Vorbereitung

G. Weiterführende Literatur zur Original Bach-Blütentherapie

- Mechthild Scheffer: „Die Original Bach-Blütentherapie. Das gesamte theoretische und praktische Bach-Blütenwissen aus erster Hand", ca. 384 Seiten, München: Hugendubel, 1. Auflage 1999

Das Standardwerk zur Bach-Blütentherapie mit der bisher ausführlichsten Beschreibung der 38 Bach-Blütenkonzepte sowie zusätzlichen Fragebögen, differentialdiagnostischen Vergleichen, Rezeptbausteinen, farbigen Abbildungen und Energiebildern aller 38 Bach-Blüten.

Der Vorläufer dieses Buches „Die Bach-Blütentherapie, Theorie und Praxis" erschien in 29 Auflagen und ist auch in folgenden Sprachen erhältlich: Englisch, Französisch, Italienisch, Holländisch, Finnisch, Portugiesisch, Spanisch, Polnisch, Japanisch

- Mechthild Scheffer: „Schlüssel zur Seele. Das Arbeitsbuch zur Selbst-Diagnose mit den Bach-Blüten"
  240 Seiten, München: Hugendubel 1995

Arbeitsbuch zur individuellen Nutzung des energetischen Transformationspotentials, das die Bach-Blütentherapie freisetzt – nicht nur zur Selbstheilung, sondern darüber hinaus auch zur Förderung der Persönlichkeitsentfaltung.

- Edward Bach: „Blumen, die durch die Seele heilen"
  170 Seiten, München: Hugendubel, 14. Auflage 1993

Übersetzung der wichtigsten Originalschriften von Edward Bach, u.a. seine philosophische Abhandlung „Heile Dich selbst"

- Nora Weeks: „Edward Bach – Entdecker der Blütentherapie, Sein Leben – seine Erkenntnisse"
  148 Seiten, München: Hugendubel, 3. Auflage 1993

Biographie über Edward Bach

- Mechthild Scheffer: „Erfahrungen mit der Bach-Blütentherapie"
  141 Seiten, München: Hugendubel, 11. Auflage 1995

Mit Fallbeispielen und Fragebogen zur Selbstbestimmung der richtigen Bach-Blüten-Kombination; für Fortgeschrittene

- Mechthild Scheffer: „Selbsthilfe durch Bach-Blütentherapie"
  224 Seiten, München: Heyne, 23. Auflage 1995

Taschenbuch zur Erstinformation für Anfänger und Interessenten der Bach-Blütentherapie.

- Mechthild Scheffer: „Die praktische Anwendung der Original Bach-Blütentherapie in Fragen und Antworten“
  248 Seiten, München: Goldmann, 4. Auflage 1995

Umfassender Ratgeber zur Beantwortung aller Patientenfragen

- Mechthild Scheffer /W.D. Storl: „Die Seelenpflanzen des Edward Bach. Neue Einsichten in die Bach-Blütentherapie“
  220 Seiten, München: Hugendubel, 3. Auflage 1995

Bildband über die tiefen Hintergründe und Bedeutungszusammenhänge der Bach-Blütentherapie aus ethno-botanischer und kulturanthropologischer Sicht mit großformatigen Farbfotos aller Bach-Blüten und farbigen Metafotos

H. Fallregister

1. Krise nach Verlust des Ehepartners *187*

2. Magenbeschwerden nach Kündigung *188*

3. Stabilisierung und Entwicklung einer Patientin in der Midlife Crisis . *190*

4. Migräne *192*

5. Depressive Verstimmung, Ängste, Magenbeschwerden nach Magengeschwür *195*

6. Übersteigerte Angstreaktion nach Operation *197*

7. Überwindung von Ängsten durch Vergangenheitsbewältigung *198*

8. Angst vor Autounfällen (Brasilien) *200*

9. Panische Angst vor Krankheiten (Argentinien) *201*

10. Prüfungsangst *204*

11. Leistungsdruck *205*

12. Angina pectoris *206*

13. Lähmungserscheinungen unklarer Genese *208*

14. Chronisch rezidivierende Harnwegsinfekte *211*

15. Allergisches Asthma bronchiale *213*

16. Tinnitus *214*

17. Krebs-Nachbehandlung *216*

18. Globus hystericus *217*

19. Einsatz von Rescue in 10 Beispielen *220*

20. Bach-Blüten und Homöopathie in 5 Beispielen *223*

21. Seelischer Schock nach Hauseinbruch *225*

22. Verdauungs- und Kreislaufbeschwerden bei zu erwartendem Familienzuwachs *226*

23. Ringförmige Kopfschmerzen *227*

24. Schreib- und Leseschwäche *228*

25. Schulangst *228*

26. Beschwerden bei Angst vor dem Lehrer *229*

27. Alpträume *230*

28. Schlafstörung mit Angst vor Monstern *231*

29. Juckendes Ekzem durch pränatalen Schock *232*

30. Hausstaubmilben- und Katzenhaarallergie *232*

31. Allergisches Asthma bronchiale *234*

32. Bettnässen *235*

33. *Therapieresistente chronische Zystitis* 236
34. *Familientherapie wegen rezidivierender Infekte der vier Kinder* 238
35. *Verhaltensauffälligkeit in Heimsituation* 240
36. *Chronisch-rezidivierende Candida-Infektion* 242
37. *Chronischer Fluor vaginalis* 242
38. *Psychische Schwierigkeiten im Klimakterium* 245
39. *Klimakterische Beschwerden (Brasilien)* 247
40. *Bauchkrämpfe während der Schwangerschaft* 249
41. *Vorzeitige Wehen* 251
42. *Drohende Schwangerschaftsgestose* 252
43. *Schwangerschaftserbrechen* 253
44. *Angst-Neurose* 255
45. *Enuresis nocturna* 257
46. *Schizoaffektive Psychose* 260
47. *„Reinkarnationsphänomen" (Brasilien)* 263
48. *Behandlung einer depressiven Krise bei jahrzehntelang bestehender unipolarer manisch-depressiver Psychose (Brasilien)* 264
49. *Behandlung einer geistig Behinderten* 265
50. *Autismus mit epileptischen Anfällen* 267
51. *Wesensveränderung eines behinderten Patienten nach Status epilepticus* 270
52. *Ängste nach Drogenabhängigkeit* 271
53. *Hypertone Krise* 273
54. *Pflegefall aus der Pflegestation eines Schweizer Bezirksspitals* 274
55. *Aufklaren eines Pflegepatienten* 276
56. *Altersverwirrung mit Aggression* 276
57. *Erfahrungen bei der Hauspflege* 277
58. *Altersaggression* 278
59. *Übersiedlung ins Altersheim* 278
60. *Altersstarrsinn* 279
61. *Warzen* 281
62. *Alopecia areata (1)* 282
63. *Alopecia areata (2)* 283
64. *Neurodermitis* 284
65. *Bach-Blüten im Rahmen einer kieferorthopädischen Behandlung* . . . 286
66. *Von den Zähnen ausgehende komplexe Gesundheitsstörung* 287
67. *Reaktion auf Regionalanästhesie* 289

68. Kindliche Angst vor dem Zahnarzt *290*
69. Kokzygodynie *291*
70. Ischialgie-Syndrom *292*
71. Kurpatientin *294*
72. Bach-Blüten und F.-X.-Mayr-Kur (1) *297*
73. Bach-Blüten und F.-X.-Mayr-Kur (2) *299*
74. Bericht: Bach-Blütentherapie in der kassenärztlichen Praxis *302*

Nachwort

von
Prof. Dr. phil. Hermann Josef Schmidt,
Universität Dortmund

Die Bach-Blütentherapie, so belegt seit mehr als fünf Jahrzehnten hunderttausendfache Erfahrung, eine rasant zunehmende Zahl von Veröffentlichungen und nun das vorliegende komprimierte und dennoch spannende, gut lesbare Lehrbuch, ist ein Phänomen: nicht nur eine wirklich sanfte und effektive, einfache und preiswerte, Selbstheilungskräfte anregende Therapie ohne negative Nebenwirkungen und ohne Verwendung von Messer, Nadel oder „harter Chemie", sondern weit über die Wirkung eines normalen Heilmittels hinaus sogar eine das eigene Potential (re)aktivierende, also persönlichkeitsentwicklungsstimulierende Therapie im besten Wortsinn, eine Wohltat, Harmonisierungs- und Entwicklungshilfe für Leib, Seele und Geist.

Damit belegt die Bach-Blütentherapie freilich einen Rang, der weit über den eines wertvollen Haus- bzw. Naturheilmittels hinausgeht: sie verbindet in vielleicht einmaliger Weise die konkret belegbare Wirkung eines z.T. spezifisch ansetzenden erfolgreichen Heilmittels mit Effekten, die bisher eher als Resultate von Meditation, subtilen Körper- oder Psychotherapien oder philosophischer Lebensweisheit bekannt geworden sind. Und sie wirkt auch als Katalysator bei geistiger Arbeit, da sie Störfaktoren mindert und Leistungsaspekte (wie z.B. Konzentrationsfähigkeit) stärkt.

Doch all das ist gegenwärtig ein noch kaum überschaubares Feld, die konsequente Erforschung oder gar breite öffentliche Diskussion der angedeuteten Zusammenhänge eher „Zukunftsmusik". Trotz wertvoller Ansätze und neuer Entdeckungen, wie sie auch dies Lehrbuch belegt, stehen wir mit unseren Einsichten in das breite und differenzierte Wirkungsspektrum der Bach-Blütentherapie noch in den Anfängen. Aber gilt diese Einschränkung nicht auch für fast alle übrigen Einsichten von Belang?

So wende ich mich Konkreterem zu: einigen gegenwärtig leider aktuellen Appellen zugunsten der Bach-Blütentherapie.

An erster Stelle und mit Nachdruck appelliere ich an den Gesetzgeber, Gesetze zum Schutz der Bevölkerung vor Übervorteilung und vor gesundheitlicher Beeinträchtigung nicht so abzufassen, daß sie die Bevölkerung vor der Verbreitung gerade *der* Therapiemittel und damit auch Erkenntnisse abschirmen, die die ruinösen Folgen jahrzehntelanger Übervorteilung und sogar absichtlicher Fehlinformation begrenzen und im Sinne eigenverantwortlicher Gesundheitsprophylaxe die menschliche Selbstheilungspotenz stärken könnten.

An zweiter Stelle appelliere ich an Parlamente, Stiftungen, Forschungsgemeinschaften und Krankenversicherungen, endlich breiter angesetzte Forschung in Gang zu bringen, die nicht bereits von ihren Nachweismethoden her vorweg allopathische Medizin favorisiert; eine Forschung also, die nicht lediglich in eher grundlagenforschungsparodierender, hochspezialistischer Manier beispielsweise der Entwicklung immer komplizierterer Operationstechniken, sondern endlich der Gesundheitsvorsorge mit dem durchaus erreichbaren Effekt dient, daß das Repertoire allopathischer Schulmedizin nur noch in Ausnahmefällen in Einsatz gebracht werden muß.

An dritter Stelle appelliere ich an alle an ihrer eigenen Gesundheit interessierten forschungsaktiven Kollegen der Medizin, sog. „alternative" sowie Natur-Heilmethoden und zumal die Bach-Blütentherapie nach allen Regeln seriöser Kunst in unvoreingenommener Weise zu untersuchen und möglichst auch im Eigenversuch zu testen.

An vierter Stelle appelliere ich an die Herausgeber wissenschaftlicher Fachzeitschriften, Standardwerke usw., ihre Organe der Veröffentlichung von abweichenden Forschungsergebnissen und prinzipiellen Kritiken in höherem Maße zu öffnen . . .

An fünfter Stelle appelliere ich an sensible, offene und erkenntnisorientierte Ärzte sowie Heilpraktiker, sich durch gegenwärtig noch ausbleibende offiziöse Anerkennung keineswegs entmutigen zu lassen, da von auf Allopathie Eingeschworenen nicht immer die Fairness und Souveränität erwartet werden kann, eine Therapie auch dann ernsthaft zu erwägen, zu testen, beizubehalten und öffentlich zu verteidigen, wenn ihr Effekt die eigenen Einkommensverhältnisse eher beeinträchtigt, da sie Patienten emanzipiert und ärztliche Eingriffe seltener und in der Regel weniger kostspielig ausfallen läßt.

Hier zwar zuletzt, doch in der Sache an erster Stelle appelliere ich an jeden einzelnen, sich das Recht auf eigenständige, selbstinterpretierte, eigenverantwortliche Erfahrungen und zumal das Interesse an einer Leiblichkeit, Emotionalität und Geistigkeit umfassenden integrativen Gesundheit sowie die Fähigkeit zur Beurteilung von Gesundheits- und Persönlichkeitsentwicklungsfortschritten auch dann selbst zuzubilligen, wenn man nicht „vom Fach" ist und noch nicht allen Thesen, die eigenen Einsichten widersprechen, auf eine befriedigende Weise entgegnen kann. Begründung: die Geschichte der Wissenschaften und nicht zuletzt auch die der Medizin ist so voll von abenteuerlichen, zeit- und kulturgebundenen (Wahn-)Vorstellungen, daß es verantwortet werden kann, nicht nur an die Selbstverantwortlichkeit des Patienten, sondern auch an das Urteilsvermögen und gesundheitliche Eigeninteresse jedes schließlich für Fehlentwicklungen in Kollektivhaftung genommenen Staatsbürgers zu erinnern. Dabei ist zu bedenken: in den nächsten Jahren dürfte eine Esoterikwelle über uns zusammenschlagen, in deren Windschatten sich zwar fast alles an außerwissenschaftlicher Scharlatanerie findet, was Vergangenheit und Gegenwart aufzubieten haben – jenseits des massiv Kommerziellen aber auch ungemein vieles, was dazu beitragen wird, künftig Wissenschaft und menschliche Existenz produktiver zu gestalten, falls uns noch die Zeit dazu bleibt. So werden sich auch weiterhin gerade Profiteure gegenwärtiger suizidaler Trends mit besorgter Miene medienwirksam zu Worte melden: leider auch Kollegen aus exakten Wissenschaften, der Schulmedizin und der Gesundheitsindustrie, an der allein in Deutschland um die anderthalb Millionen Menschen partizipieren ... Wer hingegen hat persönliches Interesse daran, daß es jedem von uns seinen Möglichkeiten entsprechend besser gehen möge? Achten wir also in eigener Verantwortung schärfer als bisher darauf, wer aus welchen Motiven wie argumentiert . . .

Doch jenseits aller Appelle: was könnte dann jeder einzelne konkret tun? Zugunsten qualifizierter Überprüfung und breiterer öffentlicher Diskussion der Bach-Blütentherapie wünsche ich mir zumindest ein Ende der falschen Scham all der Personen, die Bach-Blüten zwar selbst nehmen, diesen Sachverhalt aber ebenso verheimlichen wie die private Einnahme hilfreicher Naturheilmittel – was könnten Apotheker für Geschichten erzählen! So behandeln viele vor Dritten die Bach-Blüten, obwohl sie ihnen halfen, ihr Leben als lebenswerter zu erleben, als ob sie nur „Blüten" wären, oder aber sie lassen sich falsche Interpretationsmuster aufdrängen, die bspw. die Qualität der Begründung (wissenschaftlichen Herleitung, philosophischen Legitimation usw.) der therapeutischen Wirkung der Bach-Blüten mit ihrem belegbaren Effekt verkoppeln. Hier ist nämlich klar zu unterscheiden: wie immer man die Person, das Wirken und die Entdeckungen Edward Bachs beurteilen mag: *das eine* sind die Blütenkonzentrate selbst und die beobachtbaren Effekte, *ein anderes* sind die Interpretationen usw., die faszinierend, irritierend, provozierend und vielleicht sogar verbesserungsfähig sein mögen . . .

So ist die Art des künftigen Umgangs mit den Bach-Blüten und zahlreichen weiteren alternativen Einsichten, Praktiken, Therapien usw. wohl wegweisend für die Überlebenschancen unserer Kultur:

Wir alle wissen, daß wir uns in absehbarer Zeit selbst hinrichten, wenn wir nicht viele Entwicklungstrends umkehren und Einsichten vernetzen, die gegenwärtig noch von fast allen Establishments als einkommens- und machtbedrohend abgewertet werden. Doch da hier wie selten sonst die negativen Folgen von Ignoranz jeden betreffen, sind die Einsichtschancen gewachsen: die restlichen Jahre dieses Jahrtausends dürften nicht nur zum Durchbruch elementarer Ernährungseinsichten, alternativer medizinischer Ansätze und einer welt- sowie selbstfreudigen Philosophie führen, sondern auch Jahre des rasanten Heil- und Persönlichkeitsentwicklungserfolgs durch die Blüten-Therapie von Edward Bach werden.

Dieses Lehrbuch ist eine wichtige Station.

Index

A

Abruptio 103
Abstill-Problematik 107
Aesculus carnea 167
Aesculus hippocastanum 149, 177
Agrimonia eupatoria 143
Agrimony 143
Akne 129
Akupunkt-Massage 89
Akupunktur 88, 89
Akute Zustände 56, 69, 76
Alkohol 57
Allergien 129
Allopathische Medikation und Blütentherapie 84
Alopecia areata 129
Altenpflege 124
Alters- und Krankenpflegeheim 125
Angst 181, 195, 200, 201
Angststörung 119
Anschlußgespräche 44
Anthroposophische Medizin 89
Anwendungsbereiche 35
Anwendungsformen 58
Applikation
  auf bestimmte Körperpartien 59
  auf Chakren 59
Archetypen 25
Aspen 144
Astrologische Daten 55
Atemtherapie 87, 89
Aufbewahrung 61
Ausbildung des Arztes 12

B

Babys und Kinder 79, 93ff
Bach
  Aufgabe des Arztes 12
  Biographie 3
  Heilungsprinzip 11
  philosophisches Postulat 7
Bach-Blüten-System, Übersicht 141ff
Bach-Blütenschienen 55

Bach-Blütentherapie
  Indikationen 36
  naturwissenschaftliche Begründung 15
  tägliche Praxis 34ff
  Wirkungsweise 15
  Zeitaufwand 37
Bäder 59
Basismittel 49
Beech 145
Bienenstich 221
Bioenergetische Strahlung 29
Bioresonanztherapie 89
Bioresonanzverfahren 52
Bleiwurz 147
Blütenanzahl pro Mischung 49
Blütenkarten 55
Bluttest, elektromagnetischer 52
Borderline-Störung 120
Bromus ramosus 178
Burn-out-Syndrom 91

C

Calluna vulgaris 156
Carpinus betulus 159
Castanea sativa 172
Centaurium umbellatum 146
Centaury 146
Cerato 147
Ceratostigma willmottiana 147
Chakren 50
Charakterschwäche 9, 11
Charakterzüge 72
Cherry Plum 148
Chestnut Bud 149
Chicory 150
Chronische Zustände 56, 69, 70, 76
Cichorium intybus 150
Clematis 151
Clematis vitalba 151
Color-Plate-Verfahren 29
Condylomata acuminata 129
Cortisolspiegel, erhöhter 28
Crab Apple 152

D

Darmsanierung, mikrobiologische 89
Darreichungsformen 56
Depression 118
Depressive Verstimmung 195
Dermatologie und Blütentherapie 127ff

Diagnostik 39
Erstgespräch 41
Grundsätze 39
Hilfsmittel 45
positive Seelenpotentiale 51ff
Prinzip 39
Sonderfragen 48
weitere Verfahren 51
Differentialdiagnose
Beispiel 46
Tabelle 181
Dosierung 57, 58
Drogenvergangenheit 80
Dunkelfeld-Diagnostik 30
Dysmenorrhoe 102

E

Edelkastanie 172
Eiche 164
Einnahmeflasche 56
Einnahmezeiten 57
Einstiegsmischungen 48
Eisenkraut 173
Ekzem 223, 225, 232
Elektroakupunktur 52
Elm 153
Entbindungsstation und Blütentherapie 106
Epigonen 32
Ernährungstherapien 89
Ersteinnahme 78
Erstgespräch 41
Erstinformation von Patienten 43
Erstreaktionen 17, 80
Eßkastanie 172
Espe 144
Eßstörungen 137

F

Fagus sylvatica 145
Fallbeispiele
Alopecia areata 282, 283
Alpträume 230
Altersaggresion 278
Altersstarrsinn 279
Altersverwirrung mit Aggression 276
Anästhesie beim Zahnarzt 289
Angina pectoris 206
Angst
nach Operation 197
vor Autounfällen 200
vor Krankheiten 201
vor Zahnarzt 290
Neurose 255
Angststörung 119
Asthma bronchiale 213, 234
Aufklaren eines Pflegepatienten 276
Autismus 267
Autounfall 220
Bach-Blüten und Homöopathie 223
Bauchkrämpfe während der Schwangerschaft 249
Betriebsunfall 222
Bettnässen 235
Bienenstich 221
Blütentherapie in der kassenärztlichen Praxis 302
Candida-Infektion, chronisch rezidivierende 242
chronische Zystitis 236
Depression 118
Depressive Verstimmung 195
Drogenabhängigkeit 271
drohende Schwangerschaftsgestose 252
Ekzem 232
Enuresis nocturna 257
F.-X.-Mayr-Kur 297, 299
Frauen
Candida-Infektion 242
Fluor vaginalis 242
Klimakteriumsbeschwerden 245,247
Schwangerschaftserbrechen 253
vorzeitige Wehen 251
geistige Behinderung 265
Globus hystericus 217
Harnwegsinfekte, chronisch rezidivierende 211
Hauseinbruch 225
Hauspflege 277
Hausstaubmilben- und Katzenhaarallergie 232
Herzanfall 220
Hornissenstich 221
hypertone Krise 273
Ischialgie-Syndrom 292
Kieferorthopädische Behandlung 286
Kinder
Alpträume 230
Angst vor dem Lehrer 229
Angst vor der Zahnärztin 290
Bettnässen 235
Einkoten nach Einbruch 225
Ekzem beim Neugeborenen 232

Familienzuwachs 226
Kopfschmerzen 227
Schreib- und Leseschwäche 228
Kokzygodynie 291
Kopfschmerzen 227
Krebs-Nachbehandlung 216
Kündigung 188
Kurpatientin 294
Lähmungserscheinungen 208
Leistungsdruck 205
Magenbeschwerden 188, 195
Magengeschwür 195
Midlife-crisis 190
Migräne 192
Nachbarschaftshilfe 222
Neurodermitis 284
odontogene komplexe Gesundheitsstörung 287
Pflegefall 274
Prüfungsangst 204
Psychose 116
manisch-depressive 264
Minus-Form 117
Regionalanästhesie 289
Reinkarnationsphänomen 263
Reiseangst 198
rezidivierender Infekt 238
schizoaffektive Psychose 260
Schlafstörungen 231
Schreib- und Leseschwäche 228
Schulangst 228, 229
Schwangerschaftserbrechen 253
Speiseröhrenkrampf 221
Sportunfall 220
Status epilepticus 270
Tinnitus 214
Treppensturz 221
Übersiedlung ins Altersheim 278
Übersteigerte Angstreaktion nach Operation 197
Verdauungs- und Kreislaufbeschwerden 226
Vergangenheitsbewältigung 198
Verhaltensauffälligkeit in Heimsituation 240
Verlust des Ehepartners 187
Warzen 281
Wundheilung 223
zehn Rescue-Einsatzbeispiele 220
Falldokumentation-Kriterien 307
Falsche Mischungen 48
Familienklima 81
Familienmischung 101
Farben 50
Farbkarten 55
Farbtests 55
Fastentherapien 89
Fehlgeburtsneigung 103
Fortführung der Therapie 44
Fragebogen 47
Frauenheilkunde 101ff
Furunkulose 129

G

Gauklerblume, gefleckte 162
Geburt 104
Geburtsstillstand 107
Geburtsvorbereitung und Blütentherapie 106
Geißblatt 158
Geistige Führung des Patienten 72
Gemütssymptome 28
Generika 32
Gentian 154
Gentiana amarella 154
Geriatrie 124
Gesichtsschmerzen 134
Gesprächsdiagnose 39
Gewöhnung 61
Globuli 56
Gorse 155
Grundkrankheiten
Egoismus 9
Grausamkeit 9
Habgier 9
Haß 9
Stolz 9
Unsicherheit 9
Unwissenheit 9

H

Haarausfall 129
Hainbuche 159
Haltbarkeit 60, 61
Hauptanwendungsgebiete 69
Hausapotheke 66
Hautzonen-Zuordnung 55
Heal Thyself 5, 7
Heather 156
Heckenrose 179
Heidekraut, schottisches 156
Heilungsprinzip 11
Helianthemum nummularium 168

Herbstenzian 154
Herpes simplex 129
Herstellungsmethodik
  Koch-Methode 21
  Sonnen-Methode 21
Herzanfall 220
Hirnschädigungen 120
Hochfrequenz-Fotografie 29
Hochpotenz-Homöopathie 85
Höheres Selbst 7, 8, 25
Holly 157
Holzapfel 152
Homöopathie 85, 89
Honeysuckle 158
Hornbeam 159
Hornissenstich 221
Hornkraut 147
Hottonia palustris 176
Humoraltherapie 89

I

Ilex aquifolium 157
Impatiens 160
Impatiens glandulifera 160
Impetigo contagiosa 129
Informationsblatt für Patienten 308
Innerer Rückzug 184
Institut für Bach-Blütentherapie 312
Intensivierte Wahrnehmung 80
Interesselosigkeit 183
Intuitive Verfahren 52

J

Jelängerjelieber 158
Juglans regia 175

K

Kaiserschnitt 107
Kältegefühl 75
Kältereaktion 17
Kassenpraxis 37
Kastanie, rote 167
Kastanie, weiße 177
Kiefer, schottische 166
Kiefergelenkserkrankungen 134
Kinderheilkunde 95
Kinderwunsch, vergeblicher 104
Kinesiologie 52
Kirsch-Pflaume 148
Knäuel, einjähriger 170
Kneipp-Therapie 89
Koch-Methode 23
Konservierungsmittel Alkohol 57
Konstitutionelle Homöopathie 86
Konzentratflaschen 23
Körperzonen 50
Krankheitsgeschehen
  akut 69
  chronisch 70
Krankheitsursachen 8
Kreislaufversagen 133
Kurkliniken 136

L

Langzeit-Behandlung 45
Larch 161
Lärche 161
Larix decidua 161
Lokale Applikation 59
Lonicera caprifolium 158

M

Magenbeschwerden 195
Malus pumila 152
Manie 118
Mazdaznan-Lehre 17
Meridiantherapie 89
Meßverfahren-bioenergetische 53, 55
Metamorphische Methode 88
Midlife-crisis 190
Migräne 192
Milchstern, doldiger 171
Mimulus 162
Mimulus guttatus 162
Mischungen
  falsche 48
  richtige 48
  Standard 50
  zum Einstieg 48
Mustard 163
Musterformular
  Einnahmevorschriften 310
  Patienteninformation 308
  Rezepte 309
Mutlosigkeit 185

N

Nachtschwestern 126
Nagelbett-Eiterungen 129
Naturheilkunde und Blütentherapie 84
Negativ-Start 77
Neuraltherapie 89

Neurodermitis 128, 137
Nosoden 4
Notfall-Mischung, persönliche 67
Notfall-Tropfen 62ff

O

Oak 164
Odermennig 143
Olea europaea 165
Olive 165
Operation 65
Organsprache 71
Orgontherapie 89
Ornithogalum umbellatum 171
Orthomolekulare Therapie 90
Ozon-Therapie 90

P

Parodontopathien 135
Patientengespräch 39, 40
Persönlichkeit 25
Pflanze
  Essenz 18
  geistiges Potential 18
Pflanzenauswahl
  giftige Pflanzen 19
  Kulturpflanzen 19
  Pflanzen höherer Ordnung 19
  primitive Gattungen 19
Phytotherapie 90
Pine 166
Pinus sylvestris 166
Plasmaprintverfahren 52
Polyarthritis, chronische 224
Populus tremula 144
Positiv-Start 76
Potenzierungsverfahren 22
Pränatal-Therapie 88, 90
Prüfungsangst 204
Prunus cerasifera 148
Psoriasis 130
Psoriatische Kinder 130
Psychiatrie 114
Psychische Ausnahmesituationen 64
Psychische Krisen 69
Psycho-Neuro-Immunologie 26
Psychopharmaka und Blütentherapie 84
Psychopharmaka-Therapie 90
Psychose (Minus-Form) 117
Psychosen 116
Psychotherapie und Blüten-
  therapie 87, 90, 107ff
Psychotoxine 17

Q

Quellwasser 169
Quercus robur 164

R

RAC 52, 55
Radiästhesie 52, 55
Reaktionen nach Ersteinnahme 78
Reaktionen, charakteristische 75
Red Chestnut 167
Reflexzonentherapie 90
Reinigungsreaktionen 80
Rescue 311
  als Erste-Hilfe-Maßnahme 70
  Anwendung und Dosierung 65
  Beispiel 67
  Creme 63
  Einsatzbeispiele 220
  Hausapotheke 66
  Indikationsspektrum 63
  Intensiv-Station 65
  persönliche Mischung 67
Resonanzprinzip 25
Revitalisierungsreaktionen 80
Rezeptblatt 310
Richtige Mischungen 48
Rock Rose 168
Rock Water 169
Rosa canina 179
Roßkastanie 177
Roßkkastanie, Knospe 149
Rotbuche 145

S

Salix vitellina 180
Sauerstofftherapie 90
Schulangst 228
Schwangerschaft 104, 249
Schwangerschaftserbrechen 253
Schwangerschaftsgestose 252
Schwerstkranke 74, 126
Scleranthus annuus 170
Seelenzustände, negative 25
Selbstbehandlung 73, 90, 101
Selbstbehandlung-Indikationen 91
Selbstherstellung 24
Senf, wilder 163
Sensitivität, körperliche 52

Sinapis arvensis 163
Sonnen-Methode 23
Sonnenröschen, gelbes 168
Speiseröhrenkrampf 221
Spontanwahl 52, 55, 98
Springkraut, drüsentragendes 160
Stabilisierung des emotionalen Gleichgewichts 63
Standard-Mischungen 50
Standort 20
Star Of Bethlehem 171
Stechginster 155
Stechpalme 157
Sterbende 74, 126
stock bottles 23
Streitsucht 223
Sucht und Abhängigkeit 121
Sumpfwasserfeder 176
Sweet Chestnut 172

T

Tagebuch 42
Tausendgüldenkraut 146
Therapeutisches Konzept 11
Therapeutisches Malen 90
Therapieblockaden 82
Therapien, manuelle 89
Therapieresistente Symptome 72
Therapieverlauf 75
Tinnitus 225
Tragen der Mischung 60
Trägersubstanz Wasser 57
Träume 79
Traumen, körperliche 63
Traummuster 79
Traumreaktion 17
Tugenden 25
Typmittel 49

U

Überdosierung 58
Überempfindlichkeit 184
Überspanntheit 186
Ulex europaeus 155
Ulme 153
Ulmus procera 153
Umschläge 58
Umwelt des Patienten 81
Umweltverschmutzungsprobleme 21
Unzutreffende Auswahl 61
Urtikaria 129

V

V.A.C. 52
Vaginal-Soor 129
Veränderung der Gemütshaltung 72
Verbana officinalis 173
Verfahren, intuitives 52
Verfahren, kinesiologisches 52
Verträglichkeit 61
Verunsicherung 182
Vervain 173
Verzweiflung 185
Vine 174
Vitis vinifera 174

W

Waldtrespe 178
Walnuß 175
Walnut 175
Wärmegefühl 75
Wärmereaktion 17
Warzen 129
Wasserglasmethode 56
Water Violet 176
Wechselwirkungen 61
Weeks, Nora 5, 7
Wegwarte 150
Wehen 251
Weide, gelbe 180
Weinrebe 174
Weißbuche 159
Weiße Waldrebe 151
White Chestnut 177
Wild Oat 178
Wild Rose 179
Willow 180
Wundheilung 223

Y

Yin-Yang 50

Z

Zahnarztpraxis 130, 132
Zahnfehlstellungen 134
Zahnheilkunde und Blütentherapie 132
Zahnschmerz 133
Zitterpappel 144
Zweitgespräch 44

Symptome im blockierten Zustand

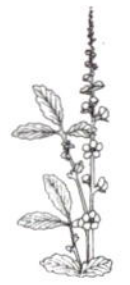	**1. Agrimony** Quälende Gedanken und innere Unruhe hinter Fassade von Fröhlichkeit und Sorglosigkeit
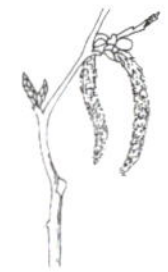	**2. Aspen** Unerklärliche, vage Ängstlichkeiten; Vorahnungen; geheime Furcht
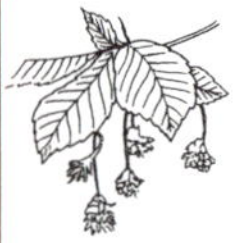	**3. Beech** Überkritische, intolerante Haltung; wenig Mitgefühl und Einfühlungsvermögen
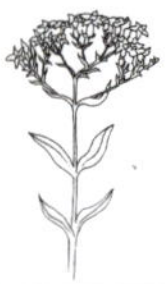	**4. Centaury** Willensschwach, kann nicht nein sagen, Überreaktion auf Wünsche anderer.
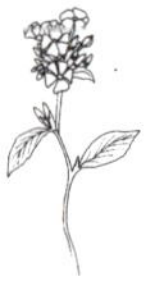	**5. Cerato** Hat zu wenig Vertrauen in eigene Meinung, fragt andere ständig um Rat.
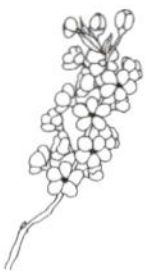	**6. Cherry Plum** Es fällt schwer innerlich loszulassen; Angst vor seelischer „Kurzschlußhandlung"; unbeherrschte Temperamentsausbrüche.
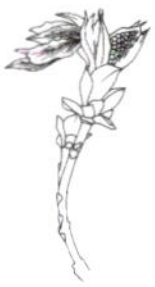	**7. Chestnut Bud** Hat immer die gleichen Probleme, weil er Erfahrungen nicht verarbeitet und nichts daraus lernt.
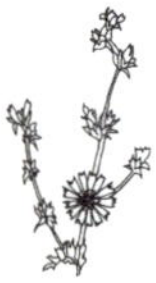	**8. Chicory** Besitzergreifende Persönlichkeit, die sich viel einmischt, glaubt, manipulieren zu können.
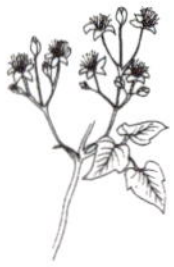	**9. Clematis** Ist mit den Gedanken woanders, wenig Aufmerksamkeit für das, was um einen herumgeht – Tagträumer.
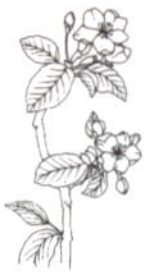	**10. Crab Apple** Fühlt sich beschmutzt, unrein oder infiziert. Überstarkes Reinheits- und Ordnungsideal – Detailkrämer.
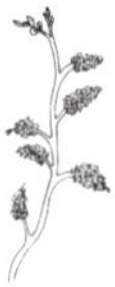	**11. Elm** Gefühl, seiner Aufgabe oder Verantwortung nicht gewachsen zu sein. Das psychologische Riechsalz.
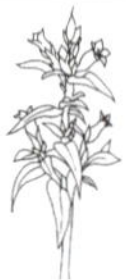	**12. Gentian** Ist skeptisch, zweifelnd, pessimistisch, leicht entmutigt.
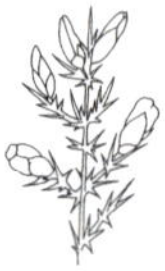	**13. Gorse** Ist ohne Hoffnung, hat resigniert. „Es hat doch keinen Zweck mehr"-Gefühle.
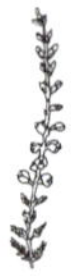	**14. Heather** Selbstbezogen, völlig mit sich beschäftigt, braucht Publikum; „das bedürftige Kleinkind".
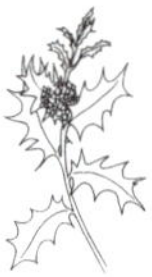	**15. Holly** Ist gefühlsmäßig irritiert. Eifersucht, Mißtrauen, Jähzorn, Haß- und Neidgefühle.
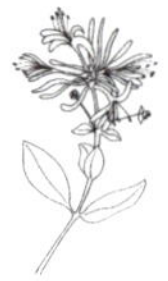	**16. Honeysuckle** Sehnsucht nach Vergangenem. Wehmutsgefühle. Oder: Weigert sich unbewußt, bestimmte Ereignisse zu „verarbeiten".
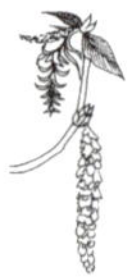	**17. Hornbeam** Mentale Erschöpfung. Glaubt zu schwach zu sein, um tägliche Pflichten zu bewältigen, schafft es dann doch. „Montagmorgen"-Gefühl.
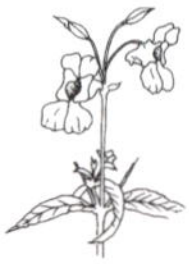	**18. Impatiens** Ungeduldig, leicht gereizt, zeigt überschießende Reaktionen.